歯内療法 失敗回避のためのポイント47

―なぜ痛がるのか、なぜ治らないのか―

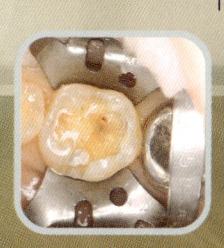

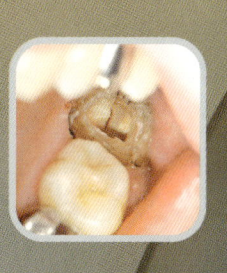

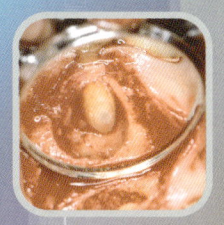

高橋慶壮 著

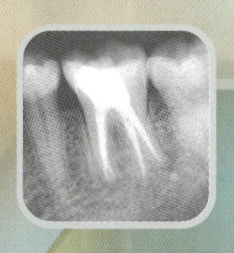

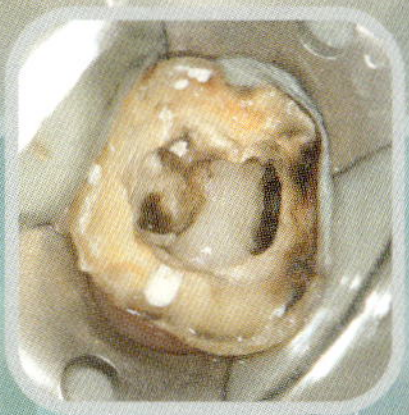

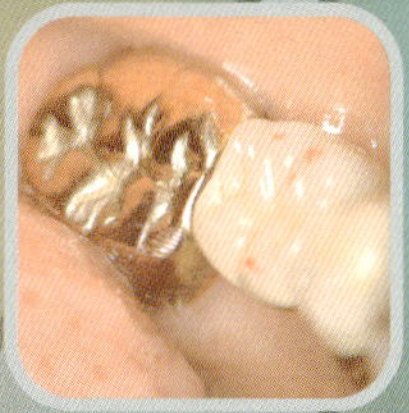

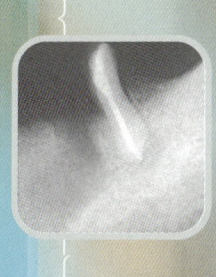

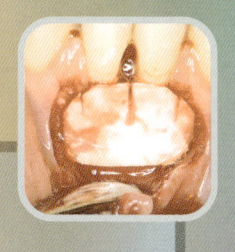

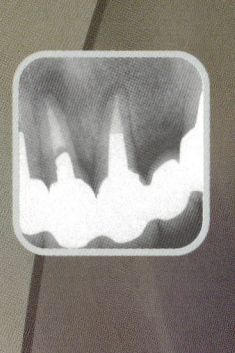

クインテッセンス出版株式会社　2008

Tokyo, Berlin, Chicago, London, Paris, Barcelona, Istanbul, Milano, São Paulo, Moscow, Prague, Warsaw, New Delhi, Beijing, and Bukarest

序文

歯内療法の基礎の基礎とトラブル・シューティング

　平井 順先生との共著である前著「臨床歯内療法学―JH エンドシステムを用いて―」を読んだ先生方から，「最初に歯内疾患と咬合との関連を取り上げたのは斬新で意義深かった」「第 4 章の病態学のまとめが素晴らしかった」「スカッと読めた」「基礎的内容が難しかった」など，お褒めの言葉と内容の詳細についてのご指摘をいただきました．

　その後，「歯内療法の基礎的術式に立脚し，根管治療に失敗してしまったときのトラブル回避法および対処法の解説書」をまとめたいと考えていましたが，今回，その機会を得ることができました．

　われわれが日々行っている根管治療には，再根管治療のケースが多く，「すでに失敗して問題をかかえたケース」が少なくありません．たとえ自分が根管治療に失敗していなくとも，トラブル回避法および対処法を身につけておくことで，多くの患歯の保存が可能になります．

　そこで，本書では，第 1 部診断編(Diagnostic Edition)で 17 項目，第 2 部治療編(Clinical Edition)で 22 項目，第 3 部外科的歯内療法編(Surgical Edition)では 8 項目の合計 47 のポイントを挙げ，日々の臨床において歯内療法に苦手意識を持つ歯科医師を対象に，歯内疾患を正しく診断し，スムーズに治療を進めていくための指針を示し，歯内疾患の考え方とトラブル回避法および対処法について図表を用いてわかりやすく解説するように心がけました．

　歯科学および歯科医療の進歩するスピードは早く，10 年も経てば，たいていの知識や術式は「治療に対する必要十分条件を満たさないもの」となってしまうことが少なくありません．そのため，「生涯教育」が不可欠となり，歯科学の進歩に適応して，自分自身の知識と治療技術を「継続的に改善」できる歯科医師が社会から求められていると思います．

　本書では，歯内療法学のパラダイム・シフト(ある時代の支配的なものの見方，考え方を変えていくこと)に沿って，変遷する治療概念についても解説を加えました．読者の先生方の中にも卒前に習った内容には改善が必要だと気づかれている方が多いと思います．

　歯周外科やインプラント治療では，「視覚」から理解できる部分が大きいので，ライブ・オペをみたり，症例の写真をみることによって，ある程度は治療のイメージが湧きます．まさに「Seeing is believing(百聞は一見に如かず)」です．

　一方，歯内療法では，「目でみえない狭い根管」が治療対象であり，たとえマイクロスコープを使用しても根管の直線部分しかみることができません．そのために，歯内療法の上達には，「視覚」に加えて，指先の「感覚(触覚)」(聴覚も補助的に必要)を研ぎ澄ます必要があります．歯科医師の仕事において，この感覚は非常に重要なポイントですが，これを本(言語)で伝えるのは非常に難解なテーマです．

　スポーツの解説者が大リーグで活躍している野球選手に，「どう考えてあのボールを打っ

たんですか」とか，プロゴルファーに「どうやったらバンカーショットをうまく打てますか」と尋ねても，皆が理解でき，かつ参考になる答えは得られないでしょう．なぜならプロのトッププレーヤー達は，日々の猛練習の中から，彼ら独自の「感覚」あるいは「能力」を磨いているはずだからです．

　この本の読者の先生方が目指すのは，歯科臨床の現場における「プロのプレーヤー」であって「解説者」や「評論家」ではないはずです．そこで，本書の内容を理解したうえで，プロのプレーヤーになるべく「猛練習」を行っていただければと思います．つまり「Practice makes perfect（習うより，慣れろ）」を実践することです．

　もし，日々の臨床において，しばしば「抜髄」に失敗しているならば，「感覚」と「術式」の両方に問題があるので，早急に「抜本的な見直し」を図る必要があります．抜髄は正しく行えば，95％以上は成功します．もし，単根管の平均的な治療回数が2回より多ければ「術式」と「診療スタイル」の改良をお勧めします．具体的には，ハンズ・オン・セミナーに参加して，指先の「感覚」を養うことが有意義でしょう．

　一方，「感染根管の再治療」を行う場合には，未治療根管（抜髄と未処置の感染根管治療）に比較して，レッジやジップが形成されて根管本来の形態が損なわれていたり，ファイルが折れ込んでいたり，さらには根管外のバイオフィルムが存在するので，治療の難易度が高くなり，成功率は下がります．ゴルフに例えれば，「ティー・ショット」と「リカバリー・ショット」の違いでしょうか．ティー・ショットについては，「センスの良さ」と「練習量」に依存していると思いますが，一方，いかなる技術をもってしてもリカバリー不可能な症例もあります．根管治療はいつも成功するわけではないので，必要に応じて外科的歯内療法を選択することが肝要です．

　筆者は，自分の歯内療法の予後を観察して自分の「成功症例」を持つことを通じて，患歯へのダメージを最小限にとどめることが可能になると考えています．

　なお本書を読むに際し，JHエンドシステムの理論と術式の詳細については，前著「臨床歯内療法学―JHエンドシステムを用いて―」を参照していただければ幸いです．

　最後に，執筆の機会を頂きましたクインテッセンス出版株式会社の佐々木一高社長と書籍編集部の大塚康臣氏に心より感謝申し上げます．そして，JHエンドシステムの考案者であります平井 順先生およびJH study groupの諸先生に感謝と敬意を表します．

2008年2月
高橋慶壯

著者略歴

高橋　慶壮（たかはし　けいそう）

1963年生まれ
1988年　岡山大学歯学部歯学科卒業
1992年　岡山大学大学院歯学研究科修了　博士（歯学）
1992年　岡山大学歯学部附属病院助手
1993年　英国グラスゴー大学歯学部（post-doctoral research fellow）
1993年　英国グラスゴー大学歯学部附属病院（honorary senior house officer）
1996年　岡山大学歯学部助手
1997年　日本歯周病学会奨励賞受賞
1999年　明海大学歯学部歯周病学講座講師
2001年　日本歯科保存学会奨励賞受賞
2003年　明海大学歯学部機能保存回復学講座歯内療法学分野講師
2006年　明海大学歯学部機能保存回復学講座歯内療法学分野助教授
2007年　松本歯科大学総合歯科医学研究所硬組織疾患制御再建学部門教授
2007年　奥羽大学歯学部歯科保存学講座歯周病学分野教授
現在に至る

所属学会など

日本歯周病学会・理事，日本歯科保存学会・理事，日本顎咬合学会・指導医，米国歯周病学会会員，国際歯科研究学会会員，日本歯内療法学会会員，日本口腔インプラント学会会員．

目次

序文 …………………………………………………………………………………………………… 2
著者略歴 ………………………………………………………………………………………………… 4
歯内療法を考える ……………………………………………………………………………………… 10

第1部　診断編（Diagnostic Edition）

Diagnostic Edition 1／歯内療法学の過去，現在，未来 …………………………………………… 16
Ⅰ．歯内療法学のドグマ…16／Ⅱ．歯内疾患の病因論のパラダイム・シフト…17／Ⅲ．細菌検査の意義を考える…18／Ⅳ．根管内の細菌量と検査…18／Ⅴ．細菌検査の臨床的位置づけ…18

Diagnostic Edition 2／「歯を診て人を診ず」にならないための治療方針 ……………………… 20
Ⅰ．治療計画を立案する際の原則…20／Ⅱ．治療方針の決定…20

Diagnostic Edition 3／一口腔単位の治療方針の決定と実際の治療 …………………………… 22
Ⅰ．一口腔単位の治療方針の決定…22／Ⅱ．実際の症例…22／Ⅲ．実際の治療方針…23／Ⅳ．実際の治療…24／Ⅴ．予後…27

Diagnostic Edition 4／患者への説明は「言語」と「感覚」をフル活用する …………………… 28
Ⅰ．患者のモチベーションとは…28／Ⅱ．「触覚」を利用したTBI…29／Ⅲ．予防のパラドックス…30

Diagnostic Edition 5／歯内療法学のEBMとNBMの接点を探ろう ……………………………… 32
Ⅰ．EBMとは何か…32／Ⅱ．NBMから得られるもの…32

Diagnostic Edition 6／患歯のリスクをどう解釈するか ………………………………………… 34
Ⅰ．リスクと予後を考える…34／Ⅱ．患歯のリスク度から予後を予測する…35／Ⅲ．リスク評価する項目と解釈…35／Ⅳ．患歯ごとのリスク評価…35

Diagnostic Edition 7／根尖性歯周炎のリスク指標を考える …………………………………… 38
Ⅰ．リスク指標に関する諸説…38／Ⅱ．実際のハイリスク症例…38

Diagnostic Edition 8／X線写真の限界を知り読影力を向上させる ………………………… 40
Ⅰ．X線写真読影の限界…40／Ⅱ．実際の症例でも異なる根管数…41／Ⅲ．読影力向上のためのポイント…43／Ⅳ．歯根破折のX線写真鑑別…45／Ⅴ．根管系の形態学…47

Diagnostic Edition 9／三次元画像診断を行う前に知っておきたいこと ……………………… 48
Ⅰ．歯科用CTの特徴…48／Ⅱ．被曝線量…49／Ⅲ．有用性…49／Ⅳ．デンタルX線写真と三次元CT画像の比較…51／Ⅴ．歯科用CTによるX線不透過像の診断…52／Ⅵ．購入への課題…52

Diagnostic Edition 10／術野の拡大とともに肉眼での手技向上を目指す …………………… 54
Ⅰ．拡大鏡とマイクロスコープ…54／Ⅱ．肉眼下での手技の向上…54

Diagnostic Edition 11／どのように歯髄の診断と歯痛の解釈をするか ……………………… 56
Ⅰ．歯髄の診断法と信頼性…56／Ⅱ．経過観察か，断髄か，抜髄か…57／Ⅲ．生活歯の「歯痛」の解釈…58／Ⅳ．自発痛と打診痛の信頼度…58／Ⅴ．自発痛の解釈…60／Ⅵ．打診痛の解釈…60

Diagnostic Edition 12／歯髄保存をあきらめる指標とは ………………………………………… 62

CONTENTS

Ⅰ．歯髄保存の可否…62／Ⅱ．不可逆性歯髄炎と診断した症例…62／Ⅲ．直接覆髄後に歯髄が失活した症例…64

Diagnostic Edition 13／可逆性歯髄炎と不可逆性歯髄炎の診断を考える……………66
Ⅰ．歯髄炎の診断…66／Ⅱ．可逆性歯髄炎の症状…68／Ⅲ．不可逆性歯髄炎の症状…68／Ⅳ．可逆性歯髄炎と不可逆性歯髄炎の分岐点…68／Ⅴ．歯髄炎は複数の指標から診断する…68

Diagnostic Edition 14／歯髄炎や歯科疾患以外の原因で起きる歯痛……………70
Ⅰ．咬合が関与する歯痛…70／Ⅱ．破折歯症候群…70／Ⅲ．中心位病…70／Ⅳ．非歯原性疼痛…72／Ⅴ．実際の診断と治療…72／Ⅵ．帯状疱疹による歯痛…73

Diagnostic Edition 15／咬合が原因の歯内疾患を考える……………74
Ⅰ．咬合異常を見極める…74／Ⅱ．睡眠時ブラキシズム…74／Ⅲ．咬耗の診査…75／Ⅳ．ブラキサーの症例…75

Diagnostic Edition 16／歯周ポケット内細菌による歯髄炎発症の可能性は……………78
Ⅰ．上行性歯髄炎…78／Ⅱ．歯内－歯周複合病変…78

Diagnostic Edition 17／根尖性歯周炎と難治性根尖性歯周炎の症状と治療方針を考える………82
Ⅰ．根尖性歯周炎の症状…82／Ⅱ．根尖性歯周炎の慢性症状…82／Ⅲ．難治性根尖性歯周炎の症状…83／Ⅳ．根管治療から外科的歯内療法へ…83

第2部　治療編（Clinical Edition）

Clinical Edition 1／歯内療法における基本姿勢……………92
Ⅰ．根管治療の原則…92／Ⅱ．ルート・プレーニングの感覚…93／Ⅲ．根管拡大の感覚…94

Clinical Edition 2／急患が来院したら……………96
Ⅰ．救急治療時の適切な診断と治療法…96／Ⅱ．痛みの原因は末梢か中枢かの判断…97／Ⅲ．根管開放はしない…97／Ⅳ．歯性上顎洞炎を起こした症例…98

Clinical Edition 3／う蝕除去時に露髄したら直接覆髄を行う……………100
Ⅰ．軟化象牙質の除去…100／Ⅱ．直接覆髄を行った症例1…101／Ⅲ．直接覆髄を行った症例2…102／Ⅳ．直接覆髄を行った症例3…103

Clinical Edition 4／ラバーダム防湿は必要か，無菌的処置とは何か……………104
Ⅰ．ラバーダム防湿の意義…104／Ⅱ．歯内療法におけるラバーダム防湿の位置づけ…104／Ⅲ．ラバーダム防湿の長所…104／Ⅳ．仮封時の微小漏洩による細菌感染…105／Ⅴ．感染を考慮した複根管歯の治療とファイルの滅菌…106

Clinical Edition 5／麻酔薬の量はどのくらい，またどの部位にどう打てば良いか……………108
Ⅰ．浸潤麻酔…108／Ⅱ．歯根膜内注射，髄腔内注射，骨内注射を行う場合…108／Ⅲ．麻酔が効かないときに考えること…109

Clinical Edition 6／ラポールの形成と無痛治療……………110
Ⅰ．痛みは主観的なもの…110／Ⅱ．ストレスがかかわる疾患…110／Ⅲ．歯科恐怖症…111

Clinical Edition 7／ファイルのしなりを生かすため咬頭は削らない……………112
Ⅰ．作業長と咬頭との関係…112／Ⅱ．ファイルのしなりを生かす…112／Ⅲ．指先の感覚を生かす…113／

Ⅳ．根管口と穿通部を間違えない…113

Clinical Edition 8／作業長が徐々に短くなるのはなぜか …114
Ⅰ．作業長は変わらない…114／Ⅱ．ストッパーの安定性を確認する…114／Ⅲ．作業長の測定…114／Ⅳ．根管は湿潤して拡大する…114

Clinical Edition 9／根管拡大・形成の進め方とファイルの選択 …116
Ⅰ．根管の三次元的弯曲に合わせた根管拡大…116／Ⅱ．根管形成のコツ…116／Ⅲ．根管形成法の歴史…117／Ⅳ．ファイルの選択…117／Ⅴ．ファイル操作…118／Ⅵ．アピカルシート形成の意義と注意点…121／Ⅶ．再帰ファイリング…121

Clinical Edition 10／器械的清掃の手順と限界（弯曲根管，石灰化，側枝） …122
Ⅰ．器械的清掃…122／Ⅱ．弯曲根管…123／Ⅲ．石灰化した狭窄根管…124／Ⅳ．側枝をどう考えるか…125／Ⅴ．根管形成における器械域と手用域の境目…125

Clinical Edition 11／根管洗浄液の選択・作用とリスク …126
Ⅰ．次亜塩素酸ナトリウムとオキシドールの交互洗浄は有効か…126／Ⅱ．根管の乾燥…127／Ⅲ．次亜塩素酸ナトリウムとEDTAによる交互洗浄…128／Ⅳ．超音波または亜音波洗浄…128／Ⅴ．生理食塩水または滅菌水での洗浄…128

Clinical Edition 12／根管貼薬剤の選択と作用・効果 …130
Ⅰ．根管貼薬の位置づけ…130／Ⅱ．根管貼薬剤の選択…130／Ⅲ．水酸化カルシウム…130／Ⅳ．ドライコットン（綿栓）…130／Ⅴ．FC（FG）…131

Clinical Edition 13／根管充塡を始める基準 …132
Ⅰ．根管充塡を始める前に確認すること…132／Ⅱ．根管充塡の時期…132／Ⅲ．即日根管充塡（1回法）…132／Ⅳ．2回法…133

Clinical Edition 14／根管充塡法 …134
Ⅰ．重要なのは根管形成…134／Ⅱ．側方加圧充塡法…134／Ⅲ．垂直加圧充塡法…137

Clinical Edition 15／根管充塡後のリコール時のチェックポイントと補綴治療における留意点 …140
Ⅰ．リコール時のチェックポイント…140／Ⅱ．補綴治療への留意点…140／Ⅲ．根管治療の予後評価…141

Clinical Edition 16／根管形成のトラブル1
～根管形成の失敗とプレカーブの付与・トルクコントロール～ …142
Ⅰ．根管の直線化とストリップ・パーフォレーション…142／Ⅱ．根管が直線化してしまう…142／Ⅲ．ストリップ・パーフォレーションを起こしてしまった…143／Ⅳ．根管が同心円から逸脱してしまう…143／Ⅴ．プレカーブの付与…145／Ⅵ．トルクコントロール…145

Clinical Edition 17／根管形成のトラブル2
～レッジ，ジップの形成と穿孔の発生～ …146
Ⅰ．レッジの形成…146／Ⅱ．ジップの形成…147／Ⅲ．穿孔の発生…147／Ⅳ．穿孔部の治療…149

Clinical Edition 18／根管形成のトラブル3
～根尖部の目詰まりや残髄とオーバー・インスツルメンテーション～ …150
Ⅰ．残髄がある…150／Ⅱ．目詰まりを起こしている…150／Ⅲ．オーバー・インスツルメンテーションの原因…151／Ⅳ．アピカルシートの位置を上げる…151／Ⅴ．治療の目安を持つ…151／Ⅵ．オーバー根充したら…151

Clinical Edition 19／再治療におけるトラブル
～補綴物が除去できない，歯に亀裂が生じている～ ……………………………………152

Ⅰ．クラウン（ブリッジ）が除去できない…152／Ⅱ．ポスト（コア）あるいはファイルが除去できない，破折してしまっている…152／Ⅲ．ガッタパーチャ，シーラー，セメントの除去方法…153／Ⅳ．歯に亀裂（亀裂歯）が生じている…154／Ⅴ．細菌感染による歯髄炎・根尖性歯周炎の可能性…155

Clinical Edition 20／治療器具の根管内での破折・残留とフレア・アップ ……………………156

Ⅰ．ファイル破折の原因…156／Ⅱ．根管内でファイルが破折している…156／Ⅲ．フレア・アップを起こした場合…157

Clinical Edition 21／有病者，小児，妊婦，高齢者に対する歯内療法の配慮 ………………158

Ⅰ．有病者の歯内療法…158／Ⅱ．抗生物質を処方されている患者の歯内療法（耐性菌の問題）…158／Ⅲ．小児の歯内療法の注意点（萌出直前の永久歯・歯列への影響）…159／Ⅳ．妊婦の歯内療法の注意点…159／Ⅴ．高齢者の歯内療法の注意点…160

Clinical Edition 22／根管治療を繰り返すと何が起こるのか ……………………………………162

Ⅰ．繰り返しの意味…162／Ⅱ．外科的歯内療法…166

第3部　外科的歯内療法編（Surgical Edition）

Surgical Edition 1／なぜ外科的歯内療法を行うのか……………………………………………168

Ⅰ．外科的歯内療法で明らかになる原因…168／Ⅱ．外科的歯内療法の分類…168／Ⅲ．妥協的な歯の保存…170／Ⅳ．「疑わしきは除去する」が原則…171

Surgical Edition 2／病変部に適した切開法の選択………………………………………………174

Ⅰ．切開法の分類と切開線の決定・選択…174／Ⅱ．歯内－歯周複合病変への切開法…174

Surgical Edition 3／病変部の除去……………………………………………………………………180

Ⅰ．歯肉弁と病変部の剥離…180／Ⅱ．再発した病変部を除去した症例…180

Surgical Edition 4／歯根端切除からの逆根管充塡と縫合時の注意点…………………………182

Ⅰ．根管充塡材の状況を観察する…182／Ⅱ．逆根管充塡…183／Ⅲ．縫合と縫合糸…184

Surgical Edition 5／骨欠損部へ遮蔽膜を用いた組織再生誘導法を試みる……………………186

Ⅰ．組織再生誘導法（Guided Tissue Regeneration Method）の目的…186／Ⅱ．吸収性遮蔽膜を用いた症例…187／Ⅲ．非吸収性遮蔽膜を用いた症例…189／Ⅳ．PRPとβ－TCPを併用した症例…190

Surgical Edition 6／骨膜の損傷した根尖病変への遮蔽膜の適応………………………………192

Ⅰ．遮蔽膜を併用した歯根端切除術…192／Ⅱ．歯槽膿瘍を起こした症例…192／Ⅲ．根管治療を繰り返しても瘻孔が消失しなかった症例…194／Ⅳ．歯根の外部吸収から腫脹および疼痛を起こした症例…196／Ⅴ．上顎犬歯の根管治療を4年間受けた症例…198／Ⅵ．根管治療後も瘻孔が消失しない症例…200／Ⅶ．歯肉の腫れ，瘻孔の出現を繰り返した症例…201／Ⅷ．根尖が口腔内に露出した症例…203／Ⅸ．遮蔽膜使用の判断基準…205

Surgical Edition 7／ヘミセクションや意図的再植などを用いた感染源除去……………………206

Ⅰ．ヘミセクション…206／Ⅱ．根尖病変が理由でヘミセクションを行った症例…206／Ⅲ．意図的再植…207

／Ⅳ．意図的再植で穿孔部の封鎖を行った症例…207／Ⅴ．歯冠破折した患歯に意図的再植した症例…208／Ⅵ．意図的再植後に再感染した症例…209／Ⅶ．第三大臼歯を第一大臼歯へ移植した症例…211

Surgical Edition 8／抜歯即時インプラント埋入法……………………………………………………212

Ⅰ．抜歯即時インプラント埋入の適応症…212／Ⅱ．抜歯即時インプラント埋入を行った症例…213

索引 ……………………………………………………………………………………………………215

Tea Time①	歯学教育にもパラダイム・シフトを…………………………………	31
Tea Time②	幻歯痛が強く疑われたケース………………………………………	90
Tea Time③	口腔（歯科）心身症…………………………………………………	107
Tea Time④	英語の思い出―DNA の意味とは―………………………………	129
Tea Time⑤	「言語」の活用と代償………………………………………………	185

装丁：サン美術印刷株式会社　舩橋　治

イラスト：飛田　敏

歯内療法を考える

　歯内疾患では,「細菌感染」による「炎症反応」によって「痛み」や「組織破壊」が引き起こされる.診断には問診,視診はもちろんのこと,X線写真や歯科用CTを用いた画像診断を行い,炎症反応と組織破壊の程度を把握したうえで,患歯ごとのリスクを診断し,適切な治療法を決定する.しかし,疾患の状態,以前の根管治療の経緯などによって,根管治療はいつも成功するわけではなく,外科的歯内療法を選択する場合もある.これによって,根管治療では治癒の機転を取らなかった原因が判明することがあるが,患歯の多くでは根尖孔が破壊されている.根管の三次元的形態の保持やファイルへのプレカーブの付与,その操作の重要性を再認識させられる.

●初診時の診査

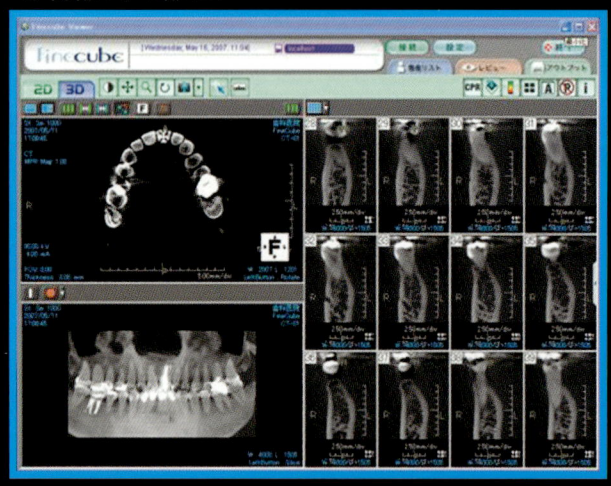

●治療方針の決定に際しては,DOS(医師／疾患中心の医療)よりもPOS(患者／問題中心の医療)に重点をおくべきである.そのため,顔貌写真,口腔内写真,画像診断などの資料を患者説明用の資料として用いると,患者のモチベーション向上にもつながる(診断編2参照).

●患歯のリスク評価

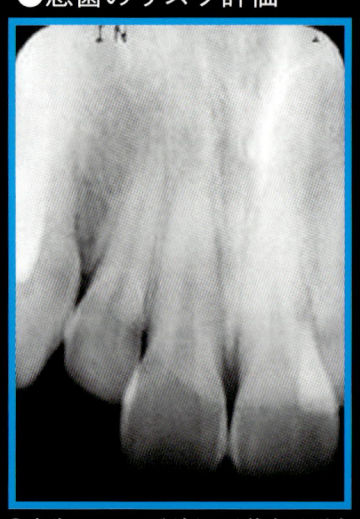

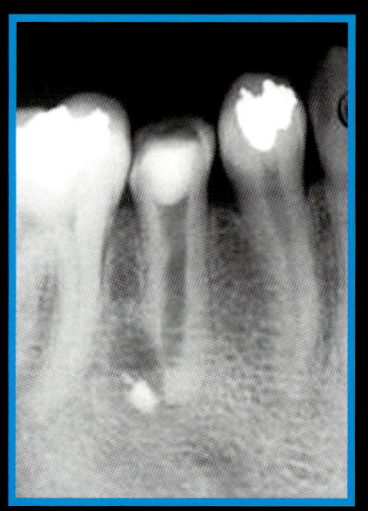

●患歯のリスク評価は予後を予測するうえで重要である.左上の患歯には透過像も臨床症状もなく,良好な予後が予測されるが,右上の患歯には根尖部透過像や歯根膜腔の拡大が認められ,さらに根管形態を損なっていることから「難治性根尖性歯周炎」と診断された.このような場合,一般的に予後は不良である(診断編6参照).

●X線写真の読影

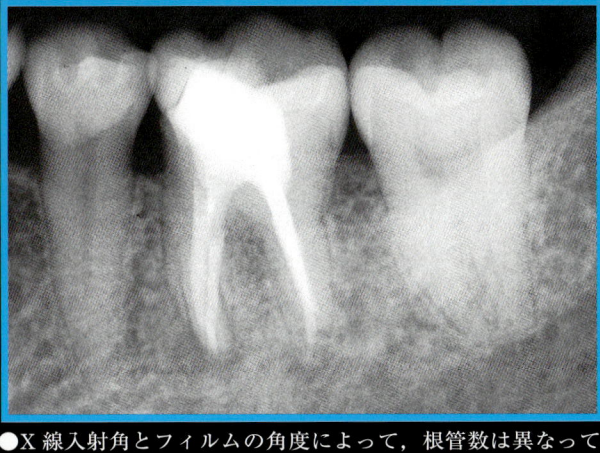

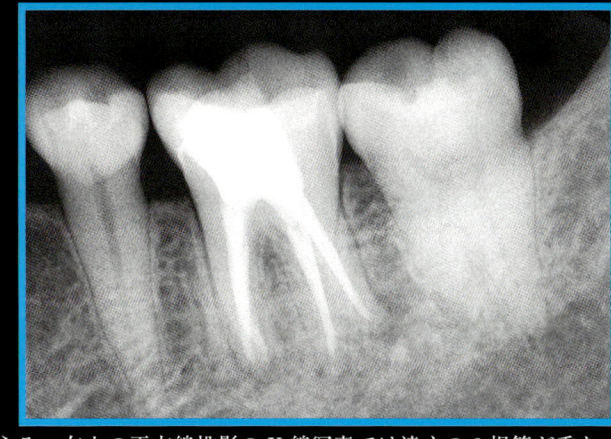

●X線入射角とフィルムの角度によって，根管数は異なってみえる．左上の正方線投影のX線写真では遠心の2根管が重なって1根管にみえるが，右上の偏近心投影では4根管が観察できる（診断編8参照）．

●歯科用CTの有用性

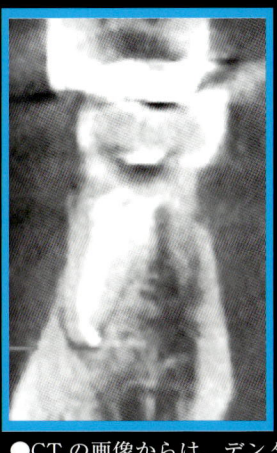

●CTの画像からは，デンタルX線写真ではわからない頬舌面の根管形態を知ることができる．上のCT画像からはBD根が根尖付近で内側に弯曲しているのがわかる（診断編9参照）．

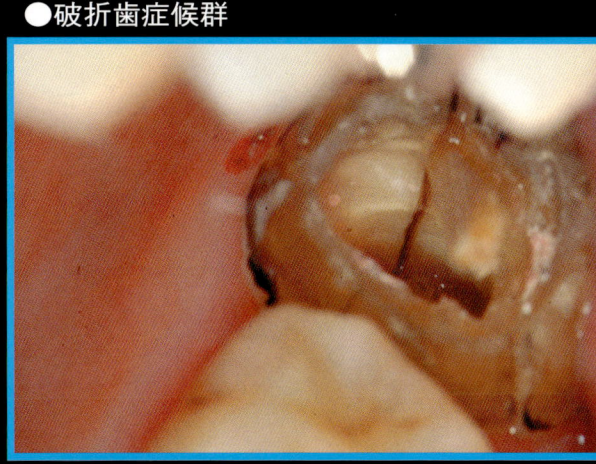

●破折歯症候群

●異常な咬合力によって上下顎臼歯が垂直破折した症例が報告されている．上の写真は咬合痛と違和感を主訴に来院した患者の上顎左側第二大臼歯である．天蓋を開けると，腐敗臭が強く，歯根が近遠心的に破折していた（診断編14参照）．

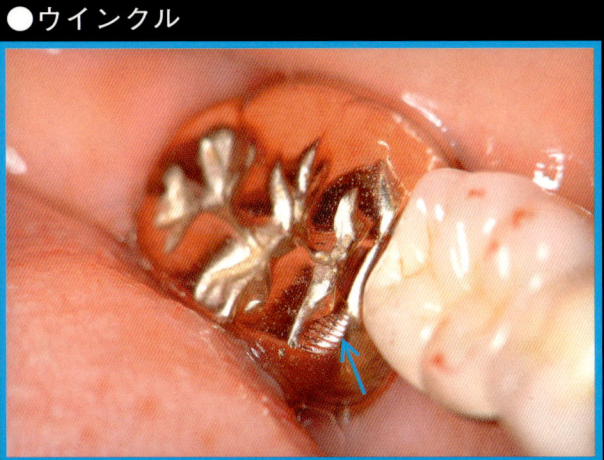

●ウインクル

●咬合異常があると，エナメルクラック，ファセット，そして上の写真のようなウインクルと呼ばれる金属の皺が観察される．患者は臼歯の自発痛，冷温水痛，咬合痛，咀嚼筋群の痛みや広範囲の放散痛などを訴える（診断編15参照）．

●Simonの分類

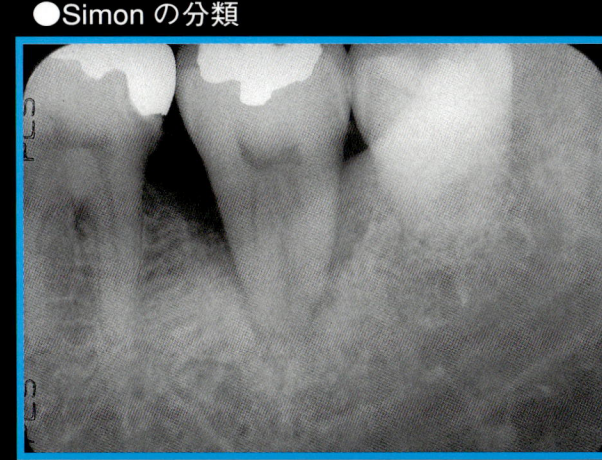

●歯内－歯周複合病変の分類である．歯内疾患と歯周疾患が同時に存在する場合には複数のリスク因子がかかわっている．上の写真はSimonの分類3型であり根尖付近まで骨吸収が進行している（診断編16参照）．

●難治性根尖性歯周炎の原因

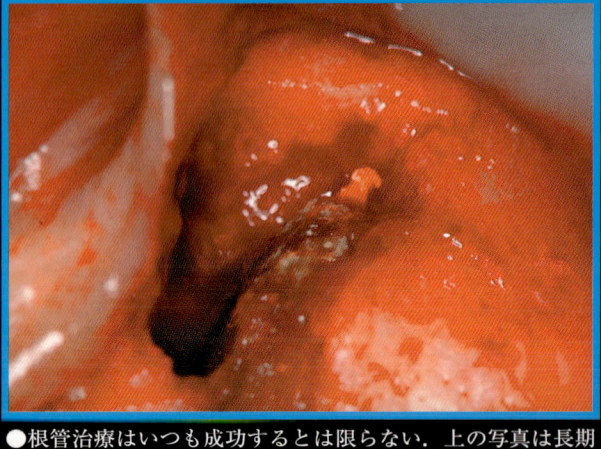

●根管治療はいつも成功するとは限らない．上の写真は長期間にわたり膿瘍を形成し，歯肉の違和感が消失しなかった症例である．外科的歯内療法を行うと歯石様物質が根面に付着していた．唾液を介しての細菌感染が持続していたと思われる．またガッタパーチャもオーバーしている（診断編17参照）．

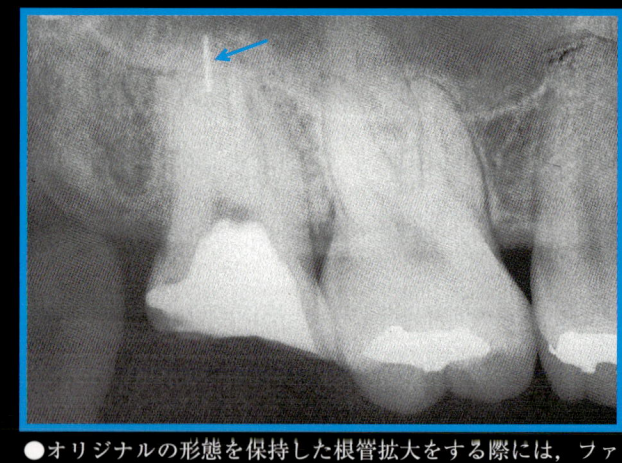

●根管の医原性損傷

●オリジナルの形態を保持した根管拡大をする際には，ファイル操作にはファイリング運動やリーミング運動は必要ない．指先の感覚と微分の概念が必要である．この感覚や根管が彎曲しているといった認識がないと，ファイルやリーマーが破折し，医原性の損傷を起こす（治療編1参照）．

●歯性上顎洞炎

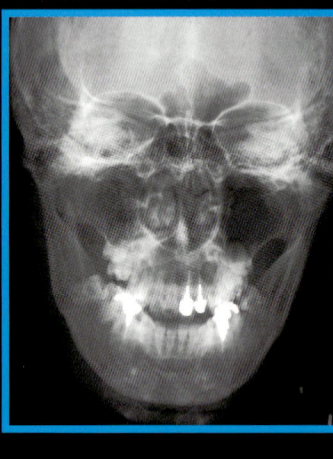

●痛みが消失後，根管が開放されたまま数ヵ月間放置していたため，上顎洞炎を発症した．左の後頭前頭撮影法の写真からは右側上顎洞炎を疑う．なお口蓋根の根尖孔は50号程度まで拡大されていた．このため上顎洞への細菌感染を起こしたと思われる（治療編2参照）．

●シングルポイント形成

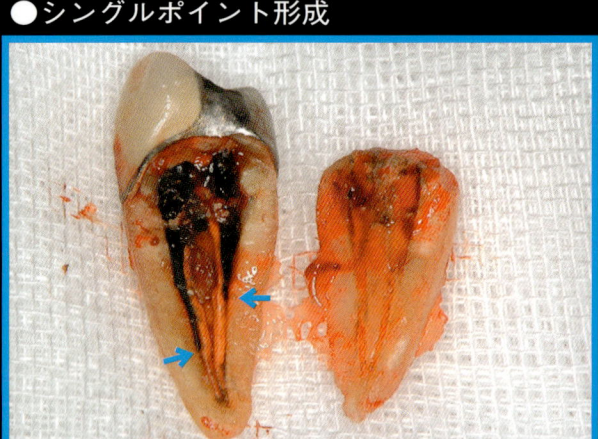

●根管上部を最初から大きく拡大するとファイルのしなりを生かせず，根尖部分がフレアー不足となり直線的な形成となる．上の写真の患歯も根管上部が過度に拡大され，根尖部がシングルポイント形成になっていた（治療編10参照）．

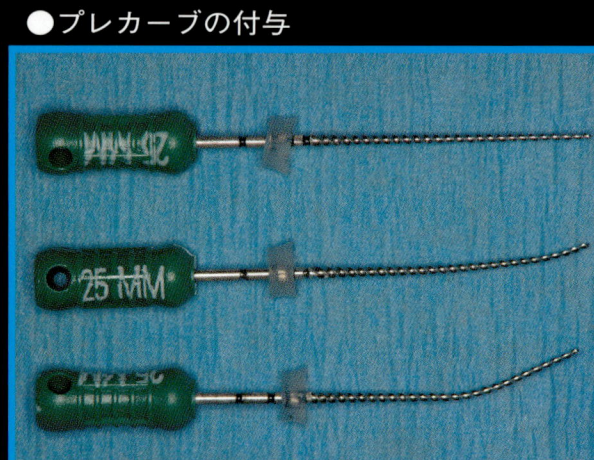

●プレカーブの付与

●根管本来の三次元的弯曲に模したカーブをファイル先端に与えることを「プレカーブの付与」という．写真のKファイルは上から順に「まっすぐなもの」「適切なプレカーブを付与されたもの」であり，一番下はファイル先端を曲げただけである（治療編16参照）．

●ガッタパーチャの除去

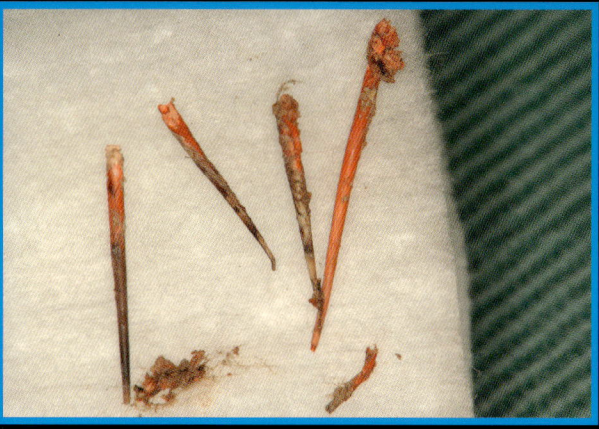

●再根管治療時，根管内に充填されたガッタパーチャを根管用探針を用いて除去する．根管形成，根管充填とも不十分で，ガッタパーチャが根管壁に圧着されていない場合は容易に除去できるケースが多い．上の写真は一塊で除去されたガッタパーチャ(治療編19参照)．

●病変への切開線の設定

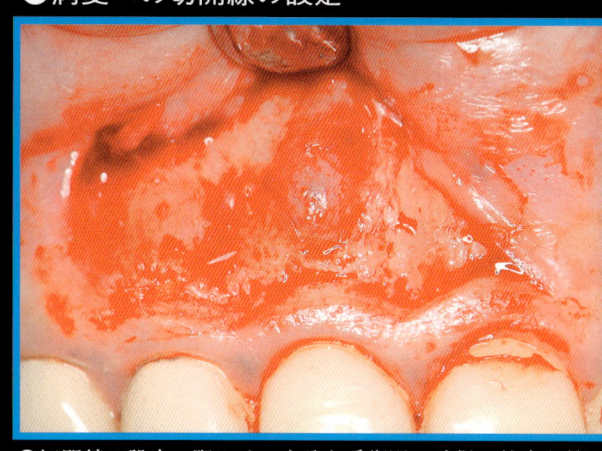

●切開線の設定の際には，十分な手術野の確保，健康な骨面に切開線を設定すること，手術による骨欠損部を完全に歯肉弁で覆うこと，歯肉骨膜弁に血液が十分に供給されることを考慮する．上の写真は，根尖病変がそれほど大きくないので，歯肉溝から数mm離して切開線を設定し，Ochsenbein-Luebke法で切開した(外科的歯内療法編2参照)．

●病変部の除去

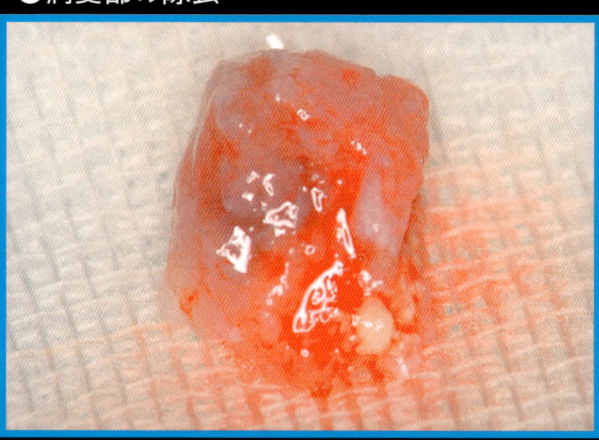

●上の写真は，上顎左側中切歯根尖部に再発した根尖性歯周炎の病変部組織である．Ochsenbein-Luebke法で切開し，歯肉弁を剥離，病変部と骨と境界を明示して，一塊で取り出した．その後，歯根端切除，遮蔽膜の設置を行った．骨の再生も確認できた(外科的歯内療法編3参照)．

●逆根管充填

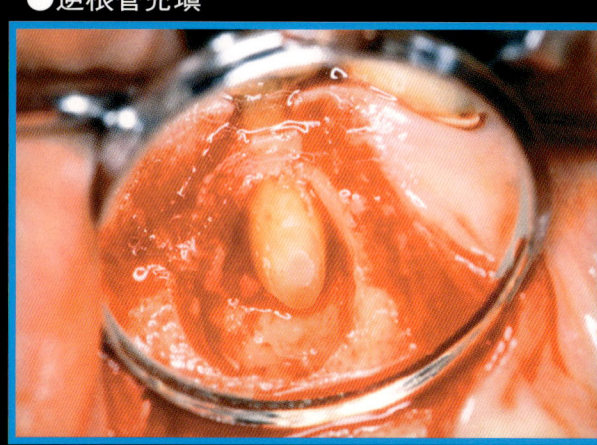

●逆根管充填材を研磨する際には，中央から辺縁へ伸ばすように研磨する．外向きの形態になると充填材が外れる危険がある．上の写真は歯根端切除の後に逆根管充填を行ったところ(外科的歯内療法編4参照)．

●遮蔽膜を用いた組織再生療法

●右の写真は骨欠損が認められた第一大臼歯，第二大臼歯間に非吸収性膜を設置して，組織再生療法を試みた．2ヵ月後に新生組織を確認し，骨の再生も認められた(外科的歯内療法編5参照)．

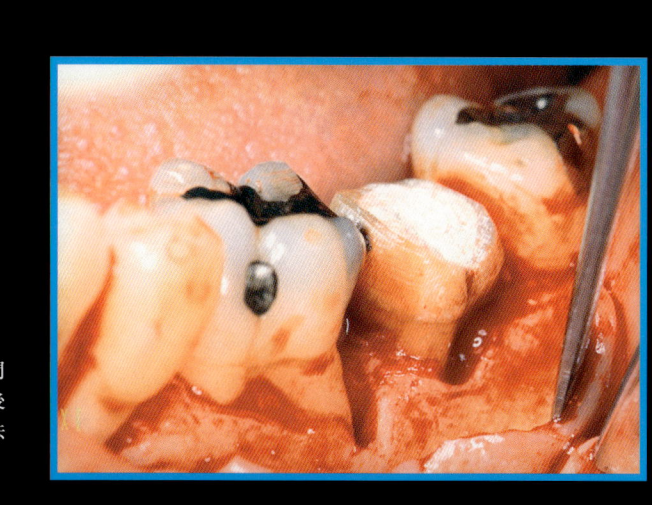

●根管治療を繰り返しても治癒の機転を取らない瘻孔や違和感の原因

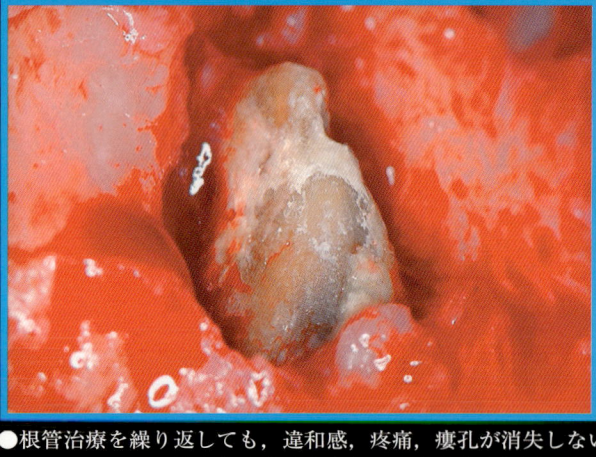

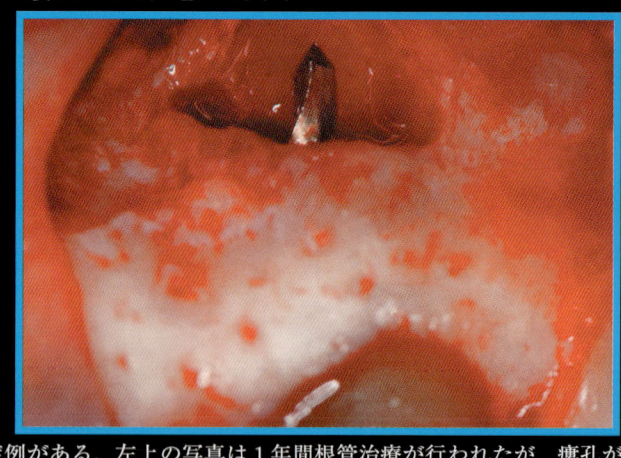

●根管治療を繰り返しても，違和感，疼痛，瘻孔が消失しない症例がある．左上の写真は1年間根管治療が行われたが，瘻孔が消失しなかった．外科的歯内療法を行い，歯肉弁を剥離・翻転したところ，根尖孔が大きく破壊され，またビタペックスと疑われる沈着物が観察された．右上の写真は4年間根管治療を続けたが不快症状が消失しなかった．歯肉弁を剥離・翻転したところ，患歯の根尖孔は120号のファイルが入るほど破壊されていた．長期間にわたり根管治療を繰り返しても治癒の機転を取らないときは，その原因を究明することが重要である(外科的歯内療法編6参照)．

●ヘミセクション

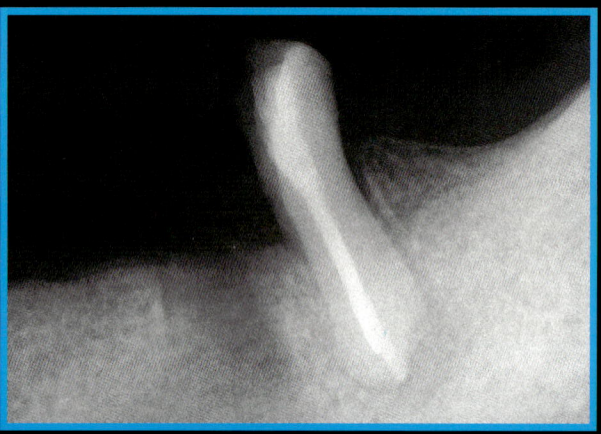

●近心根根尖部の歯根嚢胞が下歯槽管付近まで拡大していた．ヘミセクションを行い，嚢胞壁を掻爬して除去し，遠心根のみを保存した．以前受けた不適切な根管治療が原因と考えられる(外科的歯内療法編7参照)．

●移植

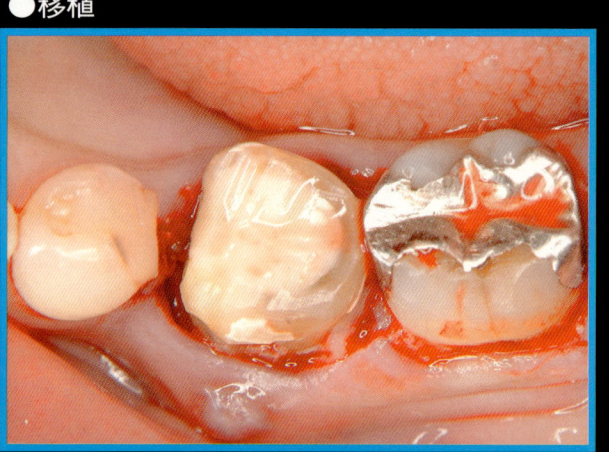

●歯根破折と根尖性歯周炎に罹患した下顎左側第一大臼歯を抜歯して，第三大臼歯を移植した．患者の同意があり，解剖学的リスクがなければ，積極的に行う治療法であろう(外科的歯内療法編7参照)．

第1部

診断編
(Diagnostic Edition)

　歯内疾患では,「細菌感染」による「炎症反応」によって「痛み」や「組織破壊」が引き起こされます.疾患の診断を行う際には,複数の診査を通じて細菌感染のルートを探り,炎症反応と組織破壊の程度を把握して適切な治療法を決定する必要があります.ほとんどのケースでは,主訴の患歯以外にも問題を生じているので,「一口腔単位の診断」と「患者に対するわかりやすい説明」を心がけるべきです.

　筆者は卒前の臨床実習から「患者ごとの疾患のストーリーを把握して治療方針を立てる教育」を受けていました.診断に際しては,患者の問診と現症から疾患が進行したストーリーを名探偵シャーロック・ホームズか,火災跡の現場を検証し,出火原因を調べる消防士の姿に重ねて把握するようにしています.患者との会話を通じて,患者の疾患のナラティブを理解していく過程を「患者ごとの疾患の病態の謎解き」と位置づけています.一種の「推理ゲーム」のような側面もあり,同時に,「患者を理解する」ことにつながるので,患者との信頼関係も得られやすいでしょう.

　歯内疾患の診断においては,最初に,問題が「末梢(歯,歯周組織)」にあるのか「中枢(脳)」にあるのかの判断をします.まれに「非歯原性疼痛」を訴える患者にも遭遇します.「痛み」の診断は未だに確立されておらず,1つや2つのIndicator(指標)から的確に病態を特定できるわけではないので,可及的に情報を集めて診断を下すように心がけています.そして,診断がつかない場合には,むやみに治療を開始するより「経過観察」を選択しています.

　根管治療を行う際には,患歯ごとの「リスク診断」を行い,患者に治療の予知性や起こりうる問題点を説明し,同意を得てから治療を開始しています.また,画像診断により,「歯根と根管の数」「根管の三次元的弯曲の具合」「根管の狭窄度」「根管の形態が損なわれているか」をある程度把握しておきます.

　最近普及しつつある歯科用CTは大変有効な診断ツールですが,高価なため利用できない医院が多いことも事実です.

　一方,「デンタルX線写真の読影」「解剖学的知識」「常識」および「問題解決型思考能力」を駆使すれば,たいていの診断は可能です.歯内疾患の診断におけるデンタルX線写真の読影のポイントについても(第2部「治療編」,第3部「外科的歯内療法編」にも)できるだけ解説を加えてありますので,参考にしてください.

第1部　診断編

Diagnostic Edition 1

歯内療法学の過去，現在，未来

I　歯内療法学のドグマ

「ドグマ」とはドイツ語で，「(宗教)教義」「独断」「科学的根拠のないもっともらしい逸話」などを意味します．根管治療は目でみえないことに加えて，患者の訴える「痛み」が強いため，これまでに数多くのドグマが誕生してきました(表1-1-1)．

そして，そのいずれもが科学的根拠に乏しく，経験的に語り継がれてきた「通説(定説，俗説)」といえます．

例えば，20世紀前半には，「病巣感染説」に基づいて，感染根管歯は抜歯されていました．また「ファイルのしなり度」や「トルクコントロール」の概念がなかった頃には，根管の弯曲が強い患歯の治療成績が悪かったので，抜歯してブリッジにすることが推奨されましたし，歯内療法の本には，「治療前に咬頭を削る」ことを推奨するものもありました．

また，「根管形成の効率化」あるいは垂直加圧根管充填のために，根管壁を過剰に切削して「根管の直線化」を図る術式が実践されていました．

この「根管の直線化」によって，歯質は過剰に切削されましたが，過度のファイリング運動あるいは，バーで根管を過剰に切削する術式により根管長が徐々に短くなるので，ファイル号数を上げるごとに根管長測定が必要で，最終的には作業長が1〜1.5 mm程度短くなるだけでなく，患歯の破折するリスクも高まり，MIコンセプトにマッチしないため，現在では否定的に考えられています．

後で詳しく述べますが，根管拡大する際には，

表1-1-1　歯内療法学におけるドグマ

①感染根管歯は抜歯する
②根管の弯曲が30°以上なら抜歯する
③感染根管歯は抗生物質で治療する
④根管治療時には最初に咬頭を削合する
⑤根管を「直線形成」する
⑥作業長は拡大中に徐々に短くなるので，毎回根管長を測定する
⑦ファイルを1/4回転(90°)ねじって拡大する
⑧「リーマーだこ」ができたら一人前
⑨NCとOXで交互洗浄する
⑩根管貼薬で根管の消毒をする
⑪根管を乾燥して根管拡大する
⑫咬合痛および冷温水痛を訴えたら抜髄する

表 1-1-2　根尖性歯周炎の病因論のパラダイム・シフト

20世紀前半	「歯性病巣感染説」により根管治療は行うべきでないとされ，抜歯が推奨される→完全な誤り
1931年	「死腔論」の概念→その後否定される
1950年	「根管内消毒」より「器械的拡大」が支持される→現在も正しいと考えられている
1960年代	「根尖病変は無菌状態」と考えられていた→1990年代に見直される
	「難治性根尖性歯周炎」の概念→未だに明確に定義されないでいる
1965年	細菌により根尖性歯周炎が生じる→現在も正しいと考えられている
1980年代	FCにより変性した歯髄が抗原性を有する→化学物質の問題発生
	「歯冠側からの微小漏洩」により根管の感染が生じる
1990年代	根尖病変にも細菌が存在する
1990年代後半	「バイオフィルム感染症」の概念→器械的拡大を支持する
21世紀	「多リスク因子症候群」と捉え，リスク評価に基づく治療法を選択する

「根管本来の三次元的な形態を保持した根管形成」が目標になります．そのため，根管の弯曲に合わせてファイルにプレカーブを付与し，さらに根管壁にレッジをつくらないために，「しなり度の高いファイル」を使用して「トルクコントロール」を意識してファイルをねじる角度を調節して，根管壁を切削・拡大すれば，作業長は変化しません．

このような根管拡大を行えば，手が痛くなるほどファイルをねじらないので，「リーマーだこができたら一人前」といったドグマが指す「リーマーだこ」や，レッジをつくることもありませんし，根管内におけるファイルの破折も生じません．

さらに根管長測定器のドグマについていえば，かつての測定器では根管が湿潤していると根管長を正確に測定できなかったことから，根管を乾燥させて根管長測定を行っていました．おそらく，その勘違いから「根管を乾燥して拡大する」という誤った考えが登場したものと推察されます．

現在では，このようなドグマを実践しないほうが良質な歯内療法を行えることが明らかになっています．

II　歯内疾患の病因論のパラダイム・シフト

歯学あるいは歯科医療においては，それぞれの時代になされた研究や議論に基づいて疾病概念や治療法が構築されて，何回かのパラダイム・シフトを経て現在に至っています（表1-1-2）．疾患の病因論は治療概念にも大きな影響を及ぼします[1, 2]．

先にも述べましたが，20世紀前半には「病巣感染説」が唱えられ，感染根管歯に対して根管治療ではなく抜歯が推奨されていました．誤った病因論が治療法にも悪影響を及ぼした例といえます．

1960年代には嫌気性細菌の培養技術の問題から「根尖病変は無菌」と考えられていましたが，90年代後半には嫌気性細菌がバイオフィルムを形成していることが明らかにされました．

ただし，パラダイム・シフトといっても，過去の考え方がすべて誤っているというわけではありません．実は，1950年代に，薬物（抗生物質）療法よりも器械的消毒論が支持されましたが，この考えは現在のバイオフィルム感染症の概念からもよく説明できます．

すなわち，バイオフィルム内の細菌群は浮遊細菌に比較して薬剤耐性が数百倍高いため，薬物療法より器械的除去のほうが根管内の感染源（細菌）除去に効果的なのです．

現在では歯周病，う蝕および歯内疾患はいずれも「バイオフィルム感染症」として捉え直されています．歯周病，う蝕および感染根管に対する原因除去療法が，それぞれ，ルート・プレーニング，軟化象牙質の除去および根管の拡大・形成といった「感染源の器械的除去」であることは，バイオフィルム感染症の概念からしても大変理にかなっています．

III 細菌検査の意義を考える

根尖性歯周炎が細菌によって生じることが報告されて以来[3]，根管の細菌検査が研究および臨床レベルで行われてきました．しかし，歯内療法における細菌検査が臨床指標（打診痛，根管内滲出液，排膿）より優れている点を見出せていません[4～6]．

IV 根管内の細菌量と検査

そもそも，根管内における「感染」と「寄生」の区別ができていません．感染の病態については，「特異的細菌説」と「非特異的細菌説」があります．結核菌，らい菌，コレラ菌による単一あるいは特定細菌による感染症と考えられ，「コッホの3原則」を満たしている場合を「特異的細菌感染」といいます．

一方，歯周病のように，複数の細菌による複合感染による場合，「非特異的細菌感染」と呼びます．筆者は根管内の感染様式についても非特異的細菌感染説を支持しており[7]，細菌の量的な減少が最重要と考えています．

実際，根管内細菌量を減らすには，根管の拡大・形成と洗浄が一番効果的で[8]，100から1000分の1まで細菌量を減らすことができます[9]．

もっとも，60％以上の根管では「根管の無菌化」を達成できていません．器械的拡大が難しいフィン，イスムス，側枝，象牙細管内に潜む細菌が検出されるのでしょう．

根管から細菌が検出されないほうが望ましいのは事実ですが，細菌検査が陽性でも68％は治癒していることからも[10]，細菌検査の「感度」と意義は低いといわざるを得ません．一方，細菌検査によって根管から細菌が検出されなければ，安心して根管充填できるのも事実です．

V 細菌検査の臨床的位置づけ

感染根管においては，根管や象牙細管内に存在する細菌が検査で検出されたとしても，根管充填材で主根管を封鎖してしまえば，臨床的には問題が生じないのでしょう．

MI概念からみても，細菌検査の結果が陽性だからといって細菌検査が陰性になるまで根管壁を切削し続ければ，穿孔か歯根破折を引き起こします．一方，抗菌剤の乱用は歯周組織の傷害を引き起こします．

さらに細菌検査の結果が出るまでに時間がかかるので，チェアーサイドで検査結果を治療の判断に使えないことも問題です．細菌検査の結果はチェアーサイドで釣菌後，PCR法では数時間後，嫌気培養法では2週間後になるので，その間に根管の感染が生じれば，検査の意味をなさなくなります．

また，細菌検査の方法によっても結果は異なります．嫌気培養法では，培養条件に適した微生物のみが検出される可能性があるので「偽陰性」の確率が上がります．

一方，PCR法に代表される微生物の遺伝子を検出する方法では，たとえ遺伝子を検出した

としても，微生物が生存して感染が成立しているかが不明なので，当然ながら「偽陽性」の確率が上がります．

さらに，細菌検査だけでなく根尖孔付近のサイズが大きいと，予後に負の影響を及ぼすことからも[11]，考慮すべき点がまだ多く残っているといえるでしょう．

参考文献

1. 高橋慶壮:歯内療法の認識を変える．埼歯だより．2004:第518号（平成17年冬号):62-72.
2. 平井 順，高橋慶壮:臨床歯内療法学-JHエンドシステムを用いて-．東京．クインテッセンス出版．2005.
3. Kakehashi S, Stanley HR.Fitzgerald RJ. : The effects of surgical exposures of dental pulps in germ-free conventional laboratory rats.Oral Surg Oral Med Oral Pathol. 1965：20：340-9.
4. Bender IB,et al. : To culture or not to culture? Oral Surg Oral Med Oral Pathol. 1964：18：527-40.
5. Morse DR. : The endodontic culture technique : an impractical and unnecessary procedure. Dent Clin North Am.1971;15:793-806.
6. Grossman LI. : Endodontic practice ; 9th ed. , Lea & Febilger, Philadelphia. 1978：260-263.
7. Takahashi K, et al. : Analysis of immunoglobulin-synthesizing cells in human dental periapical lesions by in situ hybridization and immunohistochemistry. J. Oral Pathol. Med. 1996：25：331-335.
8. Law A, Messer H. : An evidence-based analysis of the antibacterial effectiveness of intracanal medicaments. J Endod. 2004：30：689-94.
9. Byström A, Sundqvist G. : Bacteriologic evaluation of the efficacy of mechanical root canal instrumentation in endodontic therapy. Scand J Dent Res. 1981：89：321-8.
10. Sjogren U, et al. : Influence of infection at the time of root filling on the outcome of endodontic treatment of teeth with apical periodontitis. Int Endod J. 1997：30：297-306.
11. Sundqvist G, et al. : Microbiologic analysis of teeth with failed endodontic treatment and the outcome of conservative re-treatment. Oral Surg Oral Med Oral Pathol Oral Radiol Endod. 1998：85：86-93.

第1部　診断編

Diagnostic Edition 2

「歯を診て人を診ず」にならないための治療方針

I　治療計画を立案する際の原則

「はじめに終わりのことを考えよ」とは，レオナルド・ダ・ヴィンチの言葉です．歯科治療においても治療前に治療のゴールをイメージできることが必要です．そうでなければ，疾患の病態と治療法について患者に具体的にわかりやすく説明することができません．

治療計画を立案する際の原則は，①患者教育（悪習癖などのリスク因子の軽減），②感染源の除去，③機能回復，④組織再建，⑤審美性の改善，⑥咬合の回復，⑦メインテナンスを柱とします．

歯科疾患の多くは「生活習慣病」であると考えれば，患者教育によって患者のデンタルI.Q.を高め，リスクを軽減し，「患者力」を高めることが治療以上に重要なことはいうまでもありません．

また，患者教育には，患者と医療者との信頼関係が不可欠です．疾患の病態を患者に的確に伝え，個々の治療法の長所と短所を説明する必要があります．最終的な治療方針は，「リスク評価に基づく治療の予知性」「治療期間」「治療金額」「治療の難易度」「術者の技量」「患者の希望」を総合的に検討して決定されるべきです．

II　治療方針の決定

治療方針の決定に際しては，Doctor/Disease Oriented System（DOS：医師/疾患中心の医療）からPatients/Problem Oriented System（POS：患者/問題中心の医療）へと転換し，「患者不在の医療」にならないように心がけています（図1-2-1）．そこで，診断に基づいた治療法および選択された治療による予後について説明します．

本来，医療は「患者を治す」ことですが，経験の浅い歯科医師は「病名に対して治療法をあてはめる」傾向があります．患者不在の医療にならないためには，「どんな患者か」「患者は何を求めているのか」「治療のゴールをどこに設定するのか」といった3点をつねに見極める必要があります．つまり「歯を診て人を診ず」にならないように心がける必要があります．

そして，たとえ疾患の程度が類似していても，最終的な治療方針の決定には「患者ごとの価値観」がかかわるので，治療方針は相対的に決まることになります．

一般的には，主訴だけを治療していては，予知性の高い治療は実践できませんが，一方で主訴だけの治療を希望する患者がいるのも事実ですので，すべての患者に対して詳細な診査を行うことは不可能といえるでしょう．

全顎診査に時間をかけて詳細な説明を行っても患者が治療を希望しなければ，医院の（経費面での）ダメージは大きくなります．

そこで，初診時に歯科医院の治療コンセプトを説明し，主訴のみの治療を希望するのか，全顎的な診査に基づく治療を希望するのかについて一次スクリーニング（治療希望のアンケート調

「歯を診て人を診ず」にならないための治療方針

図1-2-1a〜e 初診時の診査．顔貌写真，口腔内写真，歯周検査のほかにa，b：フェイス・ボー・トランスファーして咬合器に装着したStudy Model．c〜e：画像診断（X線写真，歯科用CTによる三次元画像，顎関節の画像など）の資料は，患者説明用と同時に患者のモチベーション向上にもつながる．

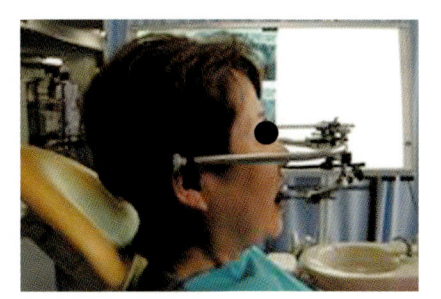

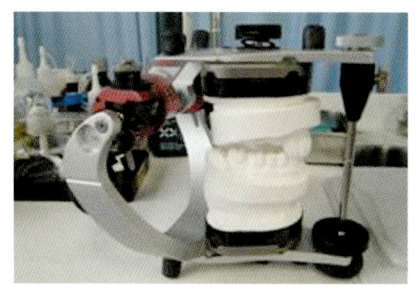

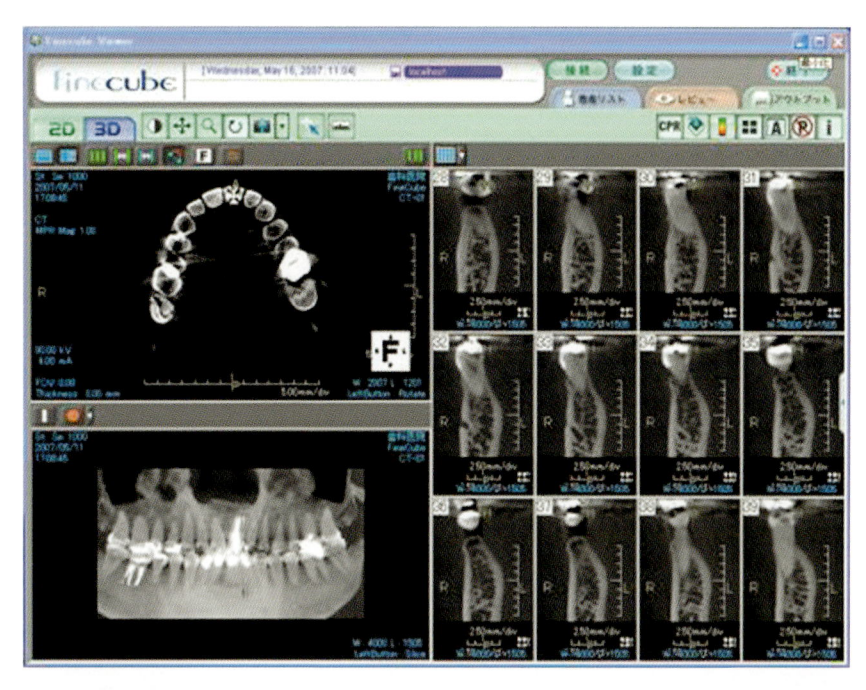

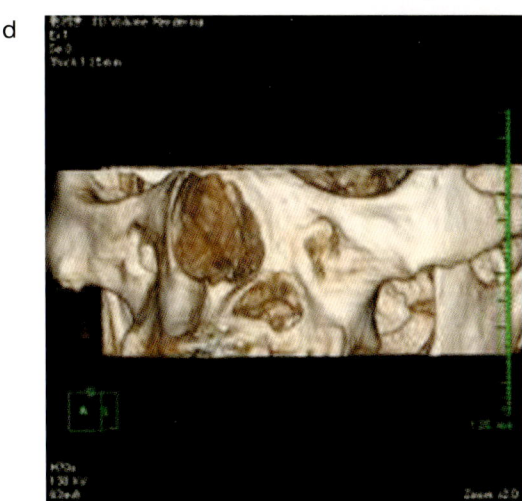

査など）を行い，「患者の選別」をすることが必要になります．

紹介患者の割合が高い歯科医院であれば，全顎的な診査に基づく治療へ導きやすいでしょう．

歯科医療は「豊かさの医療」であり「患者に寄り添う医療」でもあります．最新（最高）の歯科医療とセーフティネット的治療の両立を実践できると，あらゆる患者のニーズに応えることができます．

第1部 診断編

Diagnostic Edition 3

一口腔単位の治療方針の決定と実際の治療

I 一口腔単位の治療方針の決定

　前項で述べた一次スクリーニングを行って，患者が一口腔単位の診査に基づく治療を希望した場合には，患者の希望や臨床所見を総合的に勘案して治療方針を決定します．

　その際，注意する点は，「全身疾患の有無」「患者の年齢」「デンタルI.Q.」「う蝕や歯周病のリスク度」「リスク因子の特定」「患歯ごとの炎症および組織破壊の把握」「治療期間」「治療費用」などです．

II 実際の症例

　患者は38歳の女性[1]です．下顎両側大臼歯部歯肉の鈍痛および腫脹（図1-3-1，2）を主訴とし

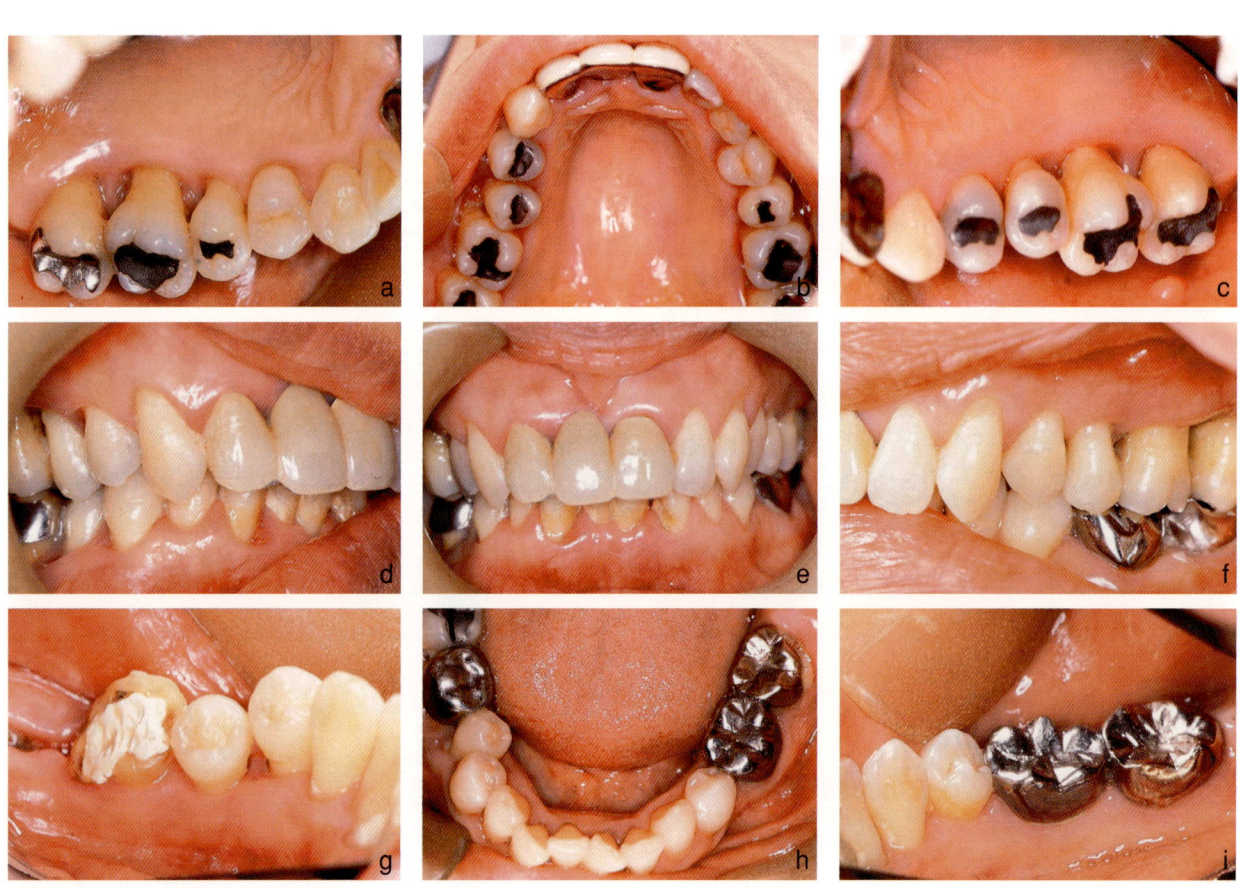

図1-3-1a〜i　初診時の口腔内写真．

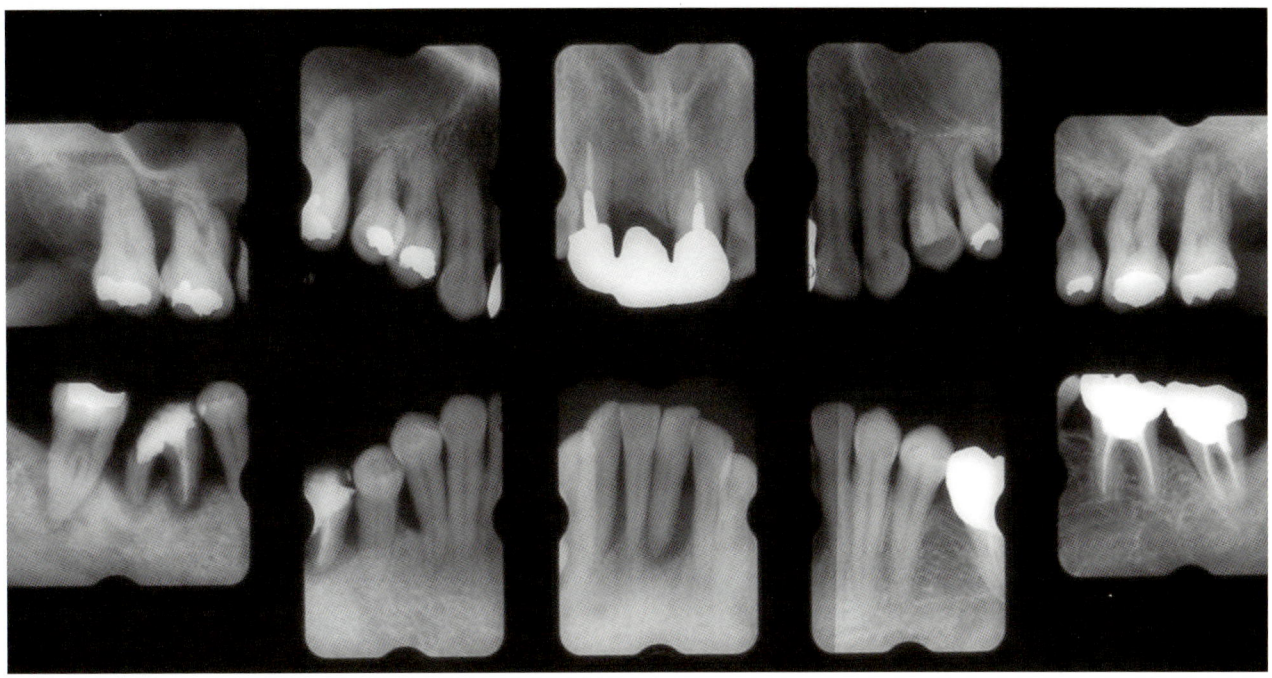

図 1-3-2　初診時の X 線写真.

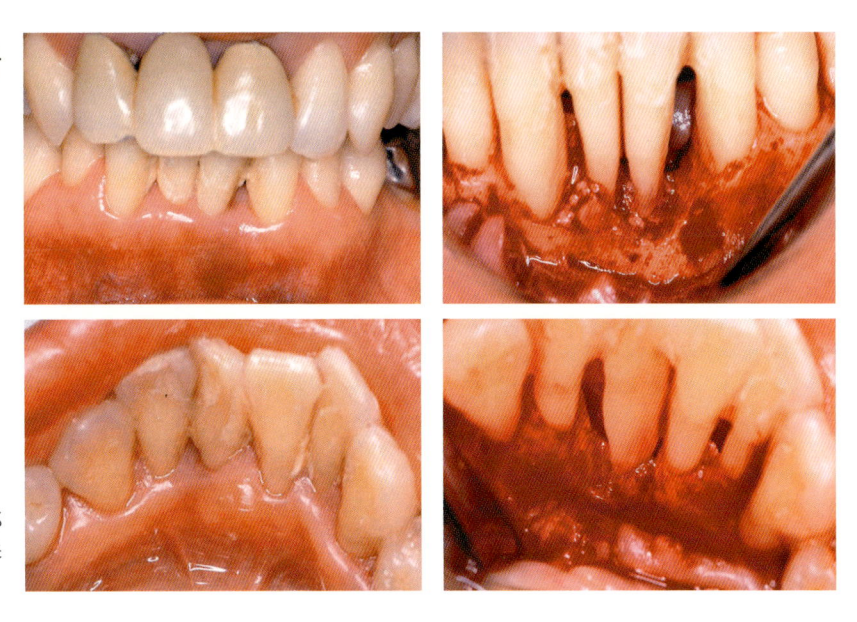

図 1-3-3a〜d　初診時所見．下顎前歯部の歯槽骨の状態．左側中切歯では，根尖まで骨吸収が進行していた．

て来院しました．現病歴から，約 14 年前の初産の頃からブラッシング時に歯肉からの出血を自覚していましたが放置していました．

約 3 年前から頻繁に上下顎臼歯部歯肉の腫脹を覚えるようになり，近医を受診しましたが，ブラッシング指導しか受けなかったため，同部の精査，加療を希望していました．なお既往歴および家族歴には特記事項はありません．

臨床診断は歯周組織が全顎的に重度に破壊された侵襲性歯周炎（図 1-3-3）と診断しましたが，リスク因子は不明でした．

III　実際の治療方針

治療方針としては，以下の①〜⑤に挙げた項目を基本としました．

第1部　診断編

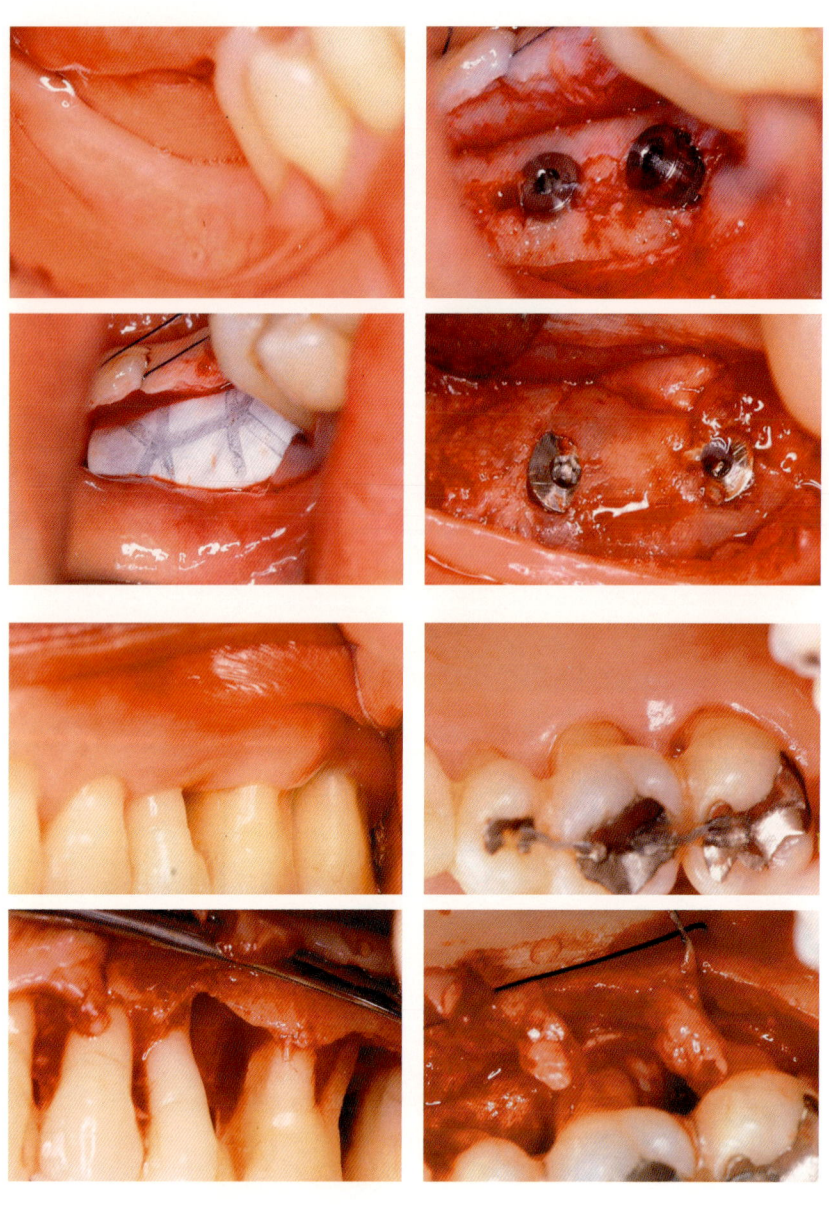

図1-3-4a〜d　a〜c：下顎右側大臼歯部歯槽骨に下歯槽管までの距離を計測して，やや浅めにフィクスチャーを埋入してGBRを併用した．d：GBR膜除去後に同部に歯槽骨が増生しているのがわかる．

図1-3-5a〜d　上顎左側臼歯部の歯槽骨の状態．

①患者教育
②早期の感染源除去
③感染を受けにくい歯周組織を構築するための歯周組織の再生
④骨接合型インプラントによる咬合力の回復
⑤審美性の回復

IV　実際の治療（図1-3-4〜9）

①TBI（Tooth Brushing Instruction），スケーリング，ルート・プレーニング
②抜歯
③暫間固定，バイト・プレート
④再評価
⑤歯周組織再生療法（エムドゲイン，GTR，上皮下結合組織移植）
⑥骨接合型インプラント治療
⑦補綴治療
⑧Supportive Periodontal Therapy（SPT）

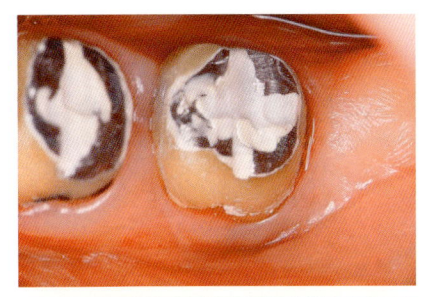

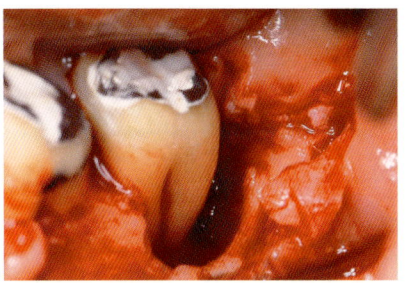

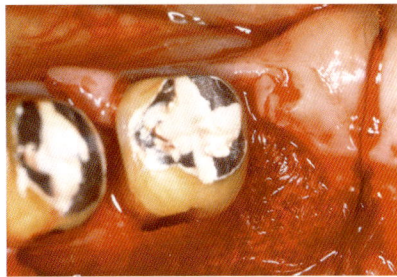

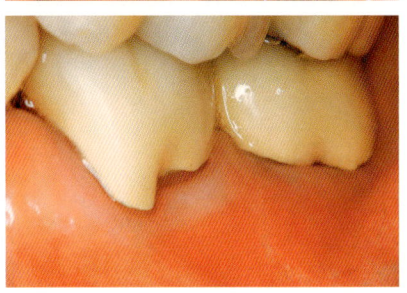

一口腔単位の治療方針の決定と実際の治療

第1部 診断編

図1-3-6a〜d 下顎左側第二大臼歯周囲の歯槽骨欠損．近心および舌側の骨以外は根尖まで吸収していたので，吸収性膜を使用したGTR法を適応した．メインテナンス期の歯周ポケット深さは2mm程度で安定している．

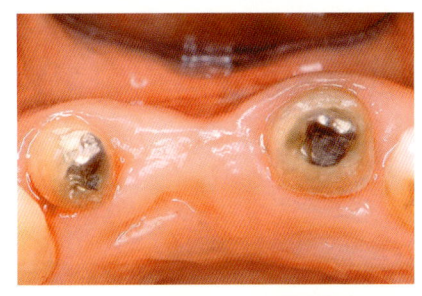

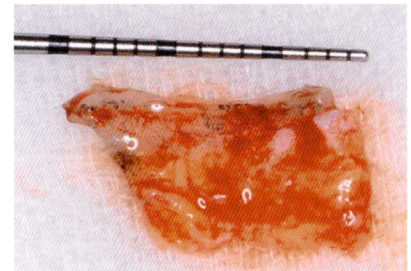

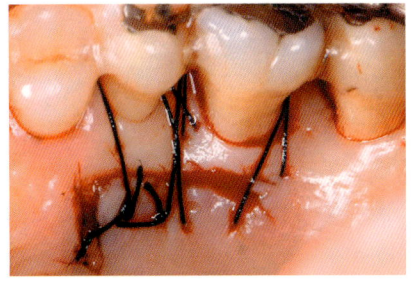

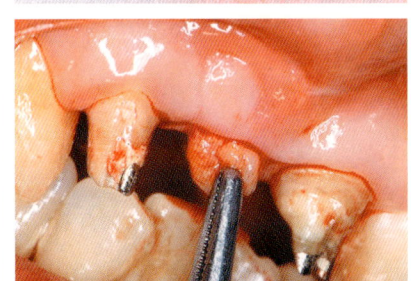

図1-3-7a〜d 上顎前歯部の歯槽堤の状態．口蓋から上皮下結合組織を採取し，上顎右側中切歯の唇側フラップ下に挿入して縫合した．

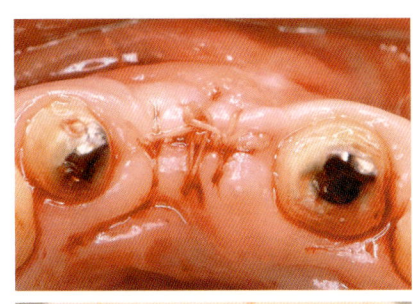

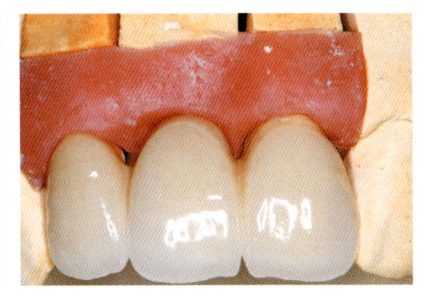

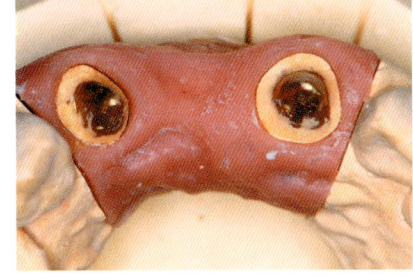

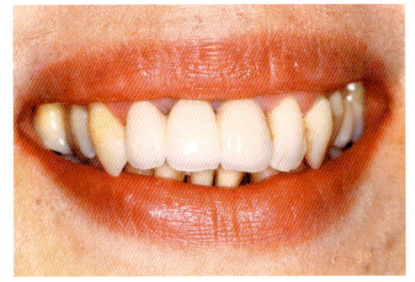

図1-3-8a〜d 上皮下結合組織移植後の咬合面観．最終補綴物および正面観．

25

第1部　診断編

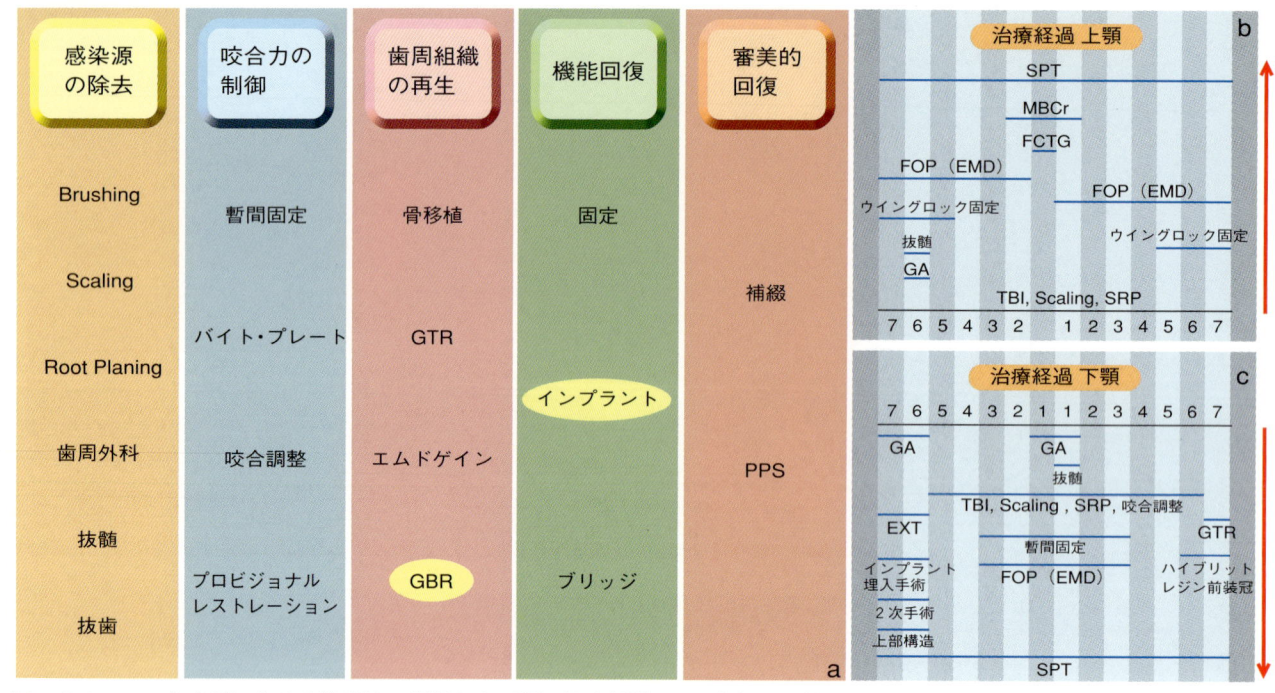

感染源の除去	咬合力の制御	歯周組織の再生	機能回復	審美的回復
Brushing	暫間固定	骨移植	固定	補綴
Scaling	バイト・プレート	GTR	インプラント	
Root Planing	咬合調整	エムドゲイン		PPS
歯周外科	プロビジョナルレストレーション	GBR	ブリッジ	
抜髄				
抜歯				

治療経過 上顎
- SPT
- MBCr
- FCTG
- FOP（EMD）
- ウイングロック固定
- FOP（EMD）
- 抜髄
- GA
- ウイングロック固定
- TBI, Scaling, SRP
- 7 6 5 4 3 2　1 2 3 4 5 6 7

治療経過 下顎
- 7 6 5 4 3 2 1　1 2 3 4 5 6 7
- GA　GA
- 抜髄
- TBI, Scaling, SRP, 咬合調整
- EXT　　　　　　GTR
- インプラント埋入手術　暫間固定　ハイブリットレジン前装冠
- FOP（EMD）
- 2次手術
- 上部構造
- SPT

図1-3-9a〜c　本症例における治療法の選択と上下顎の治療経過．a：患者への説明とインフォームド・コンセントを得て治療方法が決定された．現在の包括的歯周治療においては，感染源除去と咬合力の制御に加えて，患歯を保護するためにインプラント治療が非常に有効であり，そのための骨増大術が不可欠である．歯周組織の再生と審美性の改善も不可欠な治療オプションになっている．b：上顎の治療経過．c：下顎の治療経過．GA＝歯肉膿瘍の急発，SPT＝Supportive Periodontal Therapy，FCTG＝Free Connective Tissue Graft，PPS＝Periodontal Plastic Surgery．

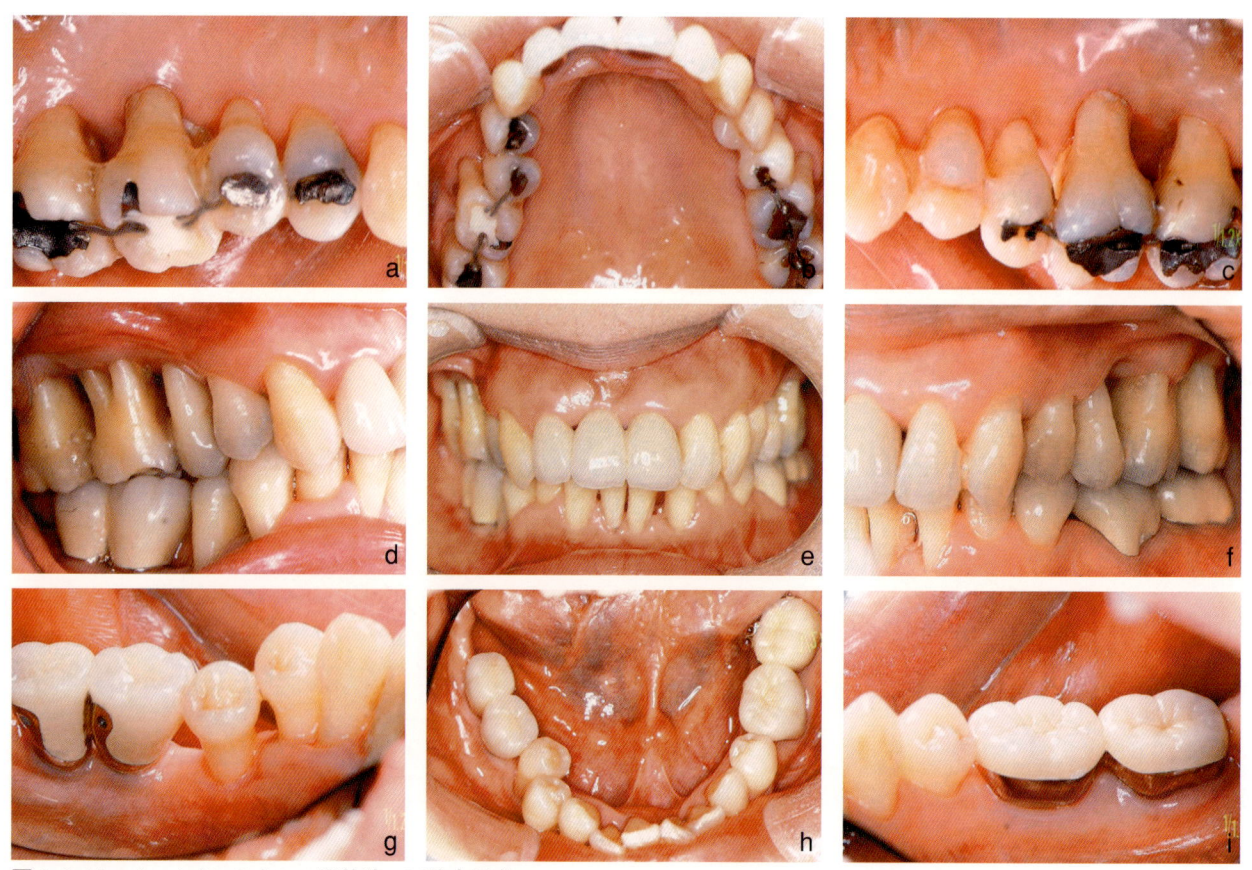

図1-3-10a〜i　メインテナンス開始時の口腔内写真．

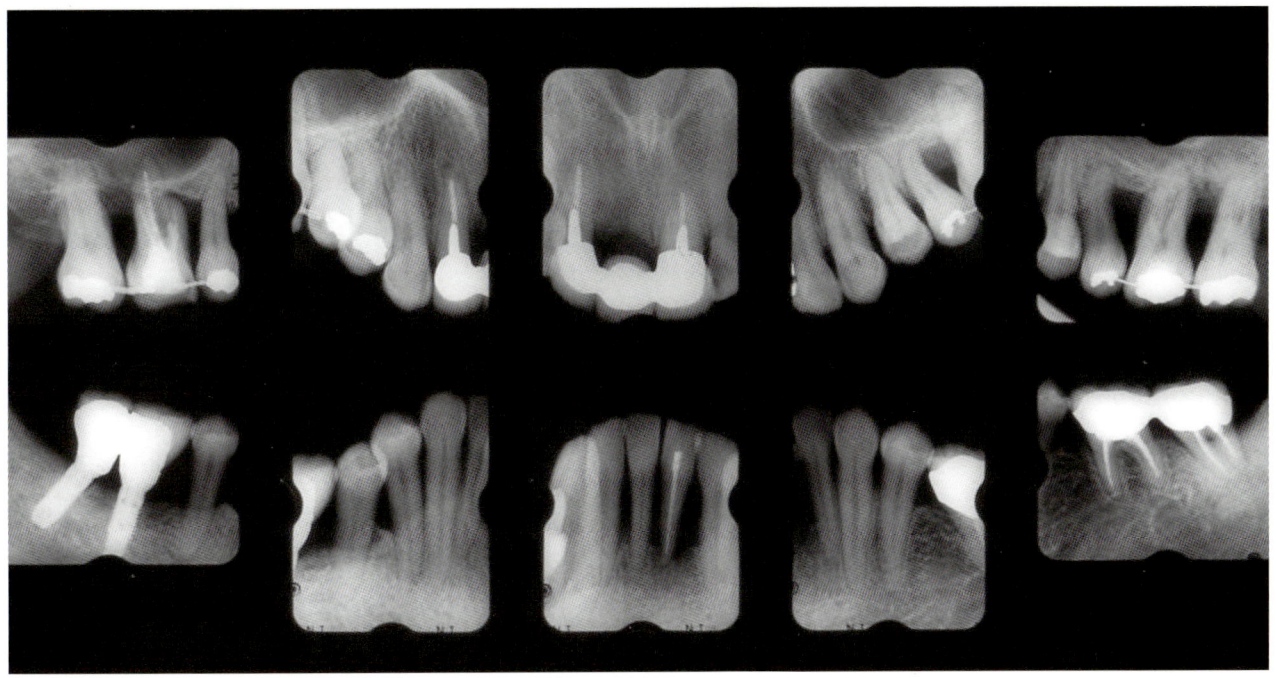

一口腔単位の治療方針の決定と実際の治療

図1-3-11 メインテナンス開始時のX線写真.

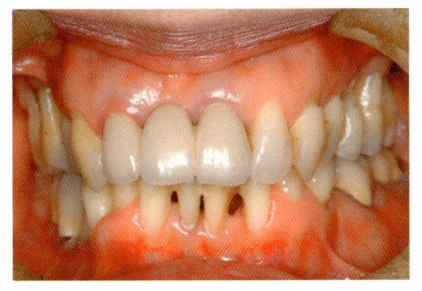

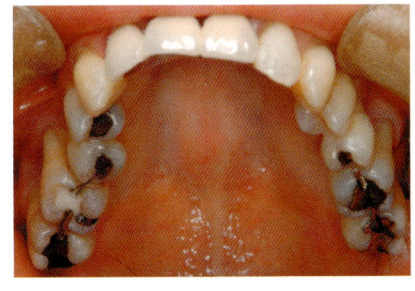

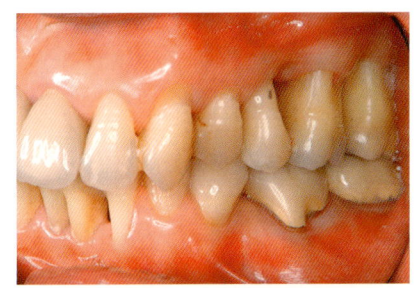

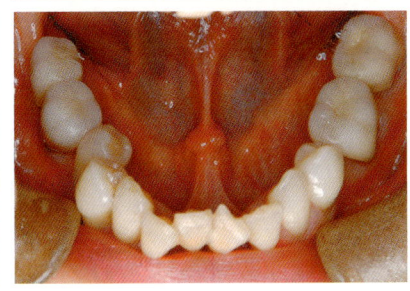

図1-3-12a〜e メインテナンス開始4年後の口腔内写真. a：正面観. b：右側側方面観. c：左側側方面観. d：上顎咬合面観. e：下顎咬合面観.

a	b	c
d	e	

V 予後（図1-3-10〜12）

上顎両側大臼歯は歯周疾患の進行により骨吸収が顕著ですが，治療開始後7年間目立った悪化は認められません.

2ヵ月ごとのSPTを継続しています．患者には，上顎両側大臼歯はいずれ抜歯してサイナスリフト後にインプラント埋入を行う可能性を説明しています.

参考文献

1. 高橋慶壮ほか：侵襲性歯周炎患者に対する包括的歯周治療. 日本歯周病学会誌. 2003：45：95-104.

第1部　診断編

Diagnostic Edition 4

患者への説明は「言語」と「感覚」をフル活用する

I 患者のモチベーションとは

「百聞は一見に如かず」といわれるように，人間の受ける刺激の80％は目からの「視覚的刺激」です．この特性を患者説明に最大限利用します（図1-4-1）．

例えば，口腔内プラークを染色してみせたり，プラークを採取して位相差顕微鏡でポケット内細菌が動き回る様子をみせ，細菌によってう蝕や歯周病が進行していることを理解させることで患者のモチベーション向上を図ります．

また，フェイス・ボー・トランスファーして上下顎の模型を咬合器に装着したものを患者にみせながら診断や治療方針を説明します．デンタルX線写真に加えて，歯科用CTや三次元立体画像をみせて説明することも効果的です（図1-2-1a〜e参照）．

一般的に，患者は自分の口腔の状況を知りたいと思っています．自分の健康に興味がない患者は少ないでしょう．一方，説明に興味を示さなかったり，コンプライアンスの得られない患者には，良好な治療予後は期待できませんし，高度な歯科医療を成功させることは困難です．患者の「口腔の健康に対する価値観」をいかに高められるかが，良好な予後を得るためには不可欠です．

治療の予後についての説明も患者のモチベーション維持・向上のために必要です．抜髄では，根尖周囲組織の破壊が少ないので，比較的短期間で予後を判断できますが，根尖病変を有する感染根管の場合，完全に骨が再生するには半年

言語：理論的でわかりやすい説明

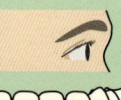

＋

視覚：口腔内写真／Study Model／X線写真／歯科用CT（図1-2-1参照）
触覚：毛先が歯肉溝に食い込む感覚（歯肉の圧迫感）
聴覚：根管を拡大するときの「ゴリゴリ」いう音（患者自身に聞こえる）

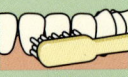

図1-4-1　五感を利用した患者説明．患者に病気や治療法の説明を行う際には，可能な限りの手段を使用して，患者に「わからせる」工夫をする．言葉による説明だけでは不十分で，視覚，触覚，聴覚を応用することで患者の理解を助けることが可能になる．

患者への説明は「言語」と「感覚」をフル活用する

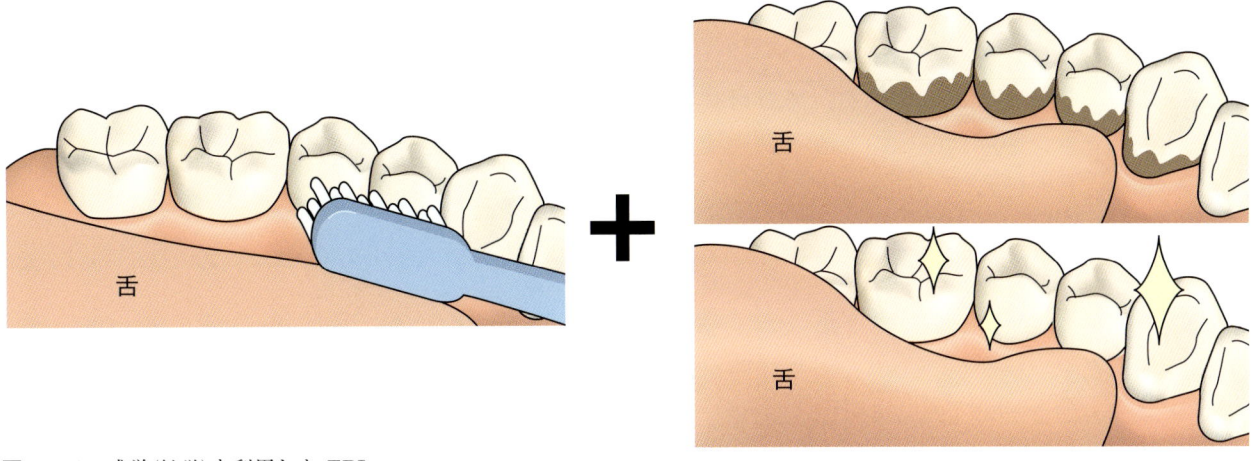

図1-4-2 感覚（触覚）を利用したTBI.

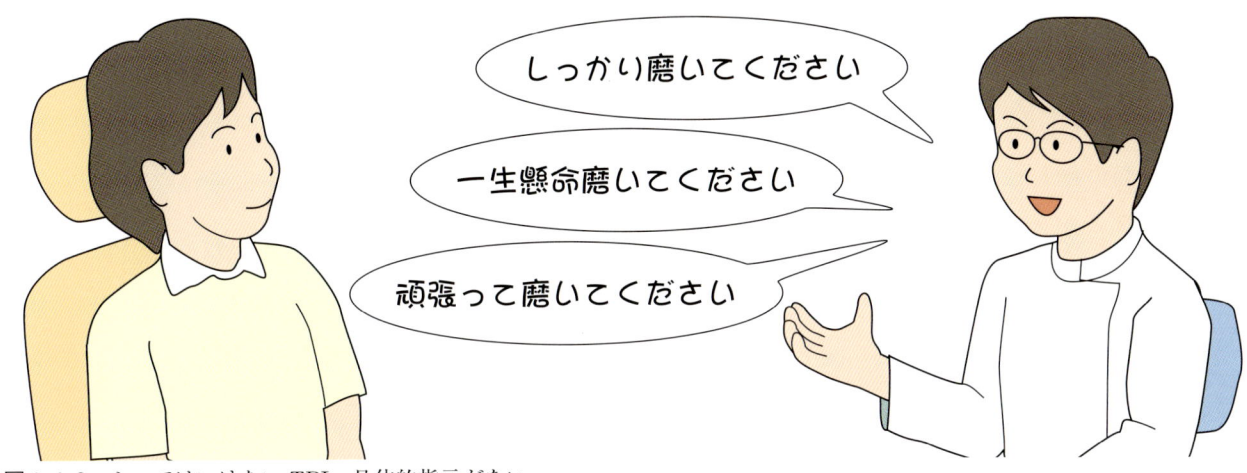

図1-4-3 やってはいけないTBI. 具体的指示がない.

から2年程度かかります．

　一般的には，2～3年で歯槽骨が完全にリモデリングするので，全顎的な歯周治療を行えば，2,3年かかることを患者にあらかじめ説明して了解を得ておきます．

II 「触覚」を利用したTBI

　本来，指導は「具体的でわかりやすい」ことが望まれます．著者は患者にTBIを行う際には，「言語」「視覚」に加えて，「触覚」を大いに利用しています．例えば，「耳掃除」をする際には，耳の穴をみながらやっている人はいません．「耳道の皮膚の感覚」と「指先の感覚」

と「音」を頼りに行っているはずです．

　TBIに際してもこの感覚（触覚）を利用しています．たとえ患者に鏡をみせて説明しても，前歯部はみえますが，臼歯部の舌側や歯間部はみえにくいものです．

　そのため歯肉溝や歯間部に毛先が入る際の「歯肉の圧迫される感覚」「プラークの付着した歯」を舌で舐めたときの「ヌメヌメ感」とブラッシング後の「ツルツル感」などを比較させるような歯肉や舌の感覚を利用したほうが患者に適切なブラッシングの方法を伝えられます（図1-4-2）．

　ここまで指導できれば，あとは患者自身の感覚で，歯がヌメヌメしていれば，プラークが付着していると自覚できますから，自発的に歯を

磨きたくなります．目でみえていなくとも，感覚と想像力でカバーできるのです．

　もっとも，脳梗塞などの病気で，患者自身の感覚が利用できない場合には，介護者が適切な口腔ケアを行わなければなりません．

　一方，「やってはいけないTBI」の例としては，「しっかり磨いてください」「一生懸命磨いてください」「頑張って磨いてください」などが挙げられます．いずれの指導にも具体性がありません．このように「磨け磨け」と連呼しても効果はさほど上がりません（図1-4-3）．

　筆者はまず初めに，歯ブラシ1本でバス法（歯頸部の清掃）とつまようじ法[1]（歯間部の清掃）を指導しています．顎模型をみせて，歯と歯肉の境目（歯肉溝）に歯ブラシの毛先を当て，少し毛先を歯面に押し付けて，毛先が歯肉溝から離れない程度の小さいストローク（5～6mm程度，ナイロンの毛のたわむ範囲）で10回程度歯面を擦るように指導します．

　そして患者には，「毛先が歯肉溝に食い込む感覚」がわかるかを尋ねます．歯間部清掃では，歯ブラシの毛先をつまようじの要領で押し込んで隣接面の歯面をしごいてプラークを除去します．この際も，「歯肉の圧迫感」という感覚（触覚）を利用します．

　しかしながら，いわゆる不器用な人や感覚が鈍い人は，指導を繰り返してもなかなかブラッシングが上達しません．そのような場合には，歯間ブラシや電動歯ブラシの使用を勧めています．患者がやる気をなくさないように，上手に指導することが肝心です．

III　予防のパラドックス

　当たり前のことですが，適切な予防ができていれば，長期間疾患や問題は起こりません．これこそが重要なのですが，患者はそのことの重要性（有難さ）になかなか気づいてくれません．

　理想的には，患者の歯周病のリスク度を判定し，個人ごとのメインテナンスプログラムを設定して患者に実践させることです．

　歯科疾患は「慢性疾患」であり，そのため長期にわたり症状が出にくいので，日常の予防を怠りやすいといえます．

　患者はどこまで予防すれば良いかという実感がわかないので，長期間にわたり患者をモチベートすることが困難なケースが多いのです．したがって，われわれ歯科医師は患者をモチベートし続けなければならない理由がここにあるのです．

参考文献

1. Morita M, et al. : Comparison of 2 toothbrushing methods for efficacy in supragingival plaque removal. The Toothpick method and the Bass method. J Clin Periodontol. 1998 : 25 : 829-31.

Tea Time ① 歯学教育にもパラダイム・シフトを

　「パラダイム・シフト」とは，物事の大きな枠組み，考え方が変化することをいいます．また，従来の「常識」が通用しないような大きな変化のことも意味します．さて，G.V. Black先生は約100年前に「う蝕学」の重要性を述べましたが，多くの歯科大学では，「5倍石膏模型の彫刻」や「窩洞形成術」に多大の時間を費やしてきました．

　最近になって，「MI(Minimal Intervention)」の概念が普及し，接着技法が確立されてきたので，古典的な窩洞形成術は見直され，歯牙の切削を必要最低限にするようになってきました．

　本来，「う蝕学」を学ぶべき学生に「窩洞形成術」に偏重した卒前実習を行っていては，「習慣的に歯を削る歯科医師」を大量生産してしまう危険があります．

　臨床実習では，「う蝕のない」抜去歯や歯牙模型を使って窩洞形成を練習する前に，「自分の爪が削れるくらい鋭利なエキスカベーター」を用いて，う蝕検知液を併用しつつ，「軟化象牙質」を除去することから始めるのが正当でしょう．そこをいきなり，エアー・タービンやエンジンで歯を削ると，「指先の感覚」が育ちませんし，MIコンセプトにも合いません．100年を経て，やっとBlack先生の真意が正しく伝わってきたわけですが，100年間もの間パラダイム・シフトが起こらなかったという意味では大変残念なことだったと筆者は思います．

　一方，歯内療法の実習では，抜去歯や根管模型を用いて根管の拡大・形成にかなりの時間を割いています．しかし，歯内療法の「理論」と「術式」が正しく伝わっているわけではありません．また根管の形成・拡大については，未だに40年以上も昔に発表されたIngleやClemの古典的方法をベースにしており，ファイルの「しなり度」「トルクコントロール」の概念が欠落しているため，弯曲根管へは適切に対応できていません．

　このことは卒前・卒後研修教育でもっと強調されるべきでしょう．コンピューターを使ったシュミレーション・システムよりも，正しい「感覚」を身につけさせる教育のほうが重要です．ここでも新たなパラダイム・シフトが起きて欲しいものです．

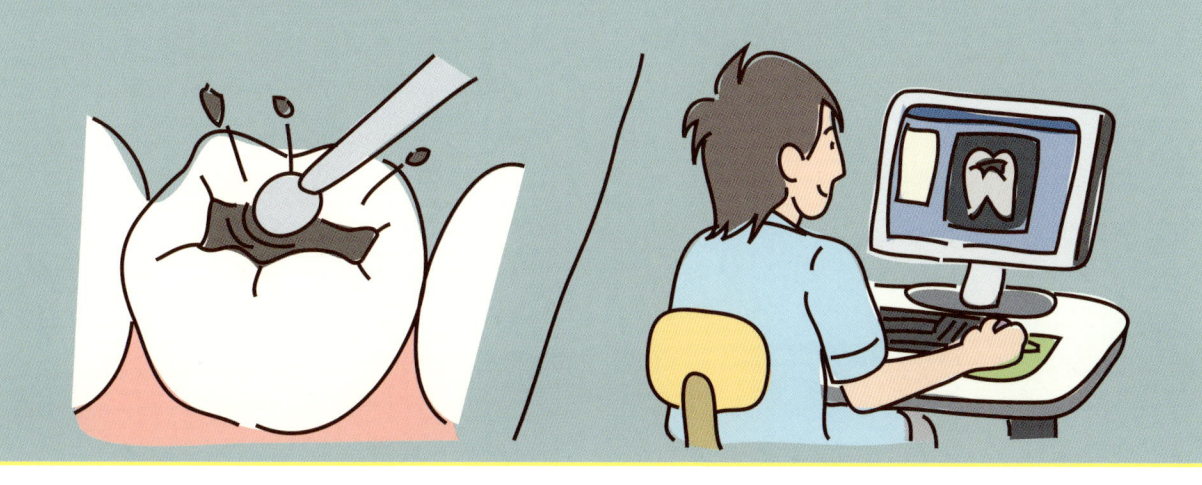

Diagnostic Edition 5

歯内療法学の EBM と NBM の接点を探ろう

I EBM とは何か

　最近，医療の分野で Evidence-Based Medicine(EBM)の重要性が強調されています．EBM は，治療に際して患者に患歯のリスクや治療の予後を説明し，患者の同意を得るための情報として活用されています．

　歯内療法学の EBM(図 1-5-1)については，「おおむね研究レベルは低い」と評価されています[1~3]．しかし，根管治療にしても外科的歯内療法にしても，患者に不利益を与えるという倫理的問題があるので，レベルの一番高い，無作為に患者を二重盲検法で選んで，対照となる治療法と比較する，というような臨床研究が難しいのも事実でしょう．

　EBM ではある特定の治療法や薬剤の有効性が統計学的に比較されているので，一応の参考にはなりますが，個々の症例についての具体的な示唆を与えてくれるわけではありません．つまり，EBM からは疾患の個体差を考慮することができません．

　実際の臨床現場で遭遇する個々の症例に対して，EBM から明確な回答が得られるのではなく，「個々の症例ごとにベストな治療法を考える習慣を身につける」ことが大切なのです．

　そのためには，EBM を勉強しつつ，自分の行った治療の長期予後が良好な「成功症例」に加えて，予後不良となった症例も経験し，記録に残し学習することです．また，経験の浅い歯科医師であっても，症例検討会によって病態概念を正しく理解し，「擬似的な成功体験」を積むことが可能です．

　少なくとも，「考え方の引き出し」の数を増やすことができます．治療上の細かい「さじ加減」には成功体験に基づく臨床経験が必要ですし，リスク診断を行って「治療の限界」を知る必要もあります[4]．

　治療の予後を評価しないような臨床は参考にならないばかりか，むしろ害になります．本来，人間には個体差が大きいので，EBM を補うものとして Narrative-Based Medicine(NBM)があります．

II NBM から得られるもの

　口腔内診査を行う際に，「口腔内のプラーク量」「炎症の程度」「組織破壊の程度」を把握することは必要ですが，これら「現症」は，「火事の焼け跡」をみているに過ぎません．実際には，現在の状態に至る経過(ナラティブ)を時間軸に沿って理解していく必要があります．

　すなわち，患者を診断する時点(初診)で，口腔内が悪くなっていった「ストーリー」を患者とともに検証することで，患者自身に病気になった理由を気づかせ，患者自身の望ましくない生活習慣(食生活，口腔清掃，喫煙，歯軋り，ストレス，etc)を自発的に改善させることが治療と再発防止のために必要なのです．

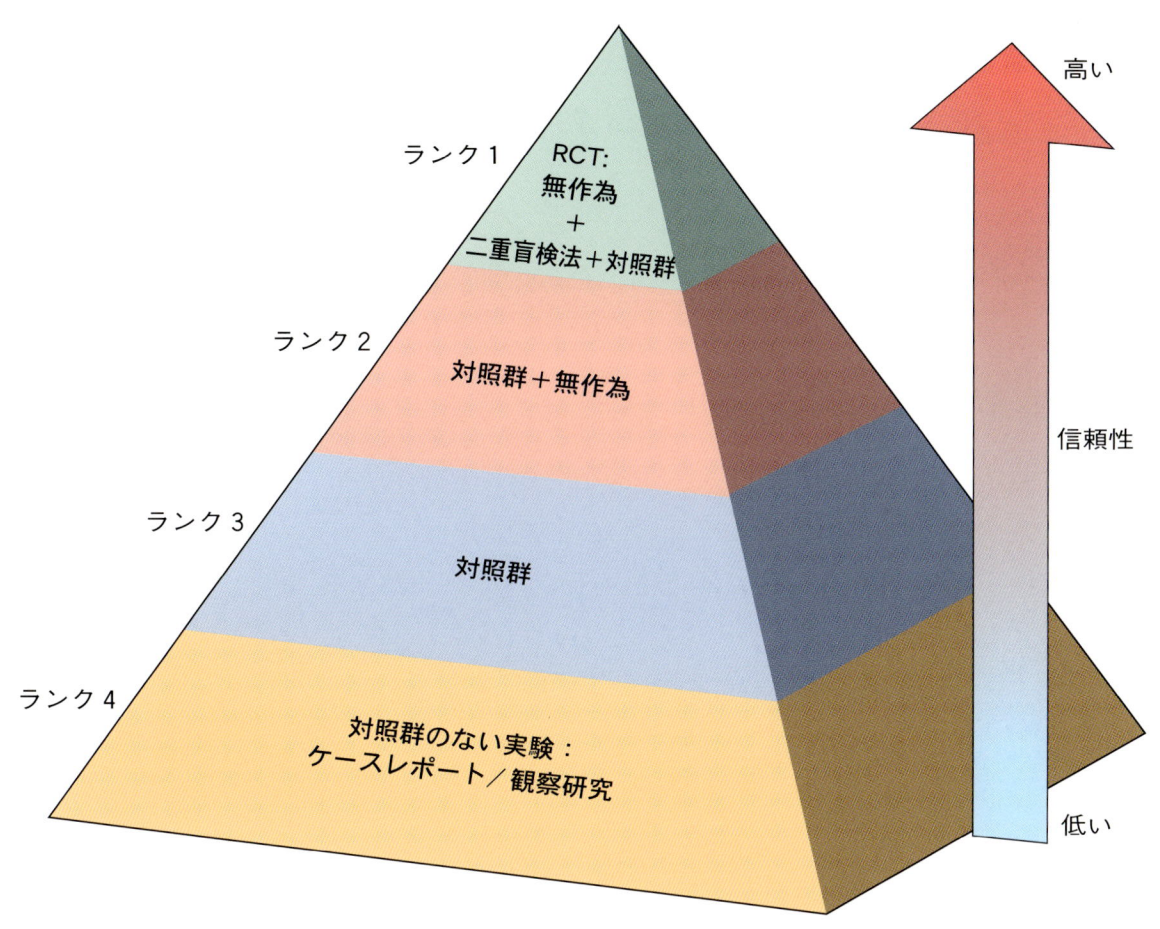

図1-5-1 エビデンスのヒエラルキー．現在のEBMに関しては，二重盲検法によって無作為抽出した患者群と対照群について行われた研究結果の信頼性が高いとされる．一方，対照群のない研究などの信頼性は低い．ただし，真実がどこにあるのかは，結局10年あるいは20年後に明らかになることが多い．

　歯科疾患のリスクのほとんどは「生活習慣」に起因しているので，生活習慣をいかに変えるか，すなわち「リスク」を軽減し，「患者力」をいかに高めるかが重要です．

　歯科疾患のような慢性の炎症性疾患には「時間」の因子が大きく関与し，「咬合力」「夜間のブラキシズム」の影響が積算されていきます．

　「咬合」の研究では，10～20年以上にわたる長期の臨床研究が行いにくいだけでなく，不確定な修飾因子が多数介入するので，EBMが得られにくいのです．

　現時点においては，個々の症例についてEBMとNBMの接点を探る必要があるでしょう．

参考文献

1. Torabinejad et al.: Levels of evidence for the outcome of nonsurgical endodontic treatment. J Endod. 2005 : 31 : 637-46.
2. Paik S, et al. : Levels of evidence for the outcome of endodontic retreatment. J Endod. 2004 : 30 : 745-50.
3. Mead C, et al. : Levels of evidence for the outcome of endodontic surgery. J Endod. 2005 : 31 : 19-24.
4. 高橋慶壮：感染根管の位置づけ．日本歯科評論．2006 : 66 : 52-63.

第 1 部　診断編

Diagnostic Edition 6

患歯のリスクをどう解釈するか

I　リスクと予後を考える

　歯内療法を行う前に，患歯の「リスク評価」によって予後を予測することが重要です．根管治療の予後に影響を与える因子については，「根尖病変の有無（X線透過像の有無）」「根管充填の質」「痛みの有無」「歯根の長さ」が取り上げられていますが[1]，十分とはいえません．著者は 15 項目についてリスクを評価しています（表 1-6-1）．

　リスクの高い歯（歯質の薄い歯，歯冠/歯根比が悪い歯，歯周炎を併発している歯など）は，たとえ最善の根管治療を施しても，長期的な機能回復が困難で，良好な予後を期待できない場合が多いのです．

表 1-6-1　リスク評価する項目と解釈

項目	リスク度 低い ←→ 高い		X線写真による診査	解釈
1. 臨床症状の有無	なし	あり		炎症反応の程度
2. 患歯の既往歴	短い	長い		感染期間
3. 過去に受けた治療回数	少ない	多い		治療の難易度
4. 急発，瘻孔の有無	なし	あり		組織破壊の既往
5. 解剖学的問題の有無	なし	あり		組織防御能の低下
6. 術前の根尖病変の有無	なし	あり	○	硬組織破壊の程度
7. 根管の損傷	なし	あり	○	リカバリー困難（治療の難易度高い）
8. X線透過像の黒化度	低い	高い		皮質骨の破壊度
9. 歯髄腔の体積	小さい	大きい	○	抗原量
10. 根尖病変の大きさ	小さい	大きい	○	抗原量
11. 根管の弯曲度	低い	高い	○	治療の難易度
12. 根尖病変の拡大形態	根尖側	歯冠側	○	外傷性咬合（生体応答）
13. 根尖部の形態変化	なし	あり	○	外傷性咬合（生体応答）
14. 歯冠/歯根比	短い	長い	○	治療の永続性
15. 歯周病変の有無	なし	あり	○	治療の難易度（治療の予後）

「なるべく歯を残す」といった画一的な方針に従って治療した結果，患者の時間とお金を浪費させる結果に終わることもあります．

このあたりの判断については，「患者の価値観」に加えて，臨床家としての「知識」「常識」「成功体験の数」「診療スタイル」および「センスの良さ」までがかかわるので，明確な基準をつくりにくいのが難点です．

リスクの高い根尖性歯周炎の治療に際しては，治療の予知性の低い歯を無理に保存するよりは抜歯してインプラント治療を選択する傾向にあります．

米国では10年前に抜歯即時インプラント埋入法が外科的歯内療法の治療オプションとして紹介されています[2]．

歯肉縁下う蝕がある症例で，骨整形して歯肉ラインが乱れたり，歯の挺出を図って歯冠／歯根比が悪くなる場合には，インプラント治療が選択されても良いでしょう．

しかし，現時点では個々の症例ごとの「リスク診断」に基づいた説明を行い，患者の希望を取り入れた治療計画を立てるのが良いと思います．

II 患歯のリスク度から予後を予測する

臨床症状（痛い，腫れた）があり，X線写真上で根尖部に透過像を認める症例では，根管外にバイオフィルム感染を生じている可能性が高いので，通常の感染根管治療のみでは治癒しない確率が高いでしょう．

「根尖病変のある再根管治療歯」では感染根管治療によって60％程度しか治癒しないという報告があります[3]．もっとも，この数字は低すぎると思います．

著者の経験では，「根尖病変のある再根管治療歯」であっても，90％程度は治癒しています（未発表）．リスク度は個々の患歯ごとに異なるので，臨床研究においては，より詳細な患歯の分類が必要でしょう．

感染根管の再治療であっても，「根管形態を損なった症例」では，そうでないものよりも有意に予後が悪く[4]，不適切な根管形成がなされていれば，根尖孔の破壊，レッジやジップ形成，穿孔，歯質の過剰切削，直線形成が行われているので，患歯の予後が悪いのは当然です．

また，感染源（細菌）が取り除かれていなければ，炎症反応による臨床症状が持続しますし，脆くなった患歯では歯根破折が起きやすいのです．

III リスク評価する項目と解釈

患歯の状態には，多数のリスク因子と過去のヒストリーが関与するので，つねに，「細菌感染」「生体応答」「生活習慣」「咬合力」「時間」が関与するナラティブを考慮する姿勢が要求されます．

根尖性歯周炎の病態には，「根尖外のバイオフィルム」に加えて，「外傷性咬合」「解剖学的問題（Dehiscence, Fenestration）」「歯根の外部吸収」「複雑な根管系」および「歯周病の合併」などがかかわります．リスク度が高ければ，再根管治療による治癒を期待しにくいので，外科的歯内療法あるいは抜歯を選択する確率が高くなるのです．

治療の難治度は，「根管の弯曲度」「根管系の複雑さ」「感染期間の長さ」「組織破壊の程度」から判断します．治療の永続性は，「歯質の厚みと強度」「歯冠／歯根比」および「歯槽骨の状態」から総合的に判断します（表1-6-1）．

IV 患歯ごとのリスク評価

図1-6-1に患歯ごとのリスク評価を示します．

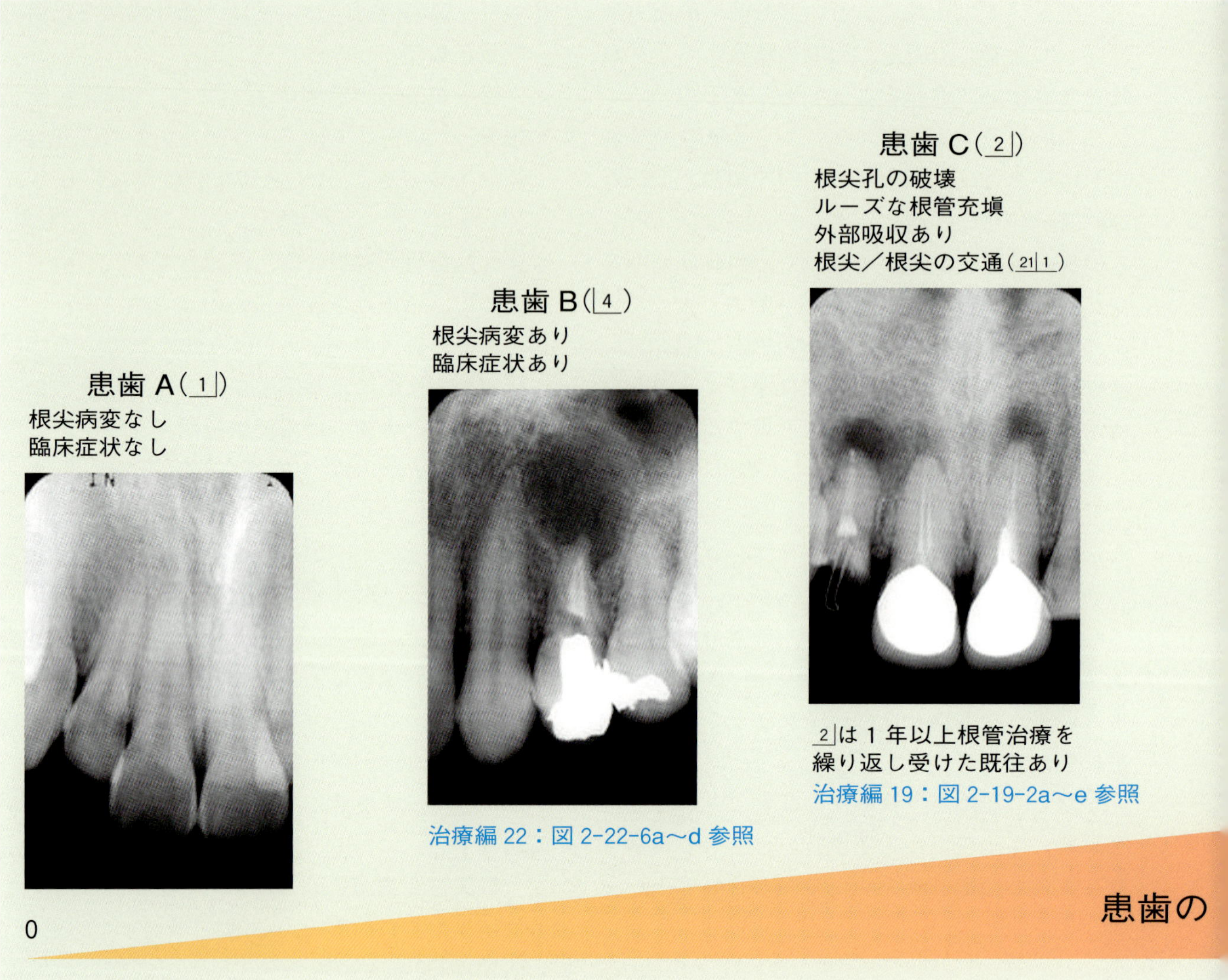

第1部　診断編

患歯C(2|)
根尖孔の破壊
ルーズな根管充填
外部吸収あり
根尖／根尖の交通(21|1)

患歯B(|4)
根尖病変あり
臨床症状あり

患歯A(1|)
根尖病変なし
臨床症状なし

2|は1年以上根管治療を
繰り返し受けた既往あり
治療編19：図2-19-2a〜e 参照

治療編22：図2-22-6a〜d 参照

患歯の

図1-6-1　患歯(A〜E)ごとのリスク評価を考え治療方針や予後を考える．

　患歯Aでは，臨床症状（炎症反応）および根尖孔周囲の透過像（組織破壊，多くは根尖病変）がないので，患歯のリスク度は低く，通常の根管治療で良好な予後が期待でき，即日根管充填も可能です．
　患歯Bでは，臨床症状（炎症反応）および根尖病変があるので，根尖孔外の組織破壊とバイオフィルム感染の可能性が高いでしょう．そこで通常の根管治療を行い反応を観察します．もしも，炎症反応が消退しない場合には，根管外治療を選択します．
　患歯Cでは，1年以上根管治療が繰り返されていて，根尖孔が90号まで拡大されていまし

た．また，隣在歯との病変の交通も疑われ，根管充填材がルーズでもありました．
　患歯Dも，抜髄処置を受けた後に8ヵ月間根管治療が繰り返され，「難治性根尖性歯周炎」として紹介されたものです．
　この患歯には根尖孔の破壊と歯質の過剰切削が行われていました．根尖外にシーラーか根管充填材が溢出していて，根尖外のバイオフィルム感染と組織破壊が考えられます．
　患歯Eでは，根尖部透過像と歯根膜腔の拡大，太いメタルコアと根管充填材などから，歯根破折の可能性が高いと考えました．
　患歯Dや患歯Eのような通常の根管治療で

患歯のリスクをどう解釈するか

第1部　診断編

患歯 D（5̄|）

根尖孔の破壊
長期間の感染
根管の損傷

難治性根尖性歯周炎
治療編14：図2-14-4a〜d 参照

患歯 E（1|1）

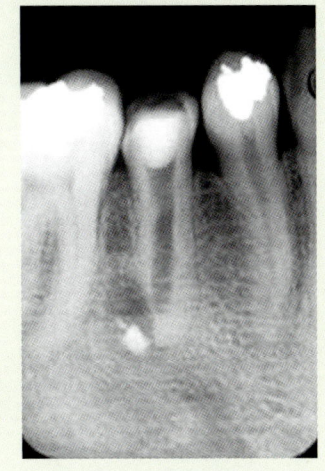

根尖周囲透過像あり
歯根膜腔の拡大
歯根破折の可能性高い

外科的歯内療法編1：図3-1-3a〜l 参照

100

リスクレベル

は治癒しにくい「ハイリスク症例」では治療の予後は一般的には不良です．

　患者の年齢，術前の根尖病変の有無と大きさ，炎症に起因する臨床症状，患者の咬合の特徴，残存する歯質と歯根長を総合的に判断して，治療のリスクとメリットを考慮してから治療を開始します．

　感染源除去と機能回復が困難で，耐久性に乏しいと判断された場合は，抜歯を選択します．

　歯を保存する判断基準は，①患歯の感染源を除去できること（全身にとって感染源にならないこと），②機能できる（咬合力に耐えられる）こと，③患者の希望，を考慮して導き出します．

参考文献

1. Stoll R, et al. : The influence of different factors on the survival of root canal fillings : A 10-year retrospective study. J Endod. 2005 : 31 : 783-790.
2. Pecora G, et al. : New directions in surgical endodontics; immediate implantation into an extraction site. J Endod. 1996 : 22 : 135-9.
3. Sjogren U, et al. : Factors affecting the long-term results of endodontic treatment. J Endod. 1990 : 16 : 498-504.
4. Gorni FG, Gagliani MM. : The outcome of endodontic retreatment : a 2-yr follow-up. J Endod. 2004 : 30 : 1-4.

第 1 部　診断編

Diagnostic Edition 7

根尖性歯周炎のリスク指標を考える

I　リスク指標に関する諸説

　根管治療を行う目的は，「除痛」と「感染源の除去」です．歯が原因の痛みや炎症反応あるいはX線写真上で明らかな「死腔」と「根尖部の透過像」を認めれば，治療の対象になります．患歯が複数あれば，病変の大きい患歯，症状の強い患歯から治療を始めます．

　感染源はわずかであっても菌血症が生じていますから，全身の健康にとっては望ましくありません．また，臨床症状（炎症反応に起因）があれば，生体と細菌の相互作用のバランスが崩れている可能性が高いでしょう．宿主の抵抗力が落ちたときに急発（フレア・アップ）するという仮説もあります．

　根尖性歯周炎のリスク指標（Risk Indicator）として「根管充填されていること」「う蝕」「歯科治療の質」「定期的な通院」「喫煙」が挙げられ[1]，一方「社会経済的な状況」は関連性を見出せていません[2,3]．

　また「ポストとガッタパーチャの距離が予後に影響を与える」[4]「生活歯にクラウンが装着された場合，失活して根尖病変が存在している確率が高い」[5] といった報告もあります．

　とりわけ若年者では歯髄腔が大きく，歯質の厚みが薄いので，クラウンの装着前後に歯髄の損傷が生じて失活し，根管治療を受ける可能性が高い[6]とも報告されています．これらは，安易に補綴治療に移行することの危険性を示唆しています．

II　実際のハイリスク症例

　図 1-7-1 に示すのは，難治性根尖性歯周炎と診断され紹介された症例です．患者は 40 代の男性で，これまでに 10 回以上も感染根管治療を受けていますが，瘻孔が消失しませんでした（図 1-7-1a〜c）．

　さらに歯肉縁下う蝕が存在し，骨整形の必要もあり，また根尖孔は大きく破壊され，長期予

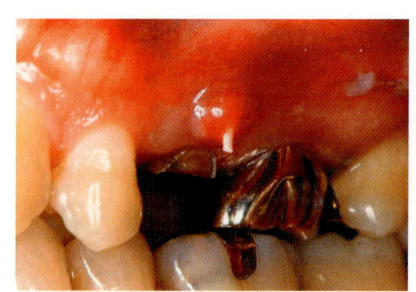

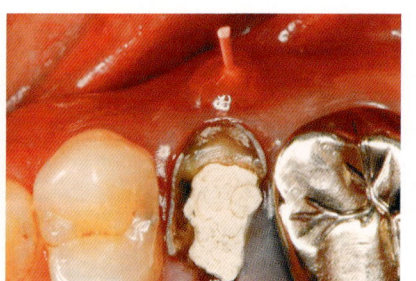

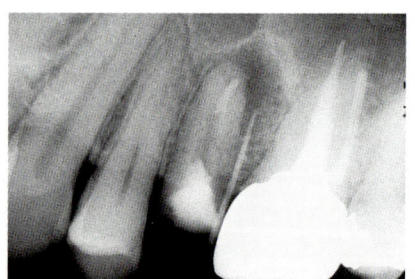

図 1-7-1a〜c　上顎左側第二小臼歯の瘻孔からガッタパーチャ・ポイントを挿入した．c：同 X 線写真．　a|b|c

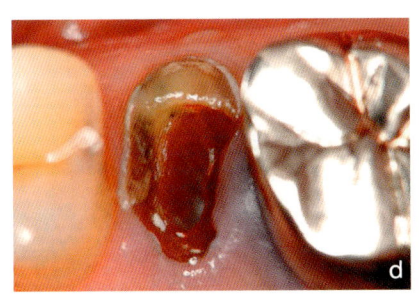

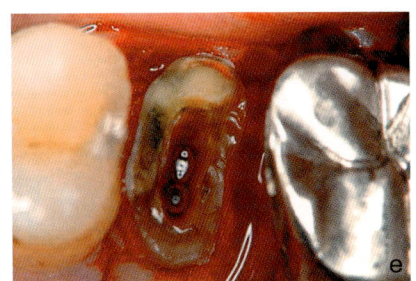

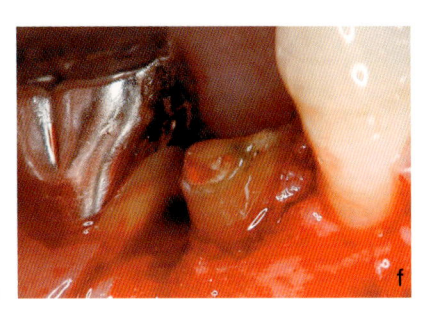

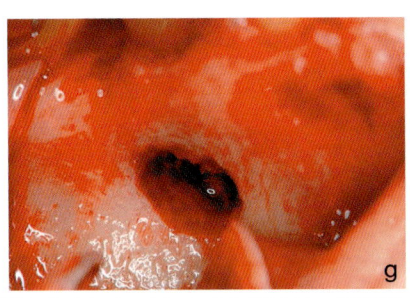

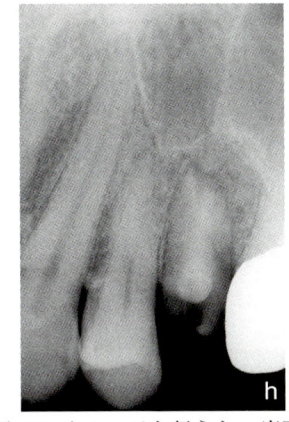

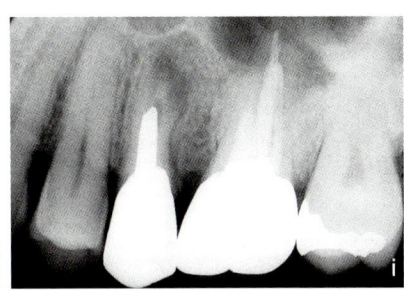

図 1-7-1d〜i　d：マイクロスコープ下で，根管壁の全周ファイリングを行うと，瘻孔と臨床症状は消失した．e〜g：フラップを開けて骨整形と同時に歯根端切除術を行った．h：術後Ｘ線写真．根管からアプローチできたので，光硬化型グラスアイオノマーセメントで根管を封鎖した．逆根管充填とは異なり，操作が簡便で，根尖部が最狭窄部なので，脱離の心配がない．i：最終補綴物装着後のＸ線写真．

　後が期待できるか否かは明確ではありませんでした．

　本症例のように，根管治療が繰り返されても予後が悪い場合，レッジ，ジップ，穿孔の順で外弯側の歯質が過剰に切削されていてオリジナルの根管から逸脱しており，根管の内弯側に器具が到達していません．

　マイクロスコープ下で，根管壁の全周ファイリングを行ったところ（図1-7-1d），瘻孔と臨床症状は消失しました．内弯側に感染源が残っていたのです．その後，フラップを開けて骨整形と同時に歯根端切除術を行いました（図1-7-1e〜g）．最終補綴後の経過は良好です（図1-7-1h, i）．

　患者には，歯質が脆く破折する危険があるので，側方に力が加わらないような歯冠形態にすることを説明し，了解を得ておきました．

　歯の保存と抜歯の境界領域の症例について治療を行う際には，患者との話し合いを重視しなければ，トラブルの原因になります．

参考文献

1. Kirkevang LL, et al. : Tooth-specific risk indicators for apical periodontitis. Oral Surg Oral Med Oral Pathol Oral Radiol Endod. 2004 : 97 : 739-44.
2. Kirkevang LL, Wenzel A. : Risk indicators for apical periodontitis. Community Dent Oral Epidemiol. 2003 : 31 : 59-67.
3. Frisk F, Hakeberg M. : Socio-economic risk indicators for apical periodontitis. Acta Odontol Scand. 2006 : 64 : 123-8.
4. Moshonov J, et al. : The effect of the distance between post and residual gutta-percha on the clinical outcome of endodontic treatment. J Endod. 2005 : 31 : 177-9.
5. Saunders WP, Saunders EM. : Prevalence of periradicular periodontitis associated with crowned teeth in an adult Scottish subpopulation. Br Dent J. 1998 : 185 : 137-40.
6. Kirakozova A, Caplan DJ. : Predictors of root canal treatment in teeth with full coverage restorations. J Endod. 2006 : 32 : 727-30.

第1部　診断編

Diagnostic Edition 8

X線写真の限界を知り読影力を向上させる

I　X線写真読影の限界

　歯内疾患は硬組織（歯，骨）に囲まれた根尖周囲組織に起こるので，X線診断が不可欠です．ただし，「三次元」の歯と歯周組織を「二次元」のX線フィルムへ投影するためにフィルム上には頬舌的な複数の構造物が重なり合って投影されるので，単独では適切な診断が難しい場合があります．
　例えば，X線写真にみられる歯槽骨の線状構造は，海綿骨の骨梁構造ではなく，皮質骨内

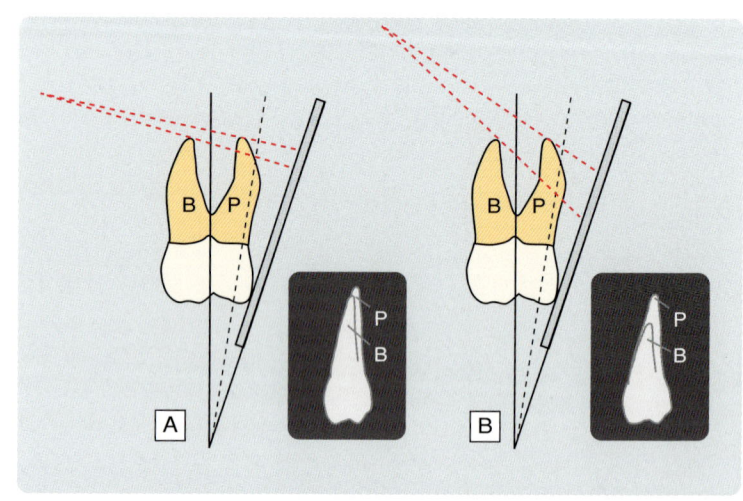

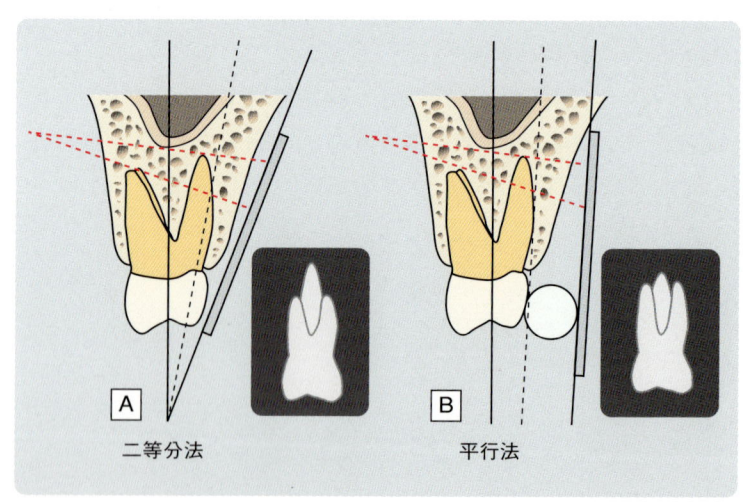

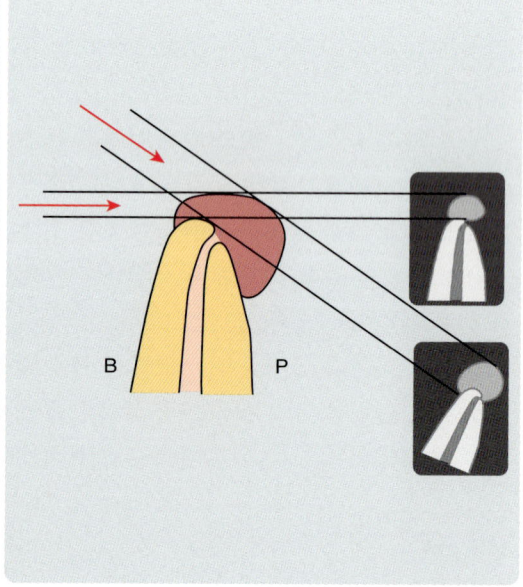

図1-8-1　二等分法の問題点．二等分法では，X線の入る角度によって，歯根や病変のX線写真像が異なってみえる．図中左下の平行法では二等分法より歯根長の変位が起きにくい．

40

X線写真の限界を知り読影力を向上させる

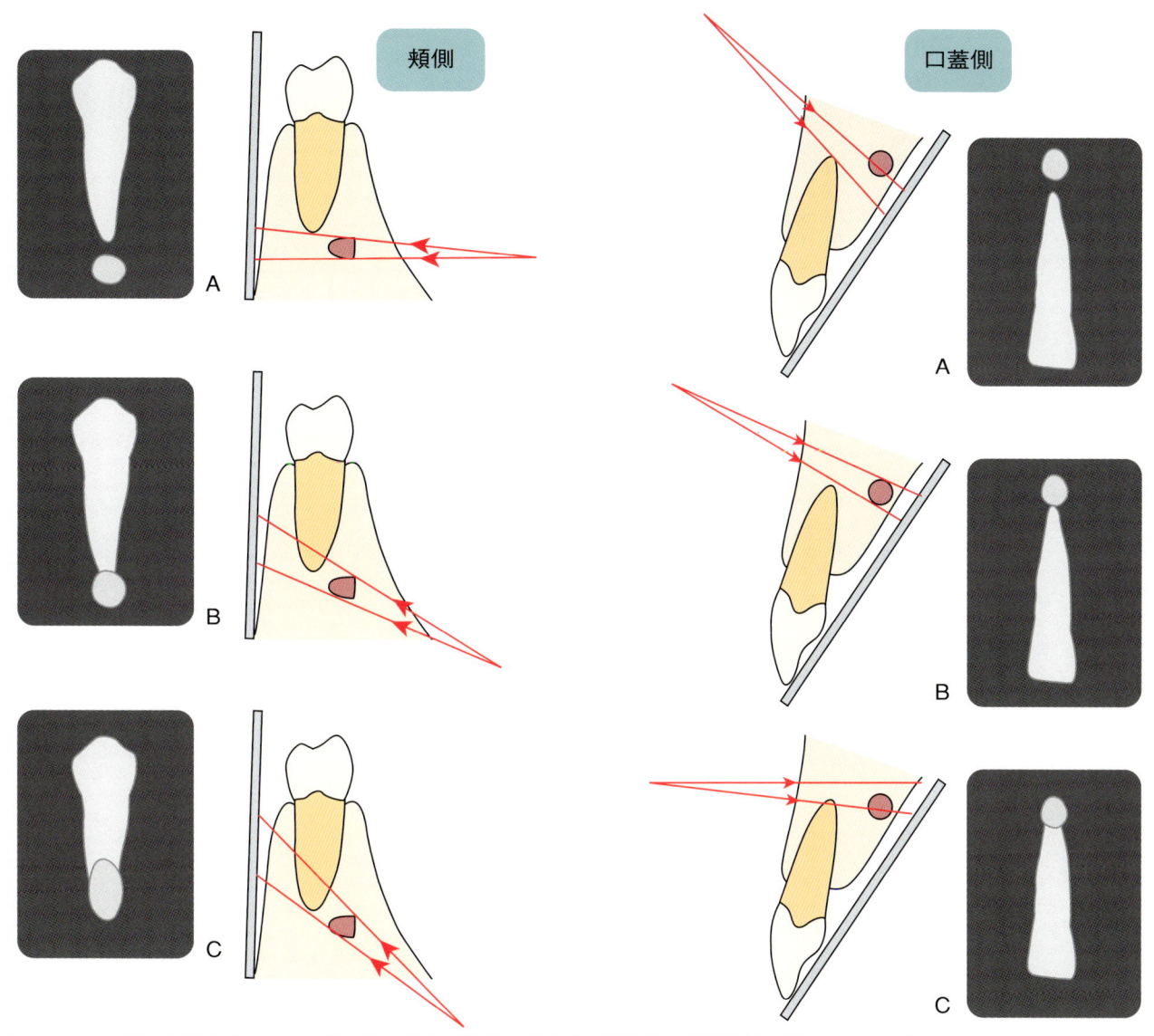

図1-8-2 X線の入射角度によって頬舌的に異なる位置に存在する構造物の位置関係が異なってしまう.

面の形態が反映されていて[1], 根尖周囲から頬舌側へ拡大した骨吸収は,「皮質骨の内面」にまで拡大しないと鑑別できません.

つまり, 海綿骨に限局する骨吸収は透過像として現れないのです. このことは, デンタルX線診断では「初期の根尖病変を特定できない」ことを意味します.

フィルムの角度とX線の入射角度によって, フィルムに現れる像はいくつかの点で異なってきます（図1-8-1, 2）. このため歯の頬舌側に存在する構造物や, 複根管歯の根管が重なり合うと, 根管数を誤ってしまうことがあります（図1-8-3, 4）.

II 実際の症例でも異なる根管数

図1-8-5は下顎左側第一大臼歯の感染根管治療の症例です. 患者は60歳の女性. 約1年前にう蝕治療を受けましたが, 数ヵ月前から歯根部歯肉に違和感を覚えるようになり, 来院の2週間前から同部の歯肉が腫脹していました.

図1-8-5aは正方線投影, 図1-8-5bは偏近心投影ですが, う蝕から歯髄炎に移行し, 歯髄

41

第1部　診断編

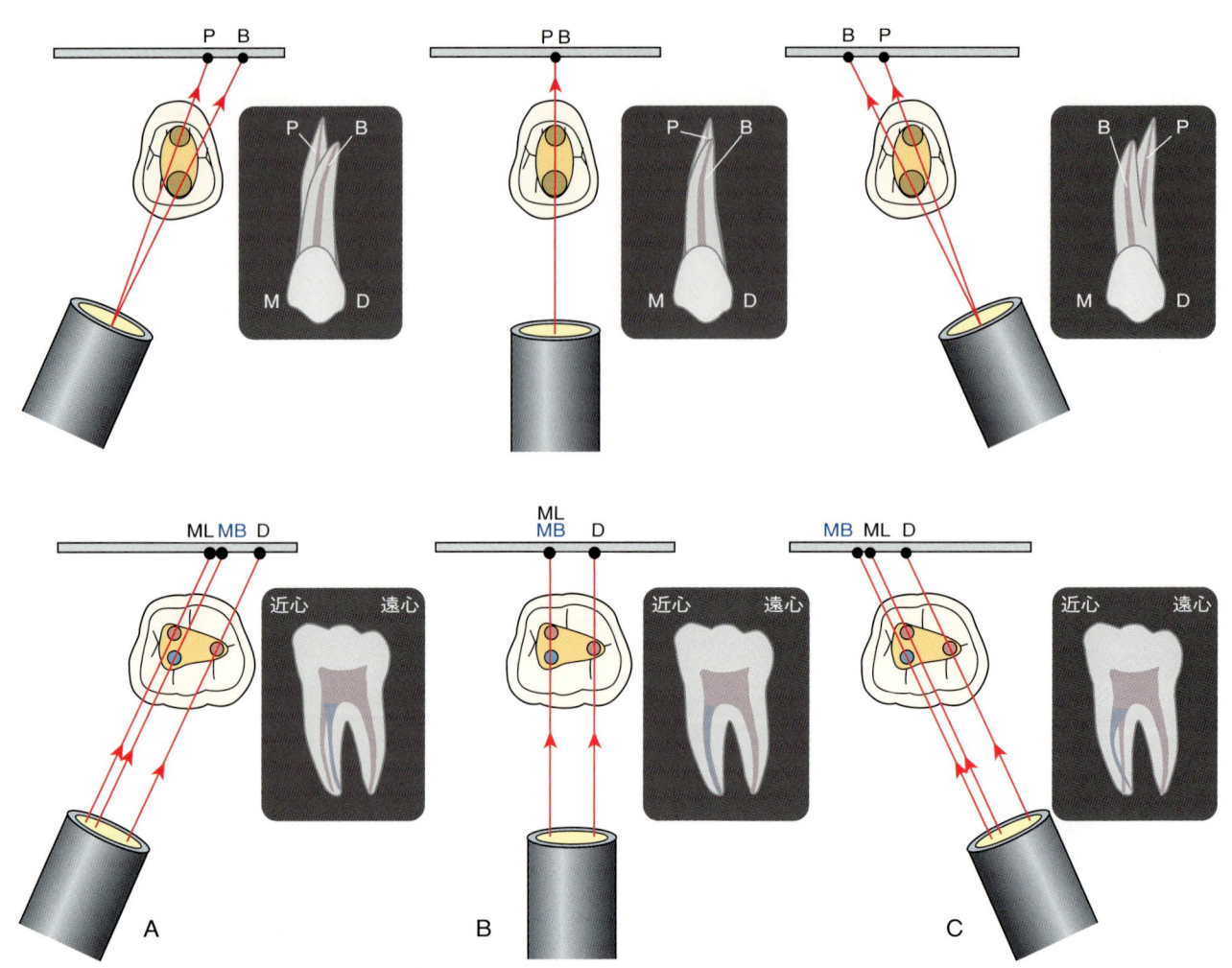

図1-8-3　正方線投影と偏心投影．複根管歯では，2方向（正方線投影と偏心投影）からX線写真を撮影し，歯根と根管の形態を予測する習慣をつけると良い．根管治療中であれば，ファイルを2，3種類（リーマー，KファイルとHファイル）使用すれば鑑別が容易になる．X線フィルムから離れた根管（頬側根管）がより変位して投影されることを理解しておく．

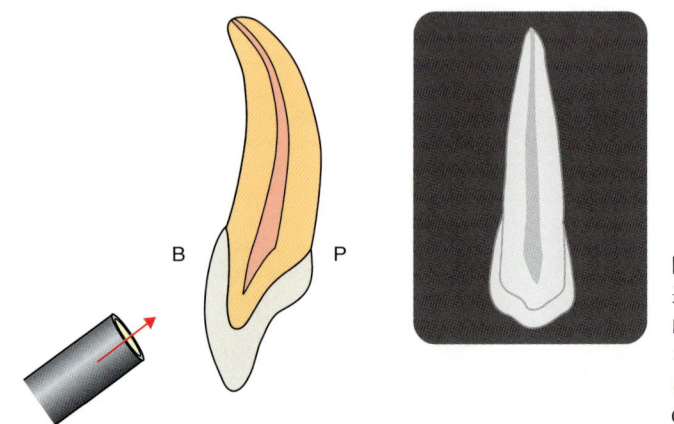

図1-8-4　デンタルX線写真では，歯根の近遠心的な傾斜は鑑別が容易であるが，頬舌的な傾斜は判別が難しい．この図では頬舌的な傾斜があるにもかかわらず，X線写真上に，反映されないことを示している．歯科用CTの有用性が強調されるゆえんでもある．

腔が狭窄したため，デンタルX線写真では根管自体が不明瞭でした．

しかし，近心の髄角に近接する裏装材が観察されることから，深部う蝕の治療が行われたことがわかり，また近遠心根の根尖周囲に透過像も認められます．

図1-8-5cはマイクロスコープ下で根管を探索し，JHエンドシステムで根管拡大を行い，

42

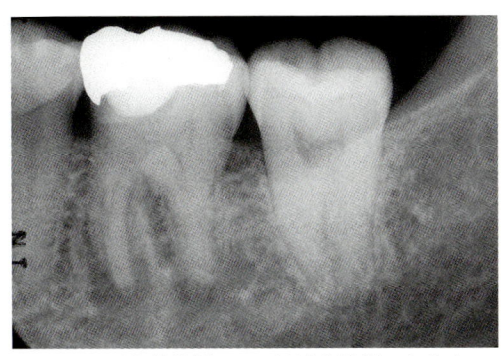

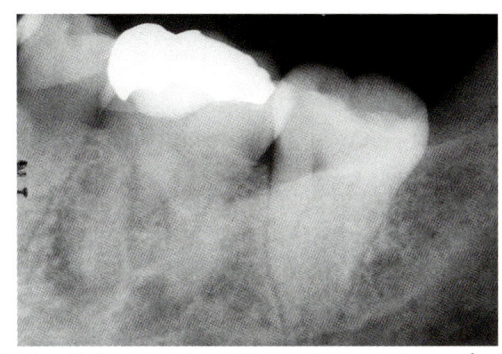

図1-8-5a, b　a：正方線投影，b：偏近心投影．どちらのX線写真からも近心の髄角に近接する裏装材が観察できた．　a|b

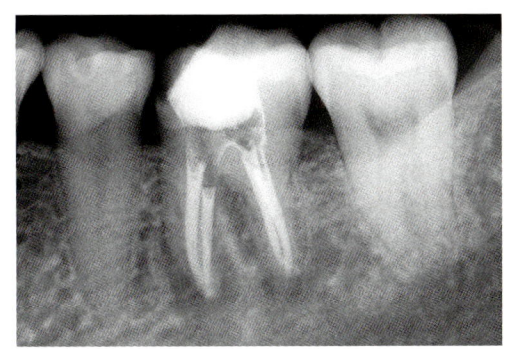

図1-8-5c　正方線投影．側方加圧充填直後のX線写真．

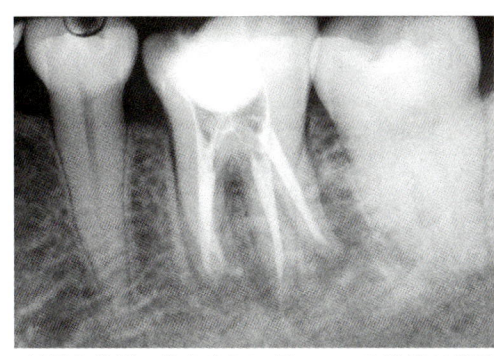

図1-8-5d　偏近心投影．遠心寄りに写っている根管が頬側根であることがわかる．

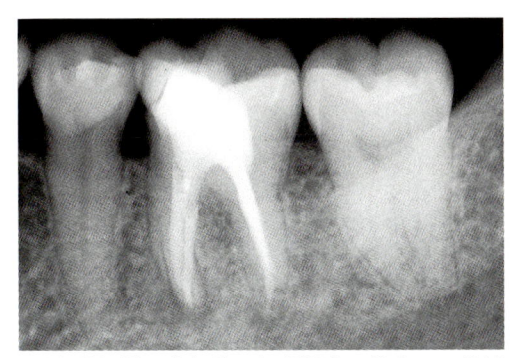

図1-8-5e　正方線投影．半年後の経過観察．遠心の2根管が重なり，1根管にみえる．

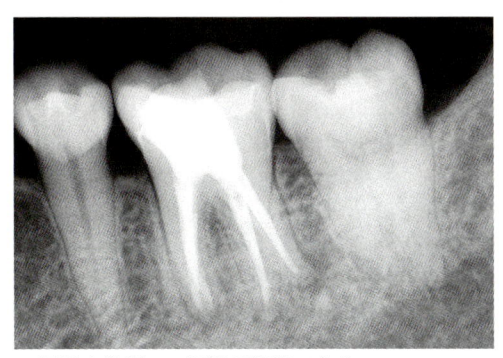

図1-8-5f　偏近心投影．4根管が観察できる．

　側方加圧充填を行った直後のX線写真です．
　正方線投影でも4根管存在すること，根尖付近の根管が弯曲していることが観察できます．オリジナルの根管系を保持した根管形成が行われた結果といえるでしょう．
　図1-8-5dの偏近心投影からは，頬側根がより遠心に振られるので，遠心寄りに写っている根管が頬側根であることがわかります．
　また図1-8-5e，fは半年後の経過観察後のX線写真です．正方線投影の図1-8-5eでは根尖部の透過像は縮小しており，遠心の2根管が重なり，1根管にみえます．一方，偏近心投影の図1-8-5fでは，4根管が観察できます．
　このように，複根管の場合には，正方線投影と偏心投影の2種類のデンタルX線写真を撮影する習慣を身につけると根管数が正確に把握できるのです．

III　読影力向上のためのポイント

　X線透過像は「骨吸収」を意味しますが，

第 1 部　診断編

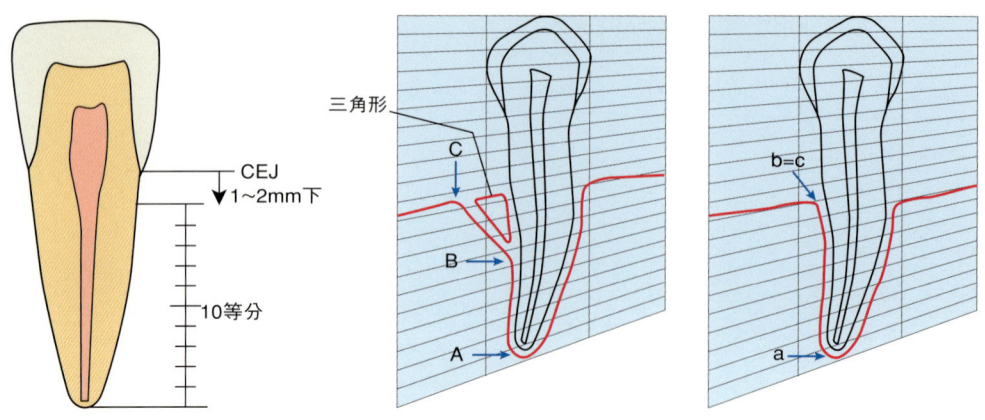

図 1-8-6　Schei の骨吸収指数．セメント・エナメル境の 1 mm 下から根尖までを 10 等分して骨吸収の程度を示す．A，a＝根尖，B，b＝骨欠損底部，C，c＝骨頂，左側＝垂直性骨吸収，右側＝水平性骨吸収．

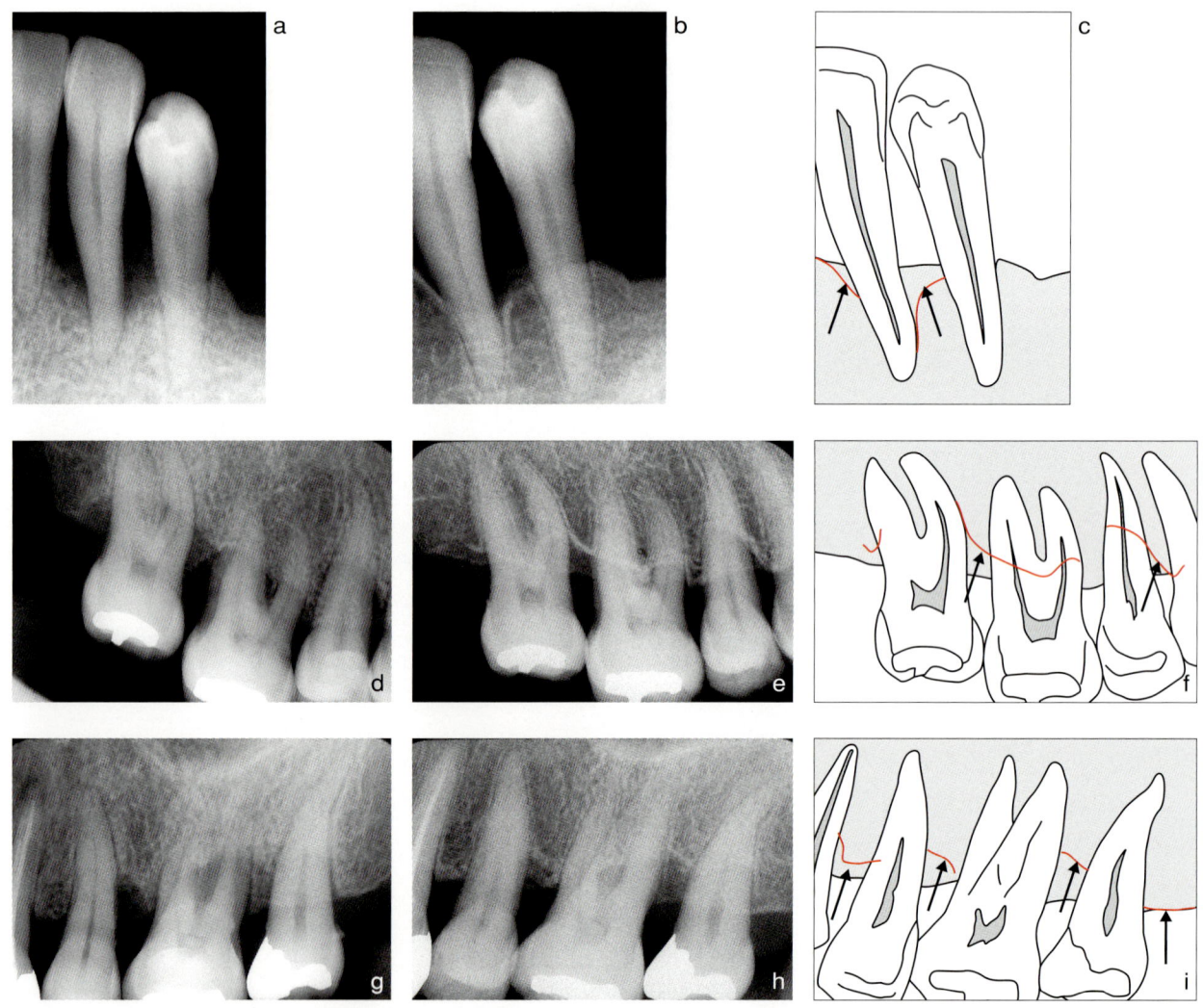

図 1-8-7a〜i　歯槽骨頂の白線の出現（a，d，g＝初診時，b，e，h＝6 年後．c，f，i は b，e，f のトレース図．矢印に注意）．皮質骨の再生を意味するので，歯周治療が成功した指標として利用できる．

瘢痕治癒している場合が 10％程度報告されていることから[2]，必ずしも「根尖病変」を意味しません．

しかし，90％以上の確率で「根尖部の透過像」は「根尖病変」と同義語ですし，補助的に臨床所見（歯肉の腫脹，誘発痛）を併用して診断すれ

X線写真の限界を知り読影力を向上させる

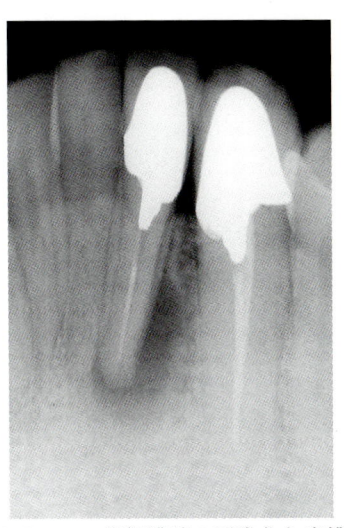

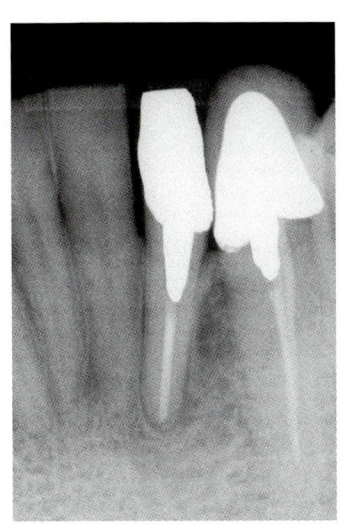

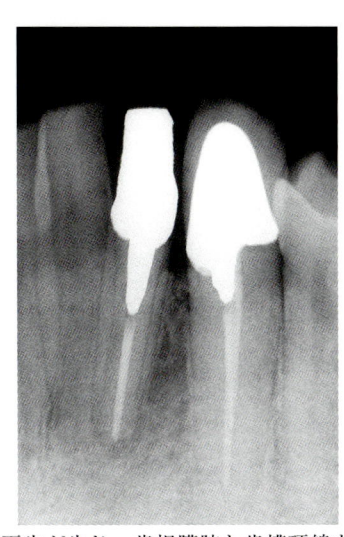

図1-8-8a〜c　歯根膜腔の正常化と歯槽硬線の出現．根尖性歯周炎の治癒により，歯槽骨の再生が生じ，歯根膜腔と歯槽硬線を観察できる．a：初診時．b：根管充填（側方加圧）して2年後．遠心部の歯根膜腔はまだ拡大している．c：3年後．歯根膜腔の正常化と歯槽硬線の出現が観察できる．
a|b|c

表1-8-1　X線写真の読影ポイント

①骨吸収部位：辺縁部，根尖部，分岐部，側枝
②骨吸収形態：水平性，垂直性，カップ状骨吸収
③骨頂の白線や歯槽硬線（白線）の有無
④歯根膜腔の拡大の有無
⑤X線的および生理的根尖
⑥隣在歯との距離と接触関係
⑦根面の状態（歯石沈着の有無）

三次元の実体を二次元のX線写真上で解読する際に，上記のようないくつかの診断のポイントがある．

ば，診断の感度はきわめて高くなります．

なお歯根嚢胞と歯根肉芽腫の鑑別の感度はそれほど高くはありませんが，そもそも，この2つの病変の鑑別の意義自体が不明瞭で，治療方針に反映されているわけでもありません．

歯周病の診断においても，X線写真の読影力が要求されますので，「Scheiの骨吸収指数[3]（図1-8-6，三角形の骨吸収：外傷性咬合の関与を意味する）」「骨頂の白線（図1-8-7）」「歯根膜腔の拡大（図1-8-8）」など読影のポイントの意味（表1-8-1，図1-8-9）を理解し，症例ごとに的確に診断できるようになると良いでしょう．

IV　歯根破折のX線写真鑑別

X線写真では，破折した歯根が完全に分離しないと鑑別が困難です．しかしX線写真上で鑑別できるまでに，患者が訴える咬合痛，歯肉の腫脹，プロービング診査による「狭くて深いポケット」の有無から判断できます．

また歯周ポケットでは，「ポケットの範囲が広くて歯根表面が粗造な」ことから容易に鑑別できます．図1-8-10の症例では，抜歯後にインプラントを埋入しました．

第1部　診断編

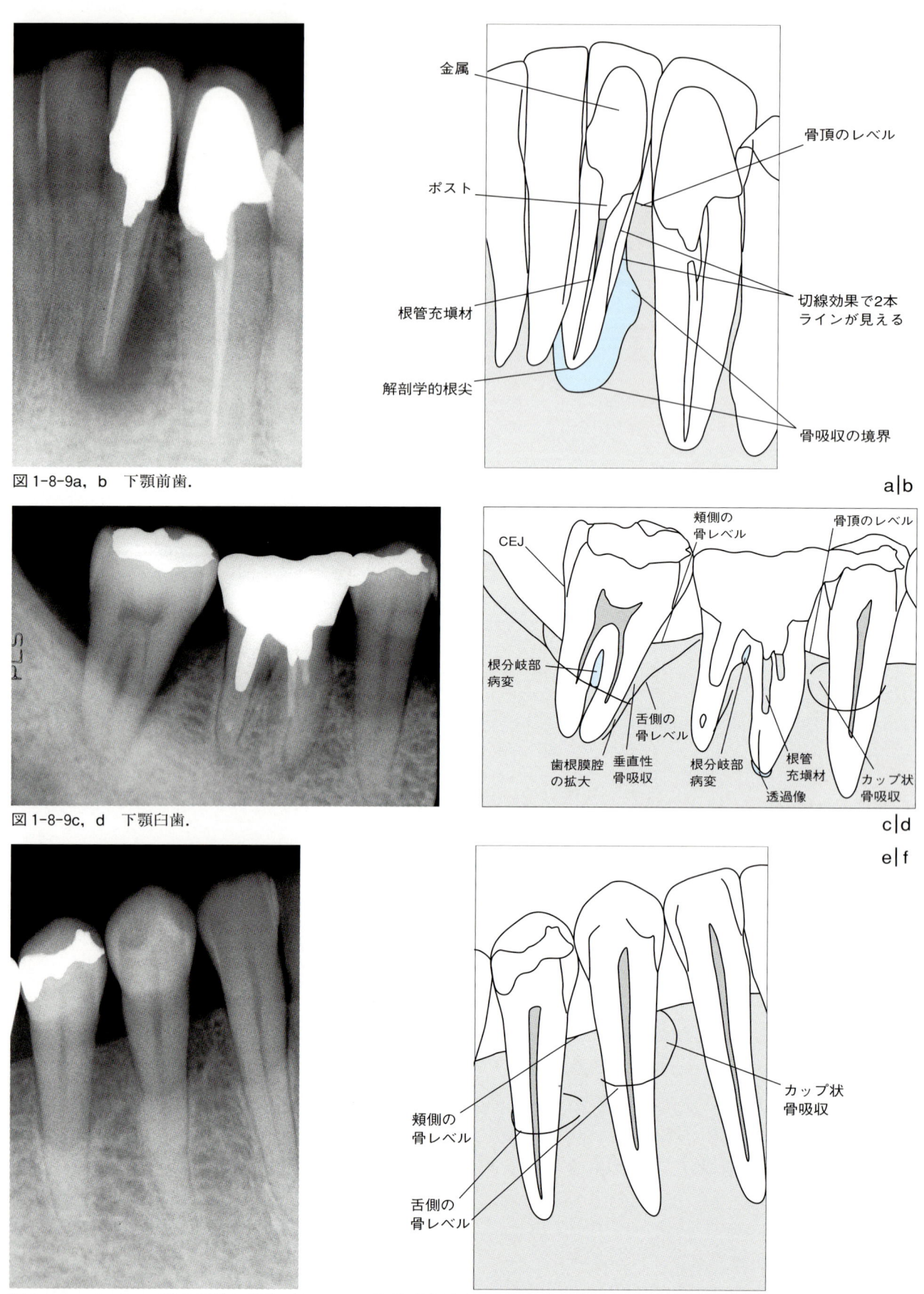

図 1-8-9a, b　下顎前歯.

図 1-8-9c, d　下顎臼歯.

図 1-8-9e, f　カップ状骨吸収と舌側の骨レベルに注意．外傷性咬合の関与を示唆している．唇側の骨頂が上方に観察される．

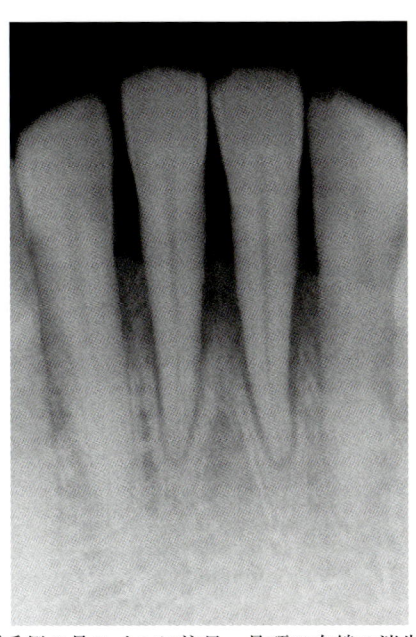

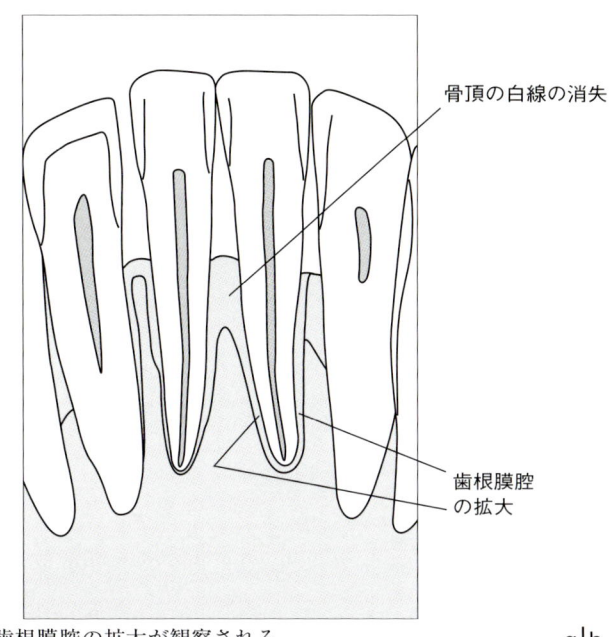

図 1-8-9g, h　頬舌側の骨ラインに注目．骨頂の白線の消失，歯根膜腔の拡大が観察される．

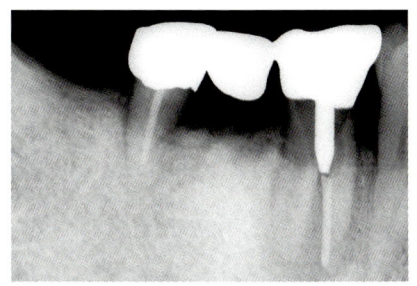

図 1-8-10a　歯根破折を生じた歯を抜歯してインプラントを埋入した症例．下顎右側第二小臼歯が根尖まで歯根破折し，周囲の歯槽骨吸収に伴い破折した歯根が変位していることがわかる．

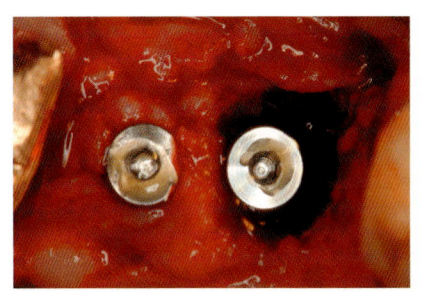

図 1-8-10b　抜歯後 2 ヵ月後にインプラント埋入したときの咬合面観．広範囲な骨吸収が生じている．

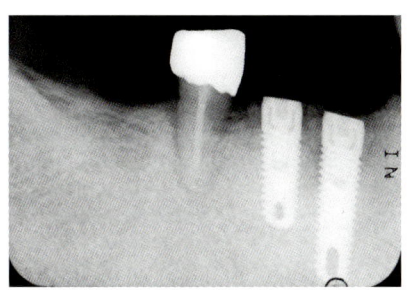

図 1-8-10c　GBR 併用したインプラント埋入時の X 線写真．

V　根管系の形態学

　根管治療を行う際に，オリジナルの根管系を保持した根管の形成・拡大が最重要です．そのためには，根管の形態学の知識と X 線写真の読影力を身につけておく必要があります．
　一般に単根歯の治療は比較的容易ですが，複根管は治療の難易度が高いものです．例えば，若年者でう蝕から不可逆性歯髄炎に進行した症例においては，歯髄腔は広く根管は太いので根管拡大は比較的容易です．
　一方，中高齢者では，たいていう蝕治療を数回程度は受けており，加齢変化に加えて治療による刺激などによっても二次象牙質が形成されているので，歯髄腔および根管が狭窄してしまい，根管口の探索が難しくなったり，根管治療に費やす時間が長くなります．

参考文献

1. Cavalcanti MG, et al. : Radiologic interpretation of bone striae : an experimental study in vitro. Oral Surg Oral Med Oral Pathol Oral Radiol Endod. 1999 ; 88 : 353-71.
2. Nair PNR, et al. : Persistent periapical radiolucencies of root-filled human teeth, failed endodontic treatments, and periapical scars. 1999 ; 3 Oral.
3. Schei O, et al. : Alveolar bone loss as related to oral hygiene and age. J. Periodontology . 1959 ; 30 : 7-16.

第 1 部　診断編

Diagnostic Edition 9

三次元画像診断を行う前に知っておきたいこと

I　歯科用 CT の特徴

　歯科用小照射野コーンビーム CT 装置（歯科用 CT）は，従来の医科用 CT 装置に比較して「低被曝線量」で，かつ「高い空間分解能」を有するので，顎骨内に限局した硬組織病変の診断に適しています．

　また，「デジタル画像」なので，「スライス厚」を自由に変えることができるため，従来の X 線写真のように，「頰舌的な構造物のすべてが重なり合った画像」ではなく，歯の頰舌側の骨の状態，海綿骨の状況も詳細に観察できます（図 1-9-1）．

　歯科用 CT は「デンタル X 線写真感覚の CT」をコンセプトに第一世代の小照射野（3×3 cm）から開発され，ニーズに応じて照射野が拡大し，第三世代（6×6 cm，図 1-9-2），第四世代（8×8 cm）と，インプラント治療を想定した全顎撮影が可能な照射野まで開発が進んできました[1]．

　一方，医科用 CT は，顔面全体の撮影からスタートし，歯や歯周組織の微細な構造を解析で

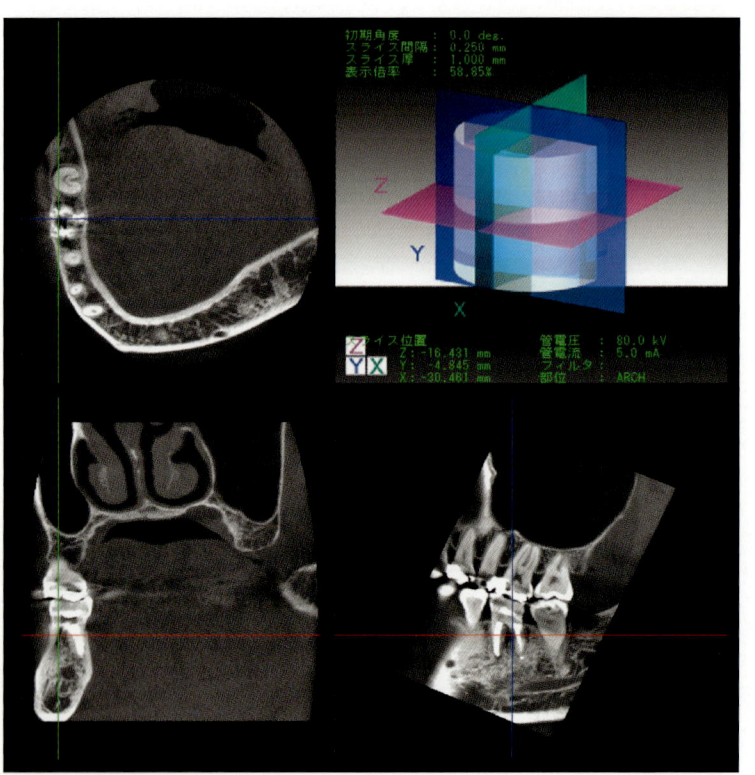

図 1-9-1　歯科用 CT の画像．歯の頰舌側の骨の状態，海綿骨の状況，上顎洞底や鼻腔が詳細に観察できる．

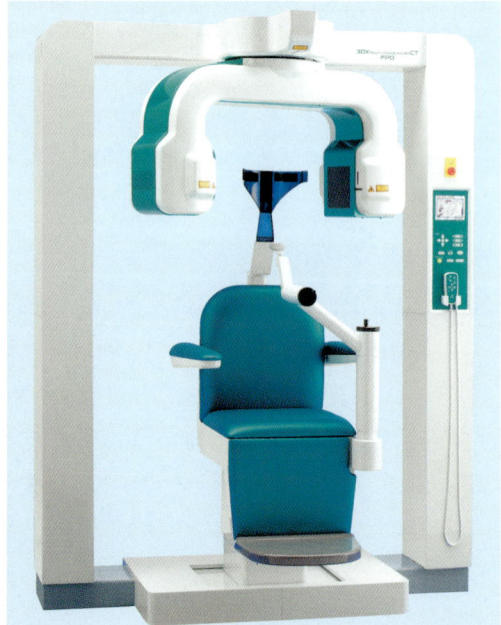

図 1-9-2　歯科用 CT（3DX MULTI-IMAGE MICRO CT：モリタ）．

48

表 1-9-1 実効線量当量（ミリシーベルト：mSv）

被曝線量	撮影法
0.005〜0.01	デンタル X 線写真 1 枚分
0.02	パノラマ X 線写真 1 枚分（デンタル 4 枚分）
0.02〜0.03	歯科用 CT の 1 例：3DX（視野 3 × 3 cm），パノラマとほぼ同じ．医科用 CT の 100 分の 1 以下
0.05	胸部の X 線集団検診（1 回）
0.19	東京―ニューヨーク間往復（機内における被曝線量）
2.4	1 人当たりが被曝する自然放射線（年間）
6.9	医科用 CT（1 年に 2 回までの撮影にとどめる）．パノラマ X 線写真約 350 枚分 CT 1 回撮影すると，悪性腫瘍が発生するリスクが 10^4 分の 1 上がる
100 以下	広島，長崎の被爆では影響ないとされている
2,000〜15,000	人間の致死量．歯科用 CT による被曝の 10^5 倍以上

歯科用 CT の被曝線量を医科用 CT やデンタル X 線写真と比較した．歯科用 CT はパノラマ撮影と同程度の被曝線量であることがわかるが，小照射野とはいえ，診断部位の被曝線量は無視できない．最小限の被曝線量にとどめる姿勢が要求される．

きるように，照射野が大から小へと推移したものです．元々の開発のコンセプトが異なっているのです．

II 被曝線量

照射野が広いことは診断上有意義なのですが，「被曝線量」は照射野に相関して増大するので，照射野が広いということは，Target Organ（水晶体，甲状腺，脊髄，唾液腺）の被曝するリスクが高くなることを意味します（表 1-9-1）．

「被曝するリスク」よりも「CT 診断による治療上のメリットが大きいから CT 撮影をする」という考え方は歯科用 CT でも医科用 CT と同様ですが，がんの診断と根尖病変や歯周病の診断における被曝の問題を同列には議論できないのも事実でしょう．

しかも，根管治療や歯周治療の診断および経過観察のために数回の撮影が必要になるので，被曝線量をなるべく低く設定し，画質を保つことが求められます．

これまでに，数社の製品が販売されており，撮影 1 回あたりの被曝線量，撮影時間，設置スペース，解析ソフトの使いやすさ，価格，メインテナンス料金とサービス内容などが購入する際のポイントになります（表 1-9-2）．

最近，「歯科用 CT を用いた画像診断と実体顕微鏡を併用した歯根端切除術と根尖病変の掻爬」が歯科領域ではじめて先進医療に採用されたことからも，今後の普及が期待されます．

III 有用性

歯科用 CT では，海綿骨に限局した骨吸収が観察できるので，不可逆性歯髄炎（全部性歯髄炎）や初期段階の根尖性歯周炎による組織破壊の診断が可能になるでしょう．

また，臼歯の根管形態と根管数，樋状根の形態，Fenestration，破折ラインの確認，外傷歯における骨折や歯根破折の診断さらに根分岐部病変の観察にも有効です[2]．患者説明にも有効なツールになります．

一方，初期の歯根破折の判断はデンタル X 線写真と同様に困難で，患者の訴える「咬合痛」

第1部　診断編

表1-9-2　歯科用CTの比較表

項目＼会社名	ヨシダ	モリタ	日立	日立
商品名	ファインキューブ	3DX	マーキュレー9型	Throne 7型
照射法	コーンビーム	コーンビーム	コーンビーム	コーンビーム
センサー	フラットパネル	フラットパネル	II管	II管
視野FOV(cm)			D5×5，P15×15	10×10
インプラントモード	8×7.5	6×6(第三世代)	10×10	
管電圧／電流(kV，mA)	90／4	80／6	120／10	120／15
全顎撮影の回数	1回	2回	1回	1回
撮影時間(秒)	19	17	10	10
使用目的	インプラントを含む多目的	インプラント，歯牙移植	矯正，インプラントを含む多目的	多目的
スペース(m)	コンパクト	2.0×1.8	2.2×2.5	1.8×1.8
重量(Kg)	390	400	950	650
遮蔽鉛の厚み(mm)	1.5	1.5	2(推奨)	2(推奨)
画像解析速度(分)	3	5	5	5
DICOM	Viewer	iView	CBworks	CBworks
画像解析ソフト		iViewer	3D画像処理ソフト	3D画像処理ソフト
フリーソフト	ZIO社 Exavision free light	One data Viewer	ZIO社 Exavision light	ZIO社 Exavision light
汎用性ソフトの使用感			良い	良い
シュミレーションソフト	SimPlant	SimPlant	SimPlant 日立version	SimPlant 日立version
マーケット	開業医向け	開業医向け	病院向け	病院向け
コンセプト	都会の診療室，コンパクト	デンタル感覚で3D，小から大へ	適応範囲が広い．頭蓋から歯まで	頭蓋から歯まで
長所	コンパクト，ソフトが使いやすい	被曝線量が低い	撮影時間が短い，ソフトが使いやすい，直行3方向以外もOK	
短所	画像解析ソフトの使用感はやや劣る	FOVが狭く，全顎撮影に2回かかる(第3世代)	II管は前準備必要3分間暖める，エアーキャリブレーション，motion archifactに強い	

購入にあたって検討する項目は多い．FOV=Field of View

「違和感」「歯肉の腫脹」から予測することになります．

診断を安易に機械まかせにしては危険であることを知らなければなりません．歯科用CT単独の診断力と限界を把握しておく必要があります．

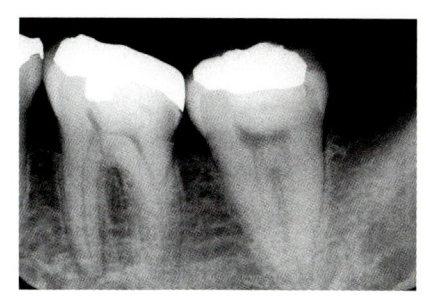

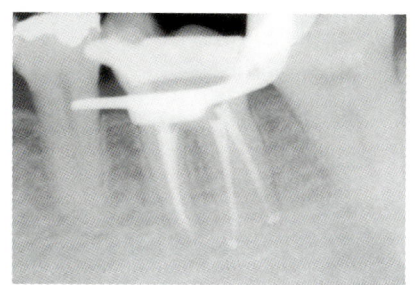

三次元画像診断を行う前に知っておきたいこと

図1-9-3a,b　デンタルX線写真．下顎左側第一大臼歯の感染根管治療．近心根根尖部周囲の歯根膜腔の拡大が認められる．

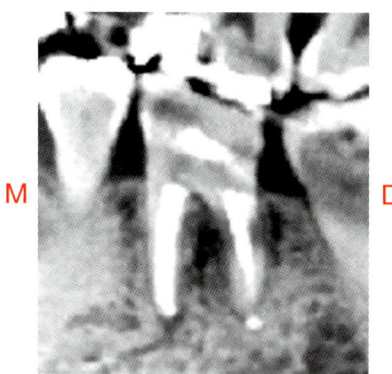

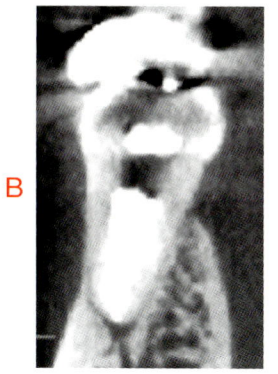

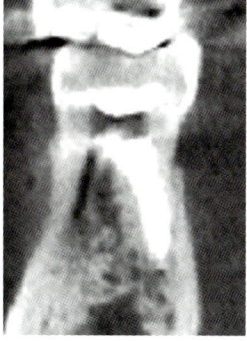

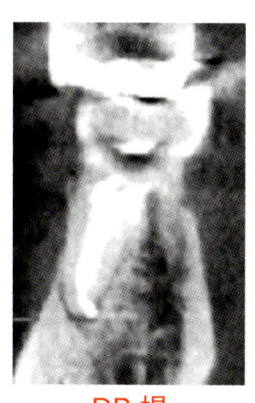

図1-9-3c　歯科用CTの有用性．同歯の根管の位置，根管の幅径の大きさ，弯曲，歯根膜腔の拡大が詳細に観察できる．水平断では，アーチファクトが出やすい（M＝近心，B＝頬側，L＝舌側，D＝遠心）．

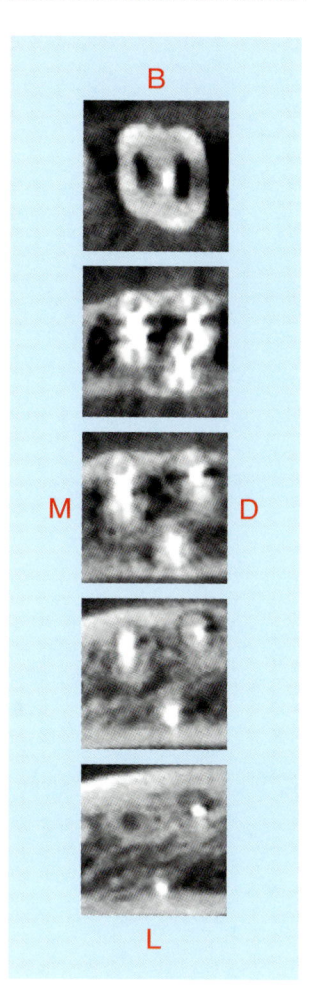

IV　デンタルX線写真と三次元CT画像の比較

　下顎左側第一大臼歯の根尖性歯周炎に対して行われた根管治療について，デンタルX線写真と3DXの画像を比較してみると，デンタルX線写真からは，近心根根尖周囲の歯根膜腔の拡大および根管が通常の近心2根と遠心1根ではなく，近心1根，遠心2根であることを観察できる程度です（図1-9-3a，b）．

　一方，3DXの画像からは，根管の頬舌系が近遠心の幅径よりもかなり広いこと，近心根根尖部の歯根膜腔が頬舌的に拡大していること，DB根管が根尖付近で内側に弯曲している様子が観察できます（図1-9-3c）．

　このことは，根管治療を行う際に，ファイル

第1部　診断編

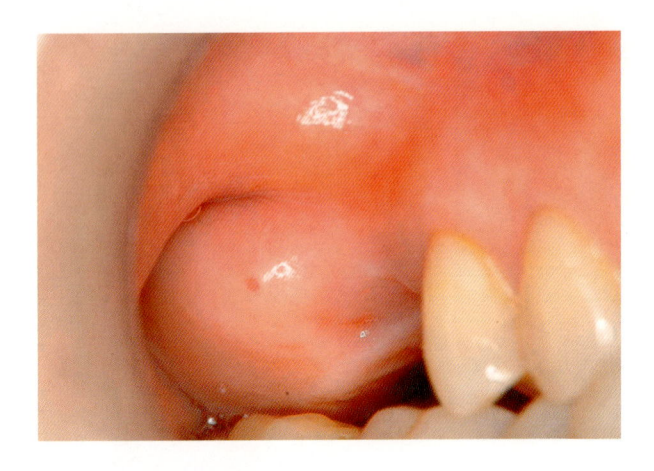

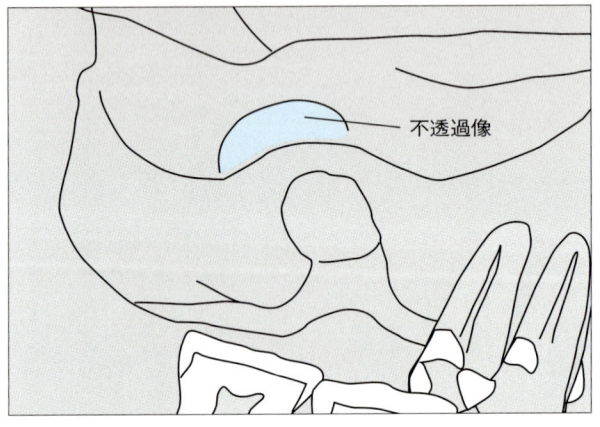

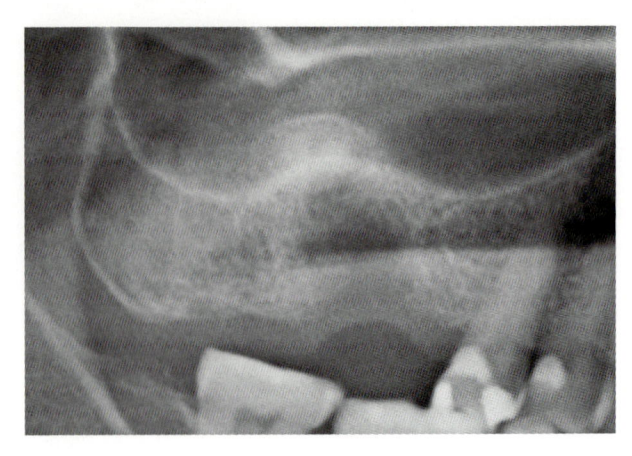

図1-9-4a〜c　インプラント治療希望で来院した患者．パノラマX線写真で，上顎右側上顎洞底部に不透過像を認めた．

にプレカーブを付与する必要性を示唆してくれます．また，デンタルX線写真ではわからない頬舌面の根管形態を知ることが可能です．

デンタルX線写真では，近遠心の弯曲はわかりますが，このような頬舌的弯曲を確認できません．画像のアーチファクトは水平断層で大きいことがわかります．

V　歯科用CTによるX線不透過像の診断

インプラント治療を依頼された症例です．パノラマX線写真では，上顎右側第一大臼歯根尖相当部に不透過像（図1-9-4a〜c）を認めました．3DX（モリタ）で撮影したところ，腐骨を疑う境界明瞭な石灰化様物質が，上顎洞に隣接して存在することが判明しました（図1-9-4d）．そ

こでインプラント埋入に先立ち，外科的除去を選択しました（図1-9-4e）．

なおこの症例では，3年前のデンタルX線写真でも根尖部に不透過像が認められていたので，三次元画像解析を行えば，早期に診断できた症例といえます．

VI　購入への課題

個人で購入するには，かなり高価な機器であるため，自費診療の矯正やインプラント治療を行う頻度が高く，「診療スペース」に余裕があれば購入可能でしょう．

医科用CTについては被曝線量を下げるような開発が望まれます．また，ヘリカルCTのように患者が横になって撮影するタイプはやや抵

52

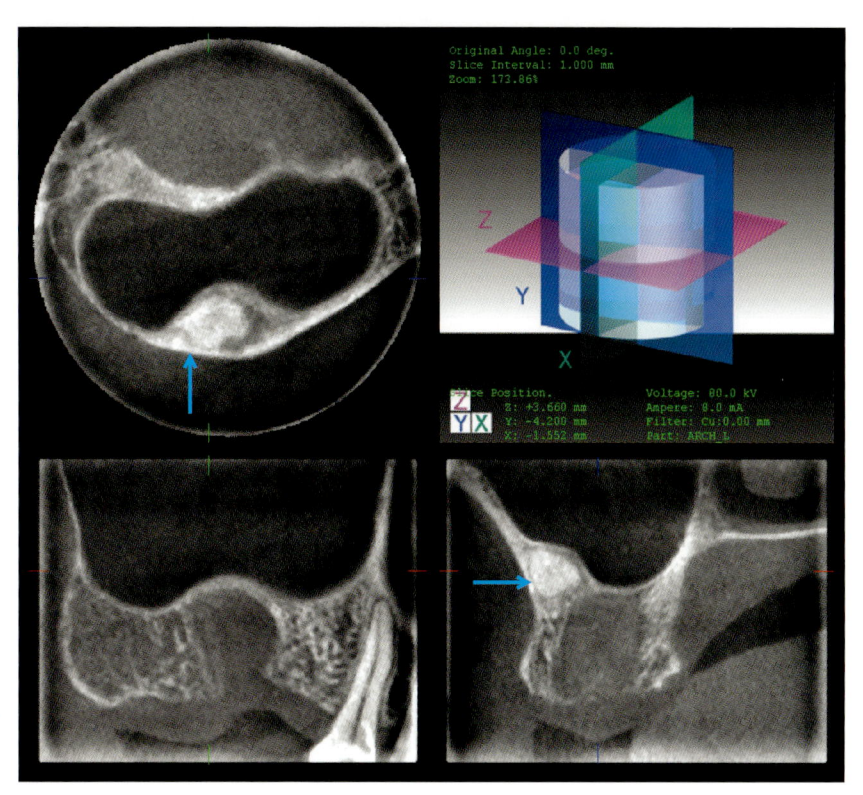

図1-9-4d　3DXで撮影すると，頰側に腐骨を疑う石灰化様物質の存在が判明した．

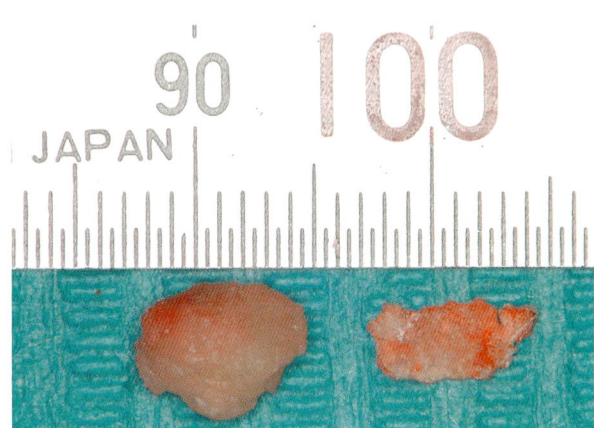

図1-9-4e　摘出された石灰化様物質．右は摘出時に除去した骨片．

抗感があるので，座ったままで撮影できるものが良いでしょう．

　さらに，デジタルパノラマX線写真に比較して，デジタルデータ量が増大するので，「診療室のデジタル化」も併せて考える必要があります．歯科診療室のデジタル化が推進されている昨今，医院のデジタル化をトータルでコーディネイトする必要があるでしょう．

参考文献
1. 新井嘉則：歯科用CT（Ortho-CT）現状と未来．歯界展望．2001；98：843-849．
2. 中田和彦ほか：歯科用CTの歯内療法領域における有用性－第一報 fenestrationの画像診断－．日歯保存誌．2004；47：487-492．

第1部　診断編

Diagnostic Edition 10

術野の拡大とともに肉眼での手技向上を目指す

I 拡大鏡とマイクロスコープ

　診断や治療をサポートする機器として，歯科用CTのほかに拡大鏡(図1-10-1)やマイクロスコープがあります．歯科治療にはまだまだ普及していませんが，それぞれの長所と短所を知ったうえで利用することをお勧めします(表1-10-1)．

　「Seeing is believing(百聞は一見に如かず)」の言葉どおり，マイクロスコープは，「閉鎖根管の探索」「根管に折れ込んだファイルの除去」「穿孔部の非外科的封鎖(Internal Matrix Technique)」「外科的歯内療法における根尖部の切断面観察」と「逆根管充填の確認」に有効です．

　根管治療や穿孔部の封鎖に際には，「ラバーダム防湿」と「ミラーテクニック(図1-10-2a, b)」が必須で，術野からミラーを離して使用しないと視野が確保できません．またミラー(図1-10-2c)のほかにも専用の器具が必要になります(図1-10-3a～c)．

　さらにマイクロスコープを使う際には，アシストは2名必要です(図1-10-4)．CCDカメラで画像を録画する際に，アシストの1人が，カメラの位置が適切であることを確認し，適時術者に伝えると的確に操作できます．

II 肉眼下での手技の向上

　通常，歯周外科や歯根端切除術は「肉眼」で行う処置です．マイクロスコープは神経や血管縫合の際には必須でしょうが，歯肉の切開や歯肉弁の縫合程度では必須ではないでしょう．

　なお，本書の第3部で解説している外科的歯内療法の症例はすべて肉眼下で行ったものです．術中の写真を撮り，パソコン画面で自分の治療を復習および学習することで手技の精度が高まります．

　もっとも歯根端切除後の切断面の観察や逆根管充填材の研磨の確認などにマイクロスコープが使用できれば非常に有効です．

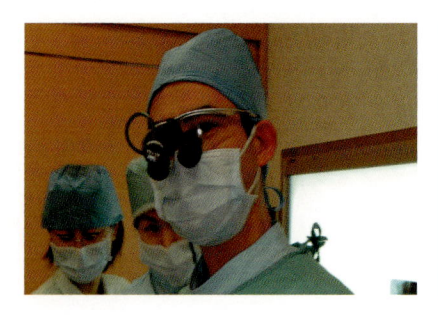

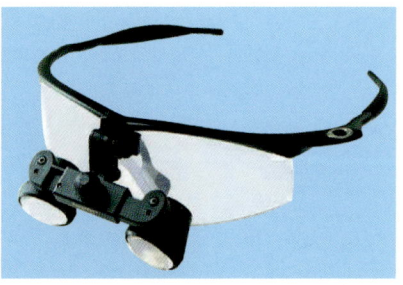

a|b

図1-10-1a　拡大鏡の利用．手軽に使用でき，姿勢が前かがみにならないので，疲れにくい．LEDライトを取り付ければ術野が明るく，臼歯部のオペも苦にならない．
図1-10-1b　サージテル拡大鏡(オークリーフレームタイプ)．

54

術野の拡大とともに肉眼での手技向上を目指す

表1-10-1　拡大鏡とマイクロスコープの比較

項目＼器材名	拡大鏡	マイクロスコープ
拡大率	2〜4	4〜20
可動性	容易	やや困難
焦点補正	容易	やや煩雑
練習	不要	必要
適応	外科治療	根管治療と外科治療

通常の診療では，観察視軸と照明視軸はわずかに違うため，狭くて暗い根管を観察することができないが，マイクロスコープを使用すると，観察視軸と照明視軸が同じになるので，根管の直線部分が観察可能になる．

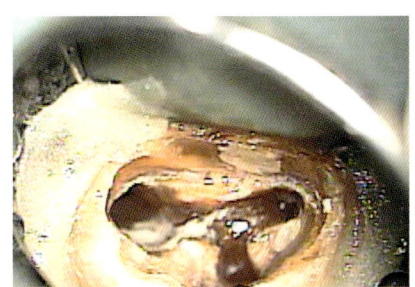

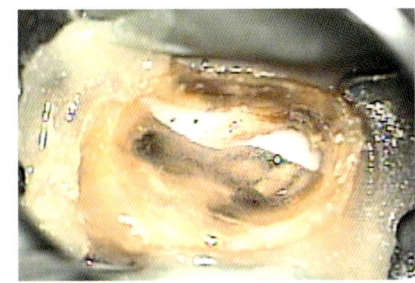

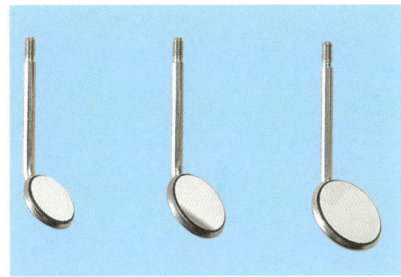

図1-10-2a〜c　ミラーテクニックを使用して治療を行う際には，患者の呼気でミラーが曇るので，ラバーダム防湿後に，即時重合レジンを歯の周囲に筆盛りし，完全に隙間をなくす．また器具操作を邪魔しない程度までミラーを離した操作が要求されるので，セミナーやハンズ・オンに参加して練習すると良い．a：患歯の三根管が明瞭に観察できる．b：次亜塩素酸ナトリウムを滴下すると，発泡してくるのがわかる．c：表面反射ミラー（ミニミラー．左より φ12, 14, 16 mm：東京歯材社）．　a|b|c

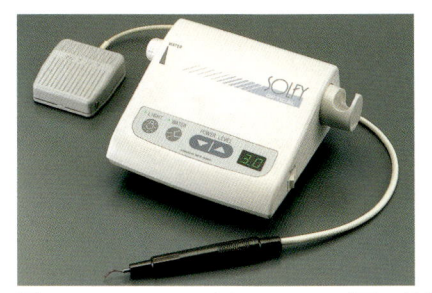

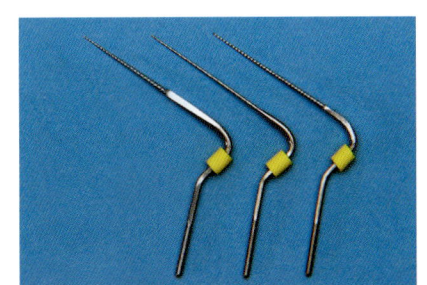

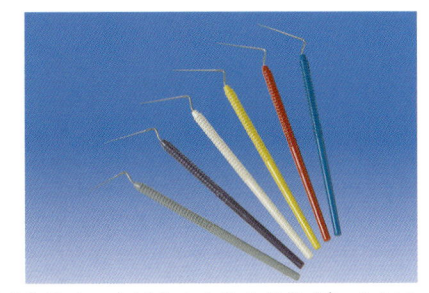

図1-10-3a〜c　マイクロスコープ下の治療に必要な器具類．a：超音波スケーラー（ソルフィーオプティカル：モリタ）．b：マイクロファイル（左より TypeF, H, K：マニー）．c：MCファイル（K型，H型あり：茂久田商会）．　a|b|c

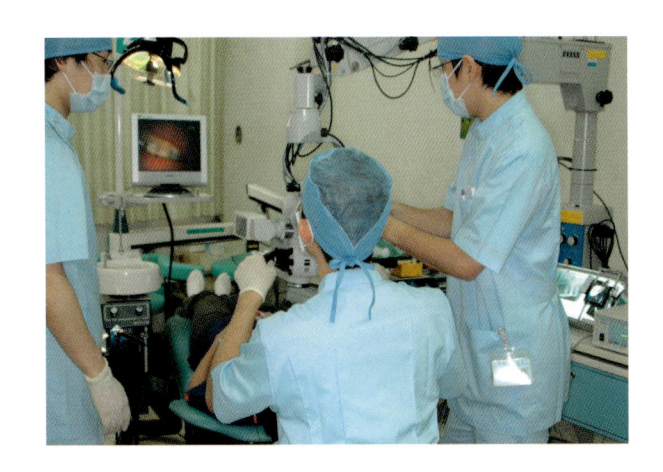

図1-10-4　マイクロスコープで外科的歯内療法を行う．アシスト2名が待機している．

第1部　診断編

55

第1部　診断編

Diagnostic Edition 11

どのように歯髄の診断と歯痛の解釈をするか

I　歯髄の診断法と信頼性

　歯髄の診断結果は，そのまま治療法の選択につながります．表1-11-1に歯髄の診査法を簡便でかつ有用な順にまとめておきます．各診査の感度，特異性，正確さについて理解を深めることが必要です．
　かつては歯髄炎の臨床症状と組織像との相関関係が調べられましたが[1]，臨床的にはあまり有用ではありませんでした．歯髄保存の可否は，臨床的な診断名，すなわち「不可逆性歯髄炎」か「可逆性歯髄炎」かの判断によって決まります（後述）．もっとも，実際の臨床では，境界領域の症例が多々あります．
　われわれの観点あるいは思考は「二極論」に陥りやすいので，「シロかクロ」の区別をしなければならないという強迫観念のようなものがありますが，境界領域の症例については経過観察して病態を見極めれば良いと思います．

表1-11-1　歯内疾患の診査方法

①現病歴（患者の年齢，治療のヒストリー，痛みの種類と程度）
②X線写真：根尖部周囲の透過像と歯根膜腔の拡大の有無と特徴
③視診と触診：視診で歯肉腫脹／触診で圧痛，波動
④打診
⑤バキュームを患歯に近づけた際の反応
⑥動揺度測定
⑦電気歯髄診
⑧麻酔診，切削診
⑨待機的診断
⑩透照診：亀裂の診査
⑪咬合診査
⑫歯周ポケット診査
⑬その他の診査：歯科用CT／マイクロスコープ／インピーダンス試験

表1-11-2 診査項目の次元と解釈

	歯周病	歯内疾患	う蝕
細菌（原因）	プラーク Index	実質欠損（う蝕）	実質欠損（う蝕）
炎症	歯肉炎指数 BOP(Bleeding on Probing)	痛みの程度	痛みの程度
組織破壊	歯周ポケット深さ アタッチメント・ロス 動揺度 骨吸収指数(Schei)	実質欠損（う蝕） X線透過像	実質欠損（う蝕） X線透過像

「う蝕の程度」と「痛み」はかならずしも相関しない．これは，歯周病の診査で，プラーク Index（歯肉縁上のプラーク量），歯肉炎指数（炎症の度合い）および歯周ポケット深さ（破壊の程度）とが相関しないのと同様に，診査項目の次元が異なるからである．う蝕の進行度は組織破壊の結果であり，時間の因子がかかわる．歯周炎では，プラーク量，炎症度，組織破壊の3つの次元から診査されるが，う蝕と歯髄炎では，細菌と組織破壊の評価が，軟化象牙質あるいは実質欠損からなされている．

II 経過観察か，断髄か，抜髄か

上記のことを念頭においたうえで，治療法を選択するに際しての原則は，「除痛」「感染源の除去」と「可及的な歯髄の保存」です．診断から治療法が決まるわけですが，外傷を除けば，プラークコントロールを含めた生活習慣指導，そして必要に応じて咬合治療を行います．

患歯に実質欠損（う蝕）が存在する場合，治療法は歯髄保存療法，断髄，抜髄，感染根管治療，抜歯およびインプラント治療に分類されます．

歯髄保存の可否が明確に判断できない場合には，歯髄保存療法を行い，経過観察後に歯髄の保存か抜髄かを決定します．

一方，明確な実質欠損を認めない場合には，歯根破折，咬合病あるいは非歯原性疼痛の可能性を考慮します．

診断の基準になる因子としては，「患者の年齢」「実質欠損の有無」「歯髄の反応性」「炎症の程度（歯肉の腫脹，痛みの程度，露髄した際の出血の程度，止血が可能か否か）」が挙げられます（表1-11-2）．

後述しますが，歯髄診査である自発痛や打診痛の「感度」と「特異性」が70%程度なので，単一の診査項目から安易に診断を下すのは危険です．

そこで患者の同意が得られれば，原因が不明瞭な場合には感染源（軟化象牙質）を除去して経過観察するという選択枝も入れておきます（図1-13-1参照）．

生活歯髄の場合，歯髄炎症状が強くても打診痛がなく，天蓋を開けて冠部歯髄を除去後に止血できれば，炎症は冠部歯髄に限局していると解釈して断髄を行います．患者の年齢が若く，根管が太い場合には，歯髄の生活反応が高いので予後も良好です．一方，高齢者で歯髄腔が狭窄しているケースでは，積極的に断髄を行うメリットは少ないでしょう．

デンタル X線写真で深いう蝕に加えて根尖部に透過像があり，さらに打診痛があれば，歯髄の炎症反応が根尖周囲に波及して骨吸収が進行していると解釈できるので，「全部性歯髄炎」と診断し，早期に抜髄を行います．

また「どこまで歯髄保存を試みれば良いのか」「あきらめの基準は何か」に関する一般的な指

表 1-11-3　臨床症状からの歯内病変の診断

臨床症状	歯痛の解釈
冷水痛	知覚過敏あるいは漿液性歯髄炎
温水痛	化膿性歯髄炎
放散痛	根尖孔外の神経線維に炎症が波及
咬合痛	歯根膜の炎症
自発痛	急性炎症あるいは非歯原性疼痛
夜間痛	化膿性炎症

標がないために，自分の症例のデータを振り返る習慣を身につけ，自分なりの指標を持つことも必要でしょう．著者の「歯髄保存をあきらめる指標」は次項の表 1-12-1 に示しました．

歯髄が失活すれば，たとえ根管治療が成功しても，血管と神経を喪失するので，象牙芽細胞は消失し，栄養されなくなった象牙質を形成するコラーゲンは変性して歯質が脆くなるため，可及的な歯髄保存が原則であることに変わりはありません．

境界的な症例では，患者の同意を得たうえで，まずは歯髄の保存療法を選択します．確実な診断法がないので，「疑わしきは歯髄保存を行う」のが正しいと思います．

現時点では，複数の診査結果から，痛みが末梢（歯）か非歯原性疼痛かの鑑別と，歯髄炎と考えられる場合には，「可逆性歯髄炎」か「不可逆性歯髄炎」かの判断が必要になります．問診による「痛みの経緯」と打診痛，自発痛，麻酔診および電気歯髄診から「歯髄の炎症状態」を推測します（表 1-11-3）．

境界領域の症例では，患者の同意を得たうえで，安易な抜髄は避けて，歯髄保存療法と待機療法を選択します．

中枢性であれば，消炎鎮痛剤（ロキソニンなど）の効果が認められないので，消炎鎮痛剤の効果を観察することによって，末梢か中枢かの鑑別がある程度可能です．

III．生活歯の「歯痛」の解釈

「痛み」は「感覚」であり「情動」と捉えることもできます．患者の訴える「歯の痛み」あるいは「歯髄炎による痛み」は「主観的」であり，時間の経過とともに変動します．痛みの原因は末梢や神経系で発生しますが，「痛み」として認識するのは「脳」です．

これまでの歯内療法における「痛みの診断」は，末梢の感覚器（歯髄，歯根膜）由来の痛みを調べていることになっていますが，最近では「非歯原性疼痛」の関与が注目されています[2]．

IV．自発痛と打診痛の信頼度

図 1-11-1 と図 1-11-2 を用いて得られた自発痛と打診痛の「感度」「特異性」「正の予測価」「負の予測価」「診査の正確さ」「有病率（不可逆性歯髄炎）」の結果を表 1-11-4 に示します．自発痛の感度は 0.65 で，「自発痛」イコール「不可逆性歯髄炎」ではないことがわかります．

比較対照として，歯周治療のメインテナンス期における歯周炎の進行度（アタッチメント・ロス量で測定）に対する BOP（Bleeding on Probing：プロービング時の出血の有無）の信頼度を取り上

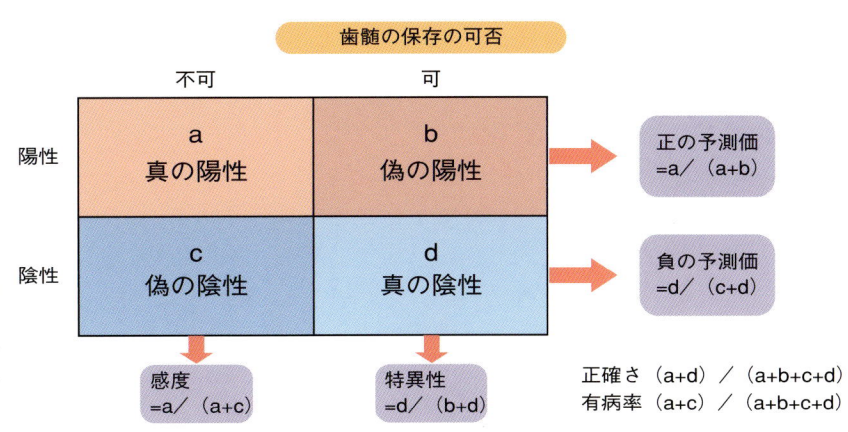

どのように歯髄の診断と歯痛の解釈をするか

図1-11-1 クロス表を利用した検査の信頼性. 疾患の診断のために簡便で再現性のある診査が選択される.「感度」と「特異性」が100%であれば理想的な診査だが, 通常は「偽の陽性」と「偽の陰性」が生じる.

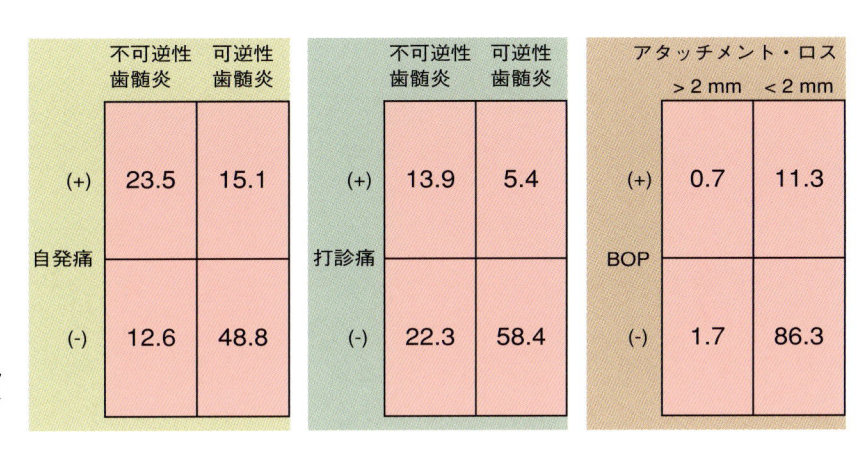

```
           歯髄の保存の可否
           不可        可
      ┌─────────┬─────────┐
 陽性 │    a    │    b    │ → 正の予測価
      │ 真の陽性 │ 偽の陽性 │   =a／(a+b)
      ├─────────┼─────────┤
 陰性 │    c    │    d    │ → 負の予測価
      │ 偽の陰性 │ 真の陰性 │   =d／(c+d)
      └─────────┴─────────┘
           ↓         ↓
         感度      特異性      正確さ (a+d)／(a+b+c+d)
       =a／(a+c) =d／(b+d)    有病率 (a+c)／(a+b+c+d)
```

図1-11-2 クロス表を利用した自発痛, 打診痛およびBOPの信頼性の評価. 各数字は%で表示している.

	不可逆性歯髄炎	可逆性歯髄炎
自発痛 (+)	23.5	15.1
自発痛 (-)	12.6	48.8

	不可逆性歯髄炎	可逆性歯髄炎
打診痛 (+)	13.9	5.4
打診痛 (-)	22.3	58.4

	アタッチメント・ロス >2mm	<2mm
BOP (+)	0.7	11.3
BOP (-)	1.7	86.3

表1-11-4 自発痛と打診の信頼度.

	自発痛	打診	BOP	理想の検査
感度	0.65	0.38	0.29	1.0
特異性	0.76	0.92	0.88	1.0
正の予測価	0.61	0.72	0.06	1.0
負の予測価	0.79	0.72	0.98	1.0
正確さ	0.75	0.75	0.87	1.0
有病率	0.36	0.36	0.02	

げました. BOP陽性（感度：0.29）については, 歯肉炎と歯周炎の両方でBOP（+）になるため, 低い値を示したと考えられます.

一方, 打診とBOPの特異性（0.92, 0.88）は高く, すなわち,「打診（-）であれば可逆性歯髄炎」「BOP（-）であれば歯周炎は進行しない」ことを高い確率で予測することが可能です.

負の予測価をみると, BOP（-）は98%の確率で歯周炎が進行しないことを予測できるので[3], 歯周炎の予後を予測するうえで非常に有効な項目といえます. 著者は歯周炎のメインテナンス期におけるBOP（-）を「安心の指標」として活用しています.

さらに, 有病率からみれば, 不可逆性歯髄炎と診断される確率は, 歯周炎が進行する割合に比較して非常に高いことがわかります.

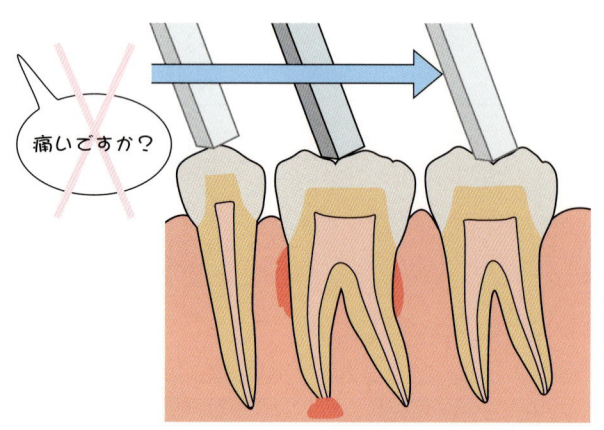

図1-11-3 打診を行うときは，患歯を含む数歯を同程度の力で槌打，比較し，痛みを強く感じる歯を患者自身に答えさせる．

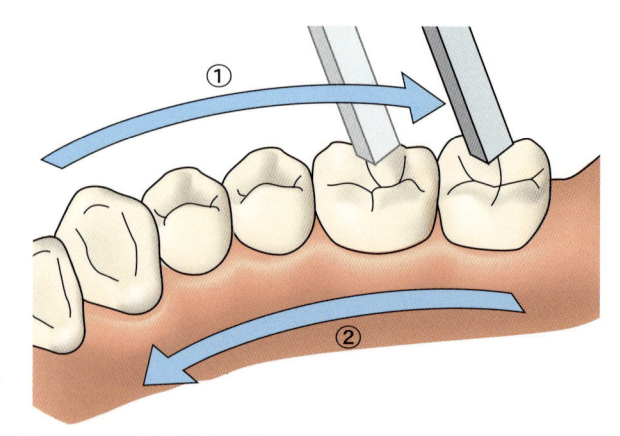

図1-11-4 患歯と対照歯の反応（痛み）の差が曖昧なときは，逆方向からも槌打する．

そもそも，自発痛や打診痛を診査する患歯では，すでにう蝕が重度に進行しており，歯髄保存の可否が微妙な状態なので，不可逆性歯髄炎である確率も高いということなのでしょう．

前述のとおり，歯髄の保存が最優先なので，境界領域の患歯については，患者の同意を得られれば，症状が多少あってもまずは歯髄保存療法を行い，経過観察の結果，歯髄症状が継続あるいは悪化した際に抜髄を選択します．疑わしい患歯をすべて抜髄したのでは，「歯髄保存が最良」という原則に矛盾します．

V 自発痛の解釈

不可逆性歯髄炎の診断における自発痛の感度と特異性はそれぞれ，0.65，0.76とする報告があります[4]．すると，30％程度は誤診する危険性があります．しかし，自発痛にも「拍動性」「断続的」「間欠的」「夜間痛」などの種類があるので，自発痛の感度と特異性を上げるには，患者の訴える自発痛の特徴をより詳細に把握する必要があるでしょう．

一般的に「自発痛」は急性歯髄炎あるいは不可逆性歯髄炎の指標とされていますが，非歯原性疼痛の場合もあります．

とくに，顎関節症患者，アングルⅠ級や開咬の患者でアンテリア・ガイダンスが適切でない場合で，歯周病に罹患していなければ，臼歯部に咬耗やエナメル質の剝離的破折を認める場合があり，咬合干渉により歯根膜炎や歯肉退縮を生じます．

このような患者では，異常咬合により歯根膜炎や筋肉痛を生じていることがあります．痛みを訴える患歯にう蝕やクラックを認めると，安易に抜髄処置を行う傾向がありますが，原因が咬合にある場合には，抜髄後も打診痛やその他の不快症状が残ります．

そのようなケースでは，「咬合のかかわる歯髄炎様疼痛」あるいは「中心位病」の可能性を検討するべきです．

Ⅵ．打診痛の解釈

打診痛は，「患歯の歯根膜に炎症が起きていること」を意味するので，打診は患歯の特定や根尖周囲に炎症が波及していないことを知るための簡便で有効な診査法です．

しかし，臨床実習生や研修医に「打診痛」を

調べるように指示すると，いきなり患歯を槌打して「痛いですか」と聞くことがありますが，打診痛の意味を正しく理解していないのです．

打診はあくまでも，健常歯と比較した場合の患歯の反応性をみて，「歯根膜の炎症の有無と程度」を調べるもので，診査方法としては，患歯を含む数歯を同程度の力で槌打し，痛みを強く感じる歯を患者に答えさせます（図1-11-3）．

患歯と対照歯の反応（痛み）の差が曖昧な場合には，逆方向からも槌打して患者の反応を調べます（図1-11-4）．患歯と健常歯の間に明らかな違いがない場合には，炎症の度合いは低いと解釈します．患歯が特定しかねる場合には，非歯原性疼痛の関与も考慮するべきです．

う蝕（実質欠損）と打診痛を認めないにもかかわらず自発痛を訴える場合には，中枢性の痛みの可能性が高いといえます．

もっとも，咬合由来の疼痛の可能性もあるので，咬合診査や問診から病態の特定を目指し，原因が明確でない場合には，経過観察を行います．鎮痛剤の効果がなければ，中枢性か非歯原性疼痛の可能性が高いといえます．

参考文献

1. Seltzer S, et al. : The dynamics of pulp inflammation: correlations between diagnostic data and actual histologic findings in the pulp. Oral Surg Oral Med Oral Pathol. 1963 ; 16 : 846-71.
2. 井川雅子，今井 昇，山田和男：OFPを知る—痛みの患者で困ったときに—．東京，クインテッセンス出版，2005．
3. Lang NP, et al. : Absence of bleeding on probing. An indicator of periodontal stability. J. Clin. Periodontol. 1990 ; 17 : 714-21.
4. 須田英明，興地隆史，中村 洋，吉山昌宏編著：失敗しない歯髄保存療法-抜髄する前にもう一度歯髄診断しよう-．東京，クインテッセンス出版．2006 ; 38-41.

第 1 部　診断編

Diagnostic Edition 12

歯髄保存をあきらめる指標とは

I　歯髄保存の可否

筆者は「拍動性の自発痛」や「激しい痛みを訴え，無麻酔下で軟化象牙質の除去もできない」ような患者には，浸潤麻酔を行い，痛みが消失あるいは軽減したことを観察し，中枢性の痛みではないことを確認してから抜髄を行っています（表1-12-1）．

このようなケースでは，たいていX線写真上で「根尖部周囲に透過像あるいは歯根膜腔の拡大」が認められます．歯髄の炎症が根尖孔を経由して根尖周囲組織に波及しているからです．

一方，歯髄保存療法を行った後に歯髄失活，全部性歯髄炎あるいは根尖性歯周炎に進行した症例でも，「X線写真上で根尖部周囲に透過像あるいは歯根膜腔の拡大」を認めます．

おそらく，歯科用CTで観察すれば，海綿骨が吸収しているでしょう．

これは，過去の炎症反応によって，根尖周囲の骨が吸収しているので，歯髄内の細菌感染あるいは炎症反応が不可逆性になった結果だと解釈できます．

II　不可逆性歯髄炎と診断した症例

図1-12-1の患者は23歳の男性．主訴は下顎右側第二小臼歯の冷温水痛および咬合痛で，半年以上にわたり同歯に痛みを覚えていたにもか

表1-12-1　歯髄保存をあきらめる指標

①拍動性の自発痛を訴える
②過去に自発痛や夜間痛を繰り返し覚えた既応がある
③X線写真上で根尖周囲に透過像を認める
④バキュームを患歯に近づけた程度で激しい痛みを訴える
⑤無麻酔下でう蝕除去ができない
⑥軟化象牙質除去時に露髄した部位の止血ができない（歯髄の炎症反応が強い）
⑦露髄部から出血しない（歯髄壊死している）
⑧患者の年齢：高齢者では歯髄の治癒力が低い

歯髄保存をあきらめる指標とは

●不可逆性歯髄炎と診断した症例

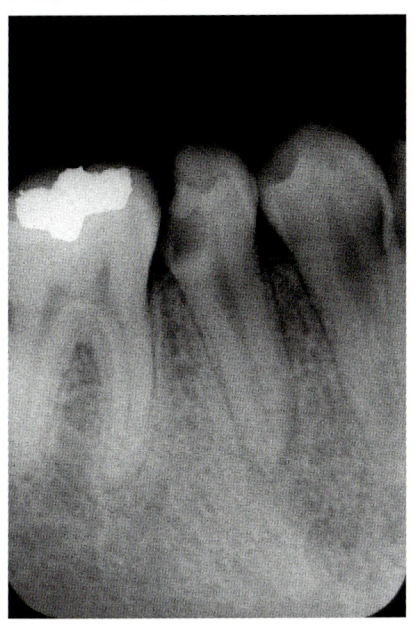

図1-12-1a，b　第二小臼歯の遠心部にう蝕を疑う透過像と根尖部透過像を認めた．

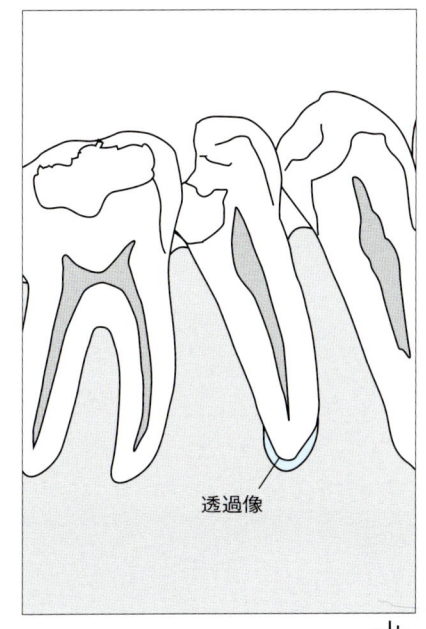

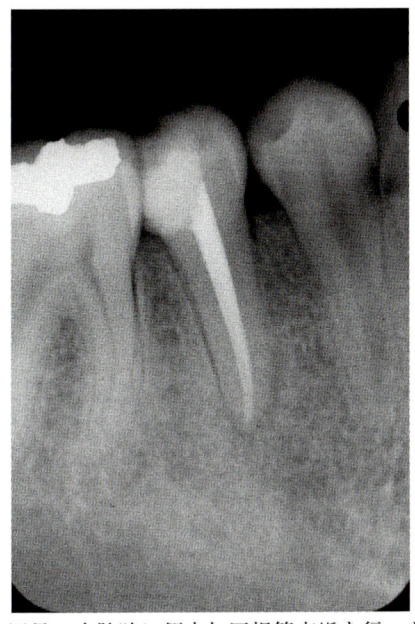

図1-12-1c，d　2回目の来院時に側方加圧根管充填を行った．根管の弯曲が保持されていることがわかる．

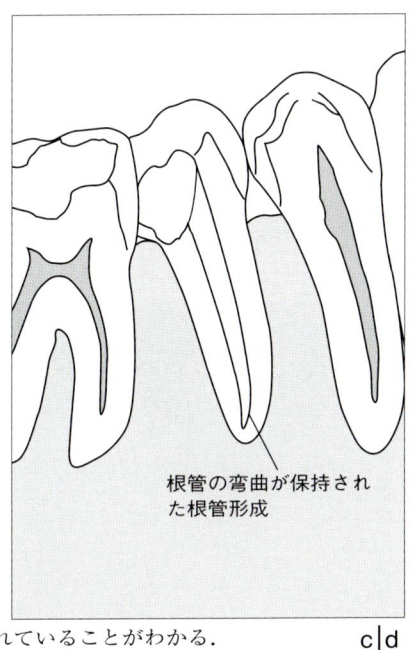

かわらず放置していました．
　バキュームを近づけただけで激しい痛みを訴えたので，無麻酔下の処置は不可能と判断し，さらにX線写真からは根尖部の透過像を認めました（図1-12-1a，b）．麻酔抜髄を行うと症状は消失しました．2回目の来院時に側方加圧根管充填を行いました（図1-12-1c，d）．

63

第1部　診断編

● 直接覆髄後に歯髄が失活した症例

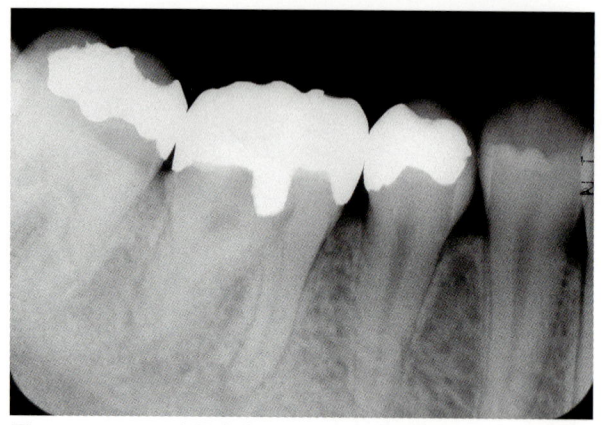

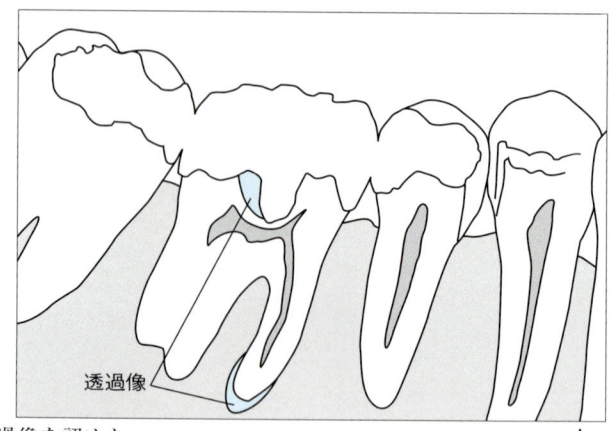

図1-12-2a, b　冷温水痛および咬合痛を訴えていた．根尖部透過像を認めた．

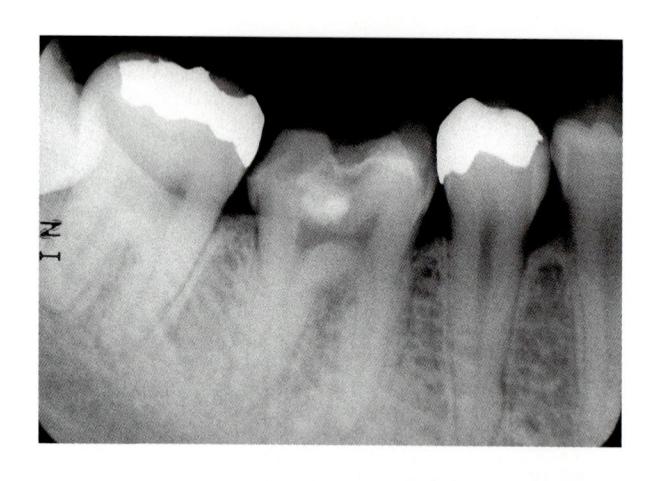

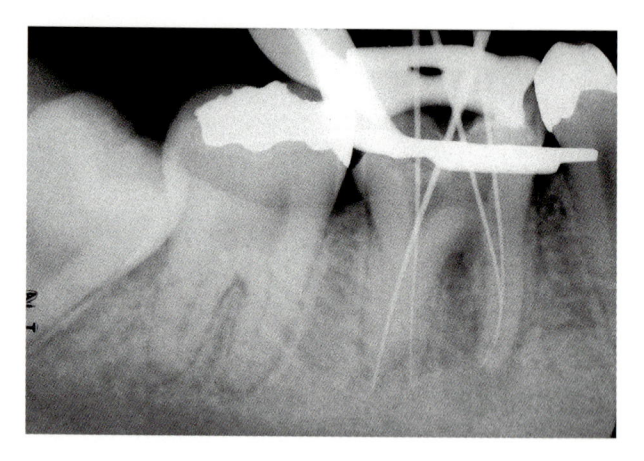

図1-12-2c　直接覆髄を行った直後．
図1-12-2d　抜髄時のテストファイル．近心根周囲の透過像が分岐部付近まで拡大している．近心根は，入り口が2つで，根尖孔は1つであった．
図1-12-2e　2回目の来院時にJHエンドシステムによる垂直加圧根管充填を行った．

III　直接覆髄後に歯髄が失活した症例

　図1-12-2の患者は25歳の女性．主訴は下顎右側第一大臼歯の冷温水痛および咬合痛で，数ヵ月前から同歯に咬合痛を覚えていました（図1-12-2a, b）．

　無麻酔下で軟化象牙質を除去時に露髄したた

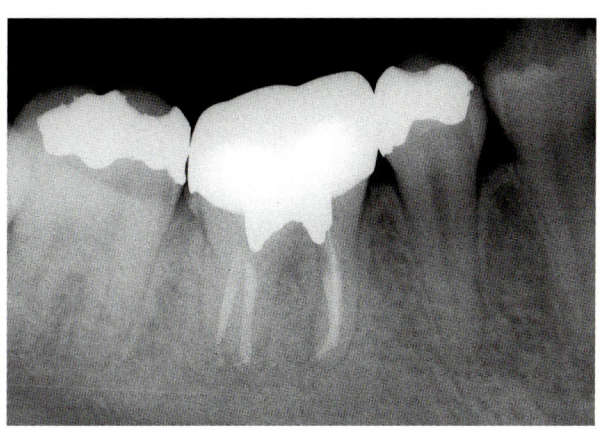

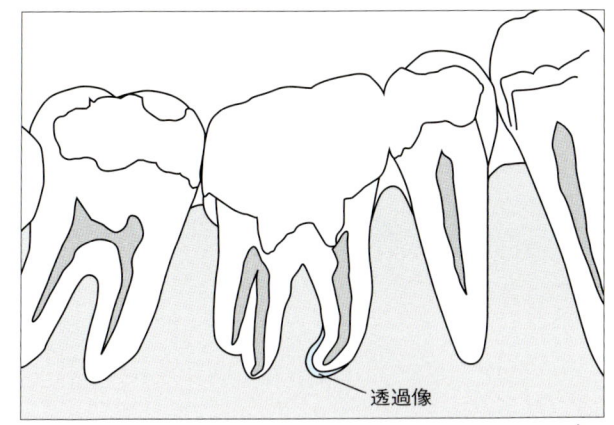

図 1-12-2f, g　最終補綴後の X 線写真. 透過像は消失しつつある.

め直接覆髄を行いましたが(図 1-12-2c), 3ヵ月後にも歯髄症状(強い冷水痛と違和感)が消失しないため, 患者の同意を得て麻酔抜髄を行い症状は消失しました. 患歯の近心根は入り口が2つで, 根尖孔は1つでした(図 1-12-2d).

2回目の来院時に JH エンドシステムによる垂直加圧根管充填を行い(図 1-12-2e), 直ちに最終補綴を行いました(図 1-12-2f, g).

第1部　診断編

Diagnostic Edition 13

可逆性歯髄炎と不可逆性歯髄炎の診断を考える

I　歯髄炎の診断

図1-13-1に筆者が行っている歯髄炎の術前診断から治療と経過観察までの過程を示します．

筆者は可及的な歯髄保存を行うことを目標としています．

しかし，現時点の診査法からは可逆性と不可逆性歯髄炎の確実な鑑別診断は難しいので，術前診断，治療時の臨床症状および経過観察の3

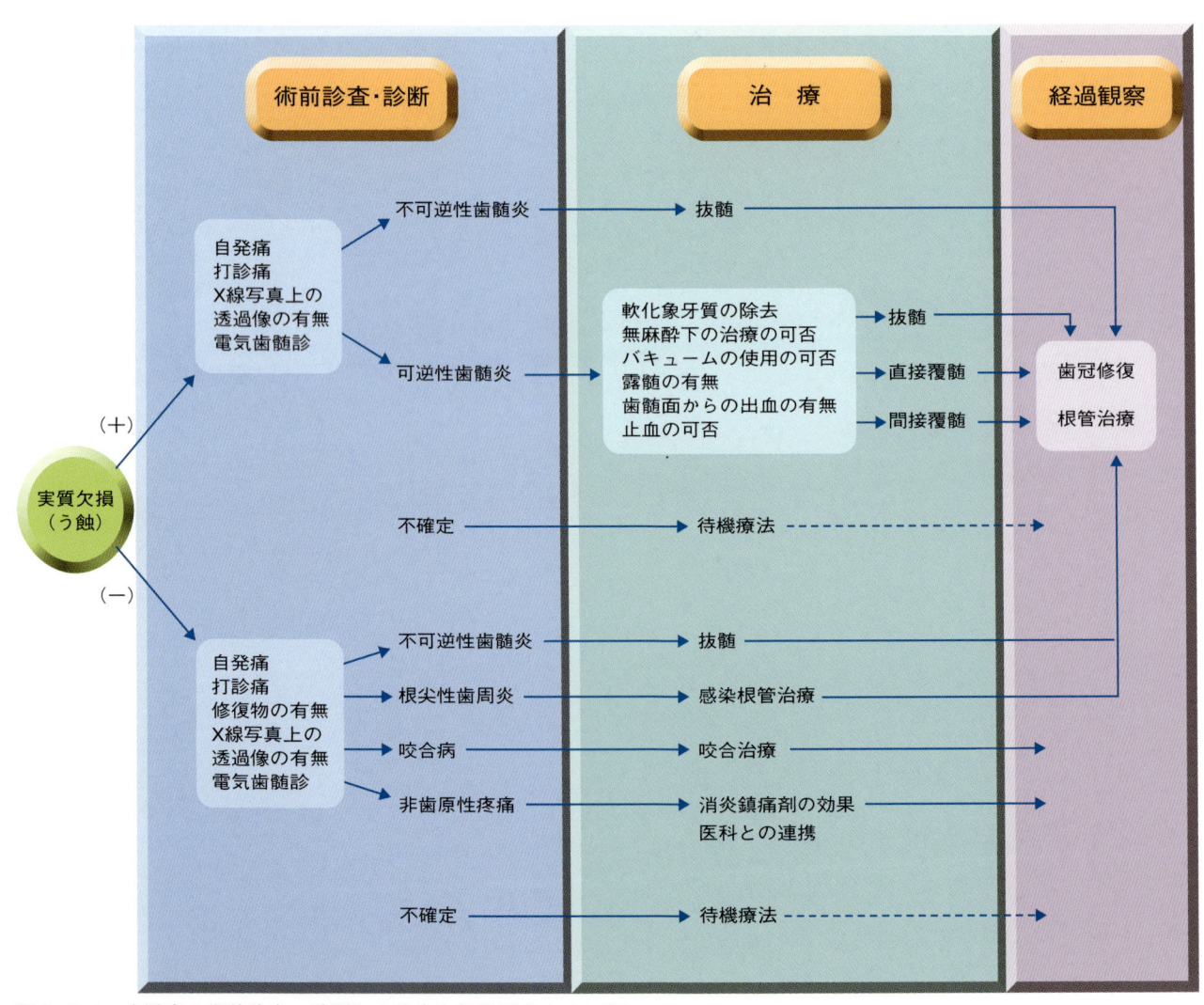

図1-13-1　歯髄炎の術前診査・診断から治療と経過観察までの流れ．

66

可逆性歯髄炎と不可逆性歯髄炎の診断を考える

●直接覆髄後に経過不良のため抜髄を行った症例

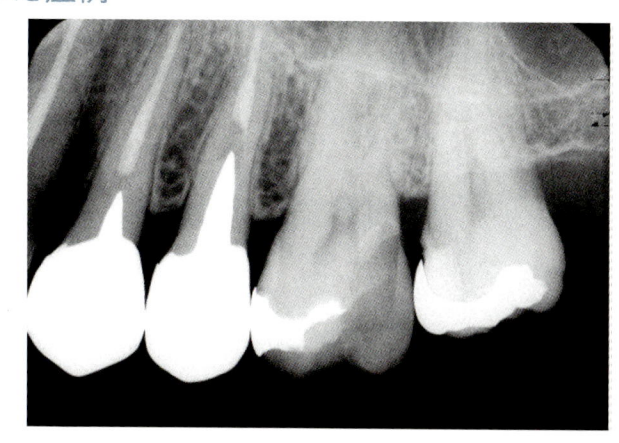

図1-13-2a 患者は46歳の女性．深部う蝕があり，強い冷水痛と軽度の自発痛を時々覚えていた．無麻酔下で直接覆髄を行い経過観察した．

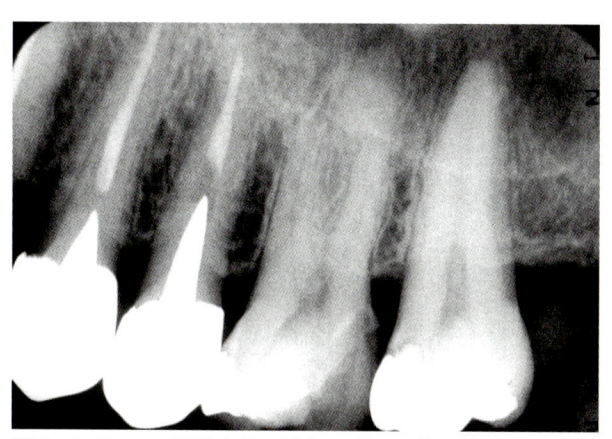

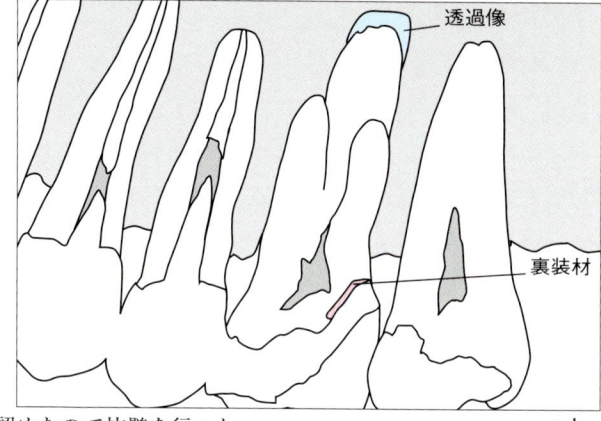

図1-13-2b，c 歯髄症状が消失せず，口蓋根根尖部に透過像を認めたので抜髄を行った．

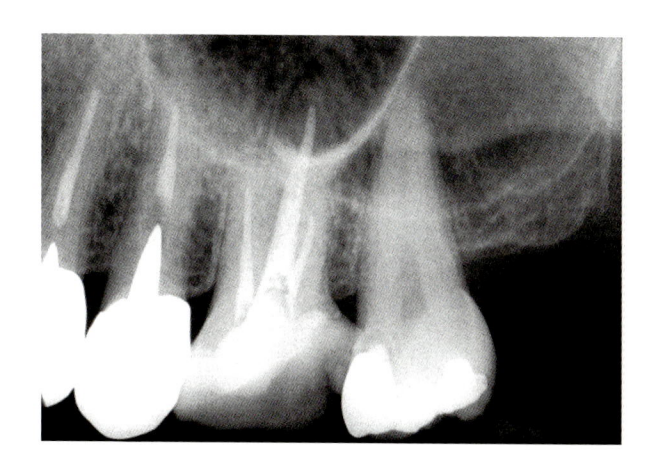

図1-13-2d 根管充塡時のX線写真．

ステップから歯髄の状態を予想しているのが現状です．

まず術前には，自発痛と打診痛の有無と程度，さらにX線写真上の根尖部透過像の有無から歯髄保存の可能性を予測します．

そこで歯髄保存の可能性があれば，バキュームを使えるか，無麻酔下で軟化象牙質を除去できるか，露髄した際に歯髄からの出血が止まるか，あるいは出血しないかなどの状況から歯髄炎の程度を推察しています．

間接覆髄あるいは直接覆髄を行った後には，臨床症状とX線写真から歯髄の状態を予測しますが(図1-13-2)，筆者の直接覆髄の成功率は80％以上なので，積極的に直接覆髄を行ってい

ますが（治療編3参照），歯髄が失活することも経験しています．

II 可逆性歯髄炎の症状

歯由来の自発痛がなく誘導痛のみの場合，打診痛（−），根尖部X線透過像（−）あるいは無麻酔下で治療が可能であれば，歯髄の炎症反応および組織変性は自然治癒する範囲内と解釈できます．

感染源を除去すれば歯髄の炎症は消失します．たとえ患者が自発痛を訴えても，自発痛の感度は65％程度なので（表1-11-4参照），歯髄を保存できる可能性は残っています．歯髄保存を最優先する立場からすれば，安易な抜髄は避けるべきでしょう．

もっとも，自発痛にもいくつかの種類があり，「拍動性の自発痛」や「夜間痛」などを訴えている場合には，歯髄保存の可能性は非常に低いでしょう．

III 不可逆性歯髄炎の症状

不可逆性歯髄炎では「ズキズキする自発痛」「痛くて寝ることもできない」「痛みが何日も消えない」などの自発痛が持続します．

打診痛（＋），X線写真上の根尖部透過像（＋）で，バキュームを患歯に近づけただけで強い痛みが誘発されます．

自発痛を感じた回数や期間が長くなれば，それだけ歯髄変性が進行しているので歯髄保存の可能性は低くなります．

IV 可逆性歯髄炎と不可逆性歯髄炎の分岐点

不可逆性歯髄炎と診断して歯髄保存をあきらめる指標を先の表1-12-1に示しましたが，これはEBMというよりは，これまでの筆者の臨床経験によるものです．

著者は，可及的な歯髄保存を心がけ，グレーゾーンの症例では，無麻酔下で治療できる場合に患者の同意が得られれば，う蝕部位を除去して経過観察する，いわゆる「待機療法」を行っています．「疑わしきは，歯髄を保存する」という方針です．

そのため，経過観察中に歯髄炎症状が悪化したり，歯髄壊死や歯槽膿瘍を形成することもあります（図1-13-2ならびに図1-12-2参照）．

V 歯髄炎は複数の指標から診断する

臨床的には，「可逆性歯髄炎」か「不可逆性歯髄炎」かの判断ができれば治療法が決まります．

それぞれの診査項目の感度が60～70％程度ですので，診査項目を組み合わせて歯髄の診断を行えば信頼性がより高まります．誤診を減らすためにも90％以上の感度が望まれます．

電気歯髄診による歯髄の生死判定は感度と再現性が良いとされます．しかし，筆者は電気歯髄診に反応しないため無麻酔下で歯を削り，天蓋を開けてファイルを根尖孔付近に挿入した時点で患者が痛みを訴えたという経験を何度かしました．冷水痛のほうが，感度が高いとする報告もあります[1]．

また，単根管なら良いのですが，複根管（臼歯）では生活歯髄と失活歯髄が混在していることもありますので，電気歯髄診単独の診断にも限界があります．「温度診」は再現性が低いうえに患者に苦痛を与えるので，筆者はほとんど行っていません．

打診痛については，「患歯の歯根膜に炎症がある」ことはわかるのですが，その病態が，全部性歯髄炎なのか，根尖性歯周炎なのか，歯周

炎なのか，咬合異常なのか，上顎洞炎なのか，その他の理由なのかを，複数の診査を通して判断しなければなりません（図1-13-1参照）．

参考文献

1. Petersson K, et al.: Evaluation of the ability of thermal and electrical tests to register pulp vitality. Endod Dent Traumatol. 1999 : 15 : 127-31.

第1部　診断編

Diagnostic Edition 14

歯髄炎や歯科疾患以外の原因で起きる歯痛

I　咬合が関与する歯痛

　う蝕が認められないのに，打診や温度刺激に過敏になっている場合，矯正治療，顎関節症，外傷性咬合あるいはブラキシズムなどの異常な咬合力が原因になっていることがあります．

　また，患歯の歯頸部に楔状欠損のある場合には，楔状欠損単独か楔状欠損とう蝕が混在しているケースがあります．

　後者の場合に，咬合力によりセメント・エナメル境付近に応力が集中して楔状欠損ができるのと同時にプラークコントロールが不良なため，欠損部にう蝕ができますが，歯肉に炎症があると，視診では特定できず，診断に苦慮することがあります．

II　破折歯症候群

　以前から「破折歯症候群」と呼ばれ，咬合力により上下顎臼歯が垂直破折した症例が報告されています[1]．

　患歯が完全に破折しない場合，しかも歯槽骨が吸収していない期間中には，咬合力により破折面がわずかに開くたびに歯根膜や歯髄に刺激が加わるので，患者は「違和感」「咬合痛」「冷水痛」「自発痛」などを訴えます．

　長期にわたり歯冠や歯根部に亀裂（クラック）が入った状態が続けば，亀裂から感染が生じて歯髄炎様症状を呈しても何ら不思議ではありません（図1-14-1）．

　この破折が象牙質に留まるか否かはX線写真では判断できません．この場合，患者の訴えがもっとも正確です．

　しかし知覚過敏との鑑別ができないこともあります．そこで割り箸またはロールワッテを咬ませ，柔らかいロールワッテのときに痛みが再現される場合には歯根破折を疑います．

　歯髄壊死の段階で診断できれば，対処法はありますが，歯根が分断されて骨吸収が生じる頃に診断できても，抜歯が選択されるだけです．

III　中心位病

　咬耗の程度からクレンチングをしていることが予測され，バランシング・コンタクトがある患者の平衡側に現れる歯痛を「中心位病」と命名して，咬合異常によりエナメルクラックから歯根破折へ至る病態が説明されています[2,3]．

　上記した破折歯症候群と同様に，上下顎大臼歯によくみられ，咬合異常がかかわる病態と解釈できます．同じ病態で，時期が異なるだけかもしれませんが，このような症例では，抜髄を行った際に，歯髄が退縮して変性していることが多く，出血もなく根尖部にわずかな歯髄組織が生活して残存していることもまれではありません．

　診査した際に電気歯髄診には反応しますが，

歯髄炎や歯科疾患以外の原因で起きる歯痛

● 破折歯症候群の症例

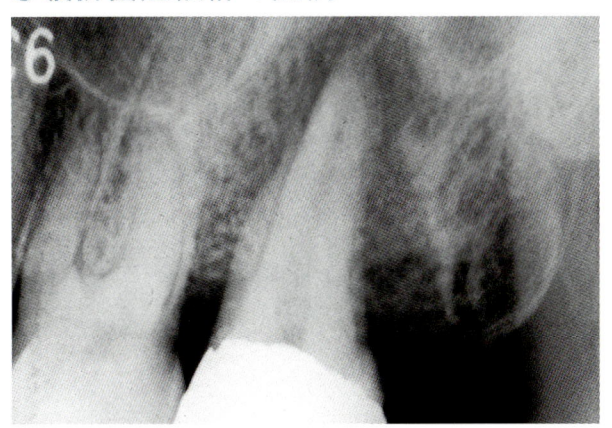

図1-14-1a　患者は50代の男性．上顎左側第二大臼歯の咬合痛と違和感を訴え来院した．デンタルX線写真上では根尖周囲に透過像を認めた．

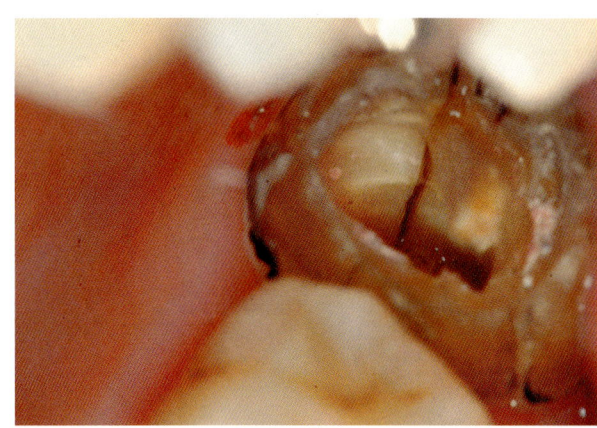

図1-14-1b　FCKを除去して天蓋を開けたところ，腐敗臭が強く，歯根が近遠心的に破折していた．

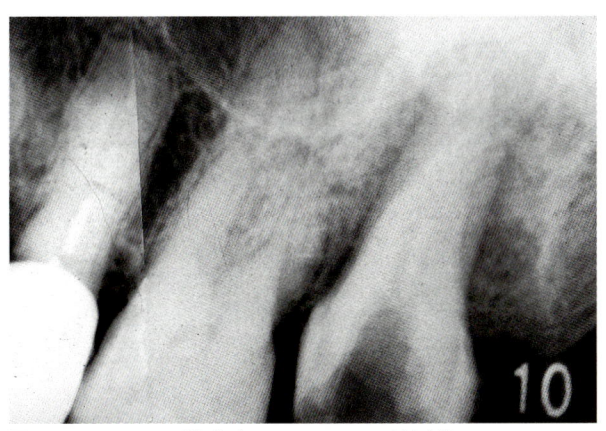

図1-14-1c　FCK除去時のデンタルX線写真．

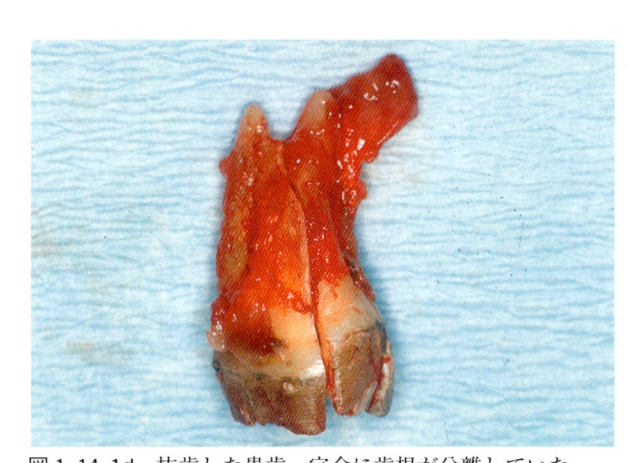

図1-14-1d　抜歯した患歯．完全に歯根が分離していた．

ほとんどの歯髄は正常ではなく，歯根に亀裂が生じていることもあります．この亀裂の程度により臨床症状は多様になります．したがって，患者の訴える症状から病態が特定できる可能性は低いでしょう．一方，歯根が完全に破折している場合には，歯髄は失活し，歯髄壊疽様の腐敗臭がします．

咬合由来の歯痛と考えられる場合には，歯列，ファセットの有無，夜間のブラキシズム，顎関節症の診査を行います．この場合，Study Modelを作製し，咬合器に装着して診査すると良いでしょう．

歯冠修復を受けた既往のあるケースでは，以前の修復治療時に，切削する際の摩擦熱で歯髄損傷を受け，長期にわたり徐々に失活しているケースもあります．

咬合由来と思われる歯痛については，まだエビデンスのレベルが高くはありませんが，臨床経験からの報告は多数あります．

読者の先生方の中にも，う蝕がなくて，エナメルクラックが存在する症例で，「咬合性の歯痛」と考え，咬合調整，ファセットおよび顎運動の診査を行い，スプリント，バイト・プレートの使用および自己暗示療法を行ったことで症状が軽快したという経験をお持ちの方がいると思います．

このようなケースでは，筋肉の過緊張が認められ，末梢の筋膜や歯根膜に「トリガー・ポイント」があります．エナメルクラックが存在する場合にも，温度刺激に敏感になっています．

第1部　診断編

表 1-14-1　非歯原性疼痛の分類

①上顎洞，鼻腔性（急性上顎洞炎による歯痛）
②筋・筋膜性（トリガー・ポイントによる歯痛）
③神経血管性（片頭痛，群発頭痛による歯痛）
④神経因性（三叉神経痛，帯状疱疹，Atypical Odontalgia としての歯痛）
⑤心臓性（心筋梗塞，狭心症による歯痛）
⑥心因性：身体表現型疼痛障害
⑦咬合：顎関節症

　患者の訴える症状(痛み)の解釈を誤り，病態を理解しないまま抜髄を行っても原因となる咬合の問題が解決されておらず，違和感や打診痛が消失せず，不必要な根管治療を繰り返し，最終的に抜歯処置を受けたという話を時々聞きますが，患者の訴えは時として非常に正確で，われわれの診断能力よりもずっと鋭敏です．

　一方，非歯原性疼痛を訴えるケースでは，患者の訴える痛みの原因を特定できないことがありますから「咬合の問題」と決め付けないで，以下で述べる中枢性の痛みの可能性を慎重に鑑別する必要があります．

　「歯を診て人を診ない」ことにならないように，患者の精神状態も把握できると良いでしょう．

IV　非歯原性疼痛

　救急来院する患者の主訴の約 90％は歯内疾患による「痛み」だと思われます．しかし，歯内療法において「痛みの診断」は未だに確立されているとはいい難いのです．

　患者が訴える「歯痛」には，末梢の感覚受容器である歯髄，歯肉，歯根膜および骨膜のほかに，歯以外の組織や中枢(脳)が大きく関与することが明らかになりつつあり，最近，「非歯原性疼痛」として，OFP(口腔顔面痛)が注目されています[4,5]．

　細菌感染による歯髄内の炎症反応により内圧が亢進し，根尖孔外へも炎症が波及した結果，強い打診痛を生じるような，通常の歯痛とは異なり歯科的原因によらない，従来の歯科的理解の範囲を越えた「非歯原性疼痛」と呼ばれる歯痛が知られるようになりました(表 1-14-1)．

　非歯原性疼痛は，他疾患や他臓器からの関連痛による歯痛あるいは歯が原因でない歯痛のことで，筋性歯痛，神経血管系歯痛，上顎洞性歯痛，頭性歯痛などが挙げられます．

V　実際の診断と治療

　診断のポイントとしては，「持続的自発痛が存在し」「一般的な消炎鎮痛剤が無効で」「打診痛がないこと(歯根膜の炎症がない)」から，末梢(歯)からの刺激ではないことが推察できます．

　さらに末梢の感覚受容器(歯髄，歯根膜，歯肉，骨膜)からの刺激伝達を浸潤麻酔で遮断することで，患者の疼痛が消失するか否かに基づいて，末梢的(歯，歯周組織)な問題か中枢性(脳)由来の痛みかの判断ができます．

歯髄炎や歯科疾患以外の原因で起きる歯痛

　通常の歯原性疼痛は，浸潤麻酔や消炎鎮痛剤で緩和できるので，浸潤麻酔や投薬によって症状に変化がなく，患部にも器質変化がなければ，中枢性の痛みの可能性を疑い，医科との連携を図ります．

　診断がつかないままに，「とりあえず疑われる歯を削るとか神経を取る」というような誤った医療行為が行われると，患者の訴えはますます深刻なものになってしまいます．

　「歯痛」を長期にわたり我慢していると，脳や脊髄の中枢神経細胞が興奮した状態になり，長い間元に戻らない状態が続くこともあります．これを「痛みの記憶」と呼んでいます．

　痛みを我慢して「痛みの悪循環」や「痛みの記憶」が形成される前に適切な診断と治療を行うことが重要です．

　「痛みの記憶」回路を取り除くには，神経ブロック療法を主体とした治療がペイン・クリニックで行われています．慢性疼痛の治療としては，痛みの信号が中枢神経に入るのを即効性の鎮痛剤や局所麻酔薬で遮断するのが有効な対策です．

　しかし，いったん「痛みの記憶回路」が形成されると，わずかな刺激を増幅して感じるようになります．長期間消退しない痛みによって，「不安」「恐怖心」が募り，ますます痛みに対して過敏なアロデニア（通常では痛みを感じない刺激でも痛みを感じる）といわれる状態になる恐れがあります．

VI　帯状疱疹による歯痛

　三叉神経領域の帯状疱疹（Herpes Zoster）では歯痛と打診痛，歯肉のアロデニアが生じ，歯原性疼痛に非常に類似した症状を呈することがあります．

　具体的には，歯科治療の後に歯痛，顔面神経痛，発疹や顔面神経麻痺など帯状疱疹による症状が出現します．

　この場合，皮疹がすでに出現しているならば，診断は容易ですが，皮疹の出現前の段階で神経痛，知覚異常などの症状のみが認められる場合には，他の疾患との鑑別が困難です．

　帯状疱疹では歯痛が唯一の初期症状であることがあり，好発部位のひとつである三叉神経領域の帯状疱疹で認められます．

　このとき，う蝕を疑い歯科を最初に受診することがありますが，血液中の抗ウイルス抗体価を測定することで確定診断できます．また治療法としてはゾビラックスの点滴を行います．

参考文献

1. ワインのエンドドンティックセラピー 2 nd ed. Mosby.鈴木賢策，堀内博：東京. 医歯薬出版. 1976：12-17.
2. 金平恵介ほか：ちょっと待った！　必要なのか？　その抜髄処置－忘れちゃいけない咬合診査－. ザ・クインテッセンス別冊．グローバルエンドドンティクス. 日本歯内療法学会編．東京. クインテッセンス出版. 2004：74-76.
3. 浅川和也:咬合の影響による歯痛. ザ・クインテッセンス別冊．グローバルエンドドンティクス. 日本歯内療法学会編．東京. クインテッセンス出版. 2004：127-129
4. 大塚ひかり：歯医者が怖い－歯の痛みは心の痛み？.東京.平凡社.平凡社新書. 2006.
5. 小野　繁：ドクター・ショッピング-なぜ次々と医者を変えるのか. 東京. 新潮社．新潮新書. 2005.

第1部　診断編

Diagnostic Edition 15

咬合が原因の歯内疾患を考える

I　咬合異常を見極める

　咬合異常は歯内疾患をも増悪させるリスク因子と考えられます[1]．臼歯部の低位咬合，歯列不正，前歯の開咬あるいはアングルⅡ級1類でアンテリアカップリングに不正のある症例や矯正中の患者では顎関節症の症状を呈することがよくあります．これらの患者では，エナメルクラック，ファセット，金属の皺であるウインクル（図1-15-1），う蝕あるいは歯周炎の進行が認められます．咬合の不調和が原因と考えられる臼歯の歯痛，例えば，自発痛，冷温水痛，咬合痛，咀嚼筋群の痛み，広範囲にわたる放散性の痛みを訴えたり，根尖性歯周炎の炎症反応が増悪されたりします．

　このようなケースでは，普段の姿勢，体幹のねじれ，ストレス，悪習癖によっても顆頭の位置異常や咀嚼筋群の過緊張を生じるので，医療面接を通して患者の生活習慣（ライフスタイル）を詳細に把握する必要があります．何よりも医療面接を通して患者自身に自分の悪習癖に気づかせてリスクの軽減を図らせることが重要です．

II　睡眠時ブラキシズム

　「睡眠時ブラキシズム」の定義は，クレンチングやグラインディングなどの「非機能的運動（Parafunctional Activity）」です．もう少し詳しく説明すると，睡眠関連随伴症であり，クレンチングやグラインディング音を発生させる反復性で相動的な咀嚼筋活動を特徴とした非機能的運動といえるでしょう[2]．

　睡眠時ブラキシズムは，臨床での測定が不可能なので，問診（患者の自覚）と口腔内診査（咬耗

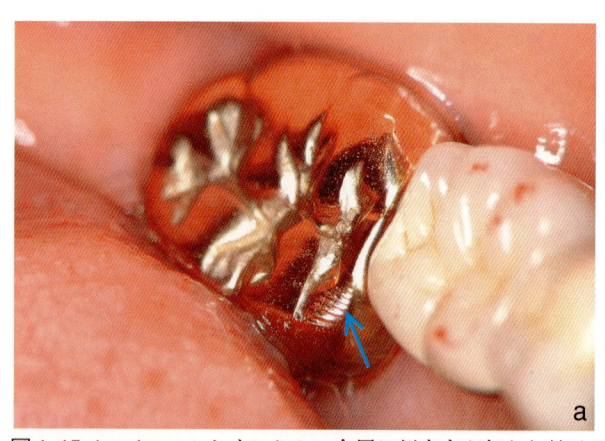

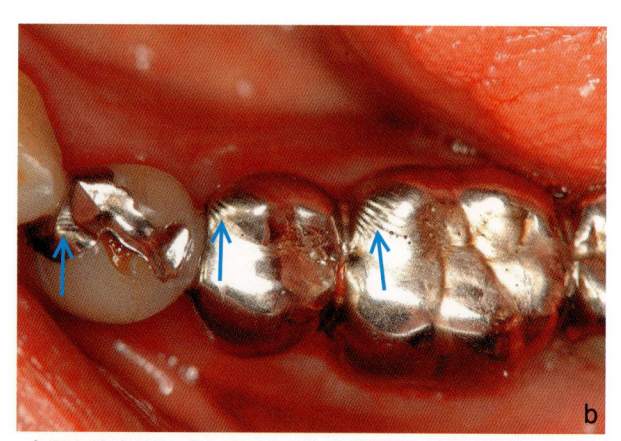

図1-15-1a，b　a：ウインクル．金属に側方力が加わり続けると，金属の咬合面に「ウインクル」と呼ばれる皺が観察されることがある．前歯のガイドが適切でないと，ポステリアガイドになるためかと考えられる．b：下顎左側臼歯部3歯のウインクル．

咬合が原因の歯内疾患を考える

● ブラキサーの症例

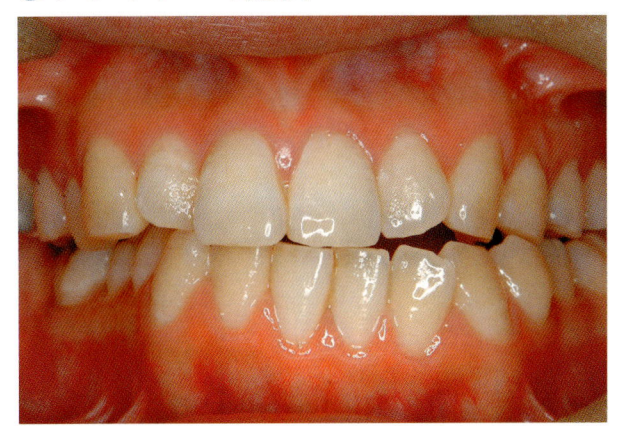

図 1-15-2a　正面観．歯列不正を認める．

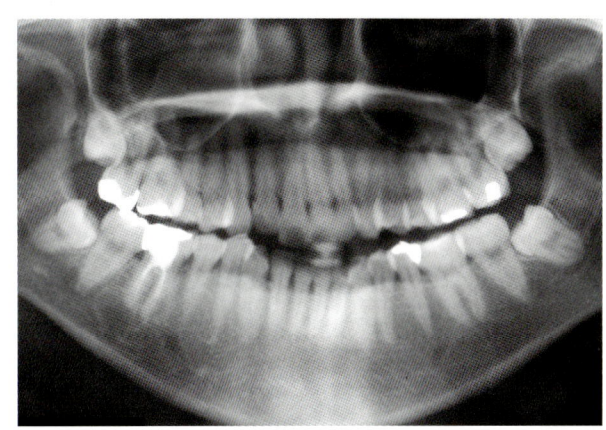

図 1-15-2b　パノラマ X 線写真．上下顎右側第二大臼歯が接触している．同部に咬合干渉があることがわかる．

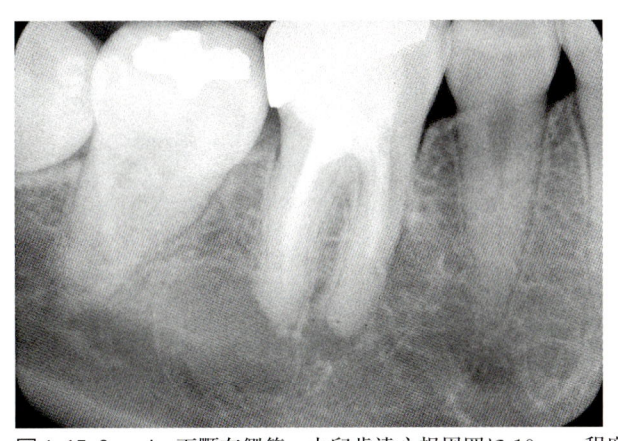

図 1-15-2c, d　下顎右側第一大臼歯遠心根周囲に 10 mm 程度の境界明瞭な透過像を認める．

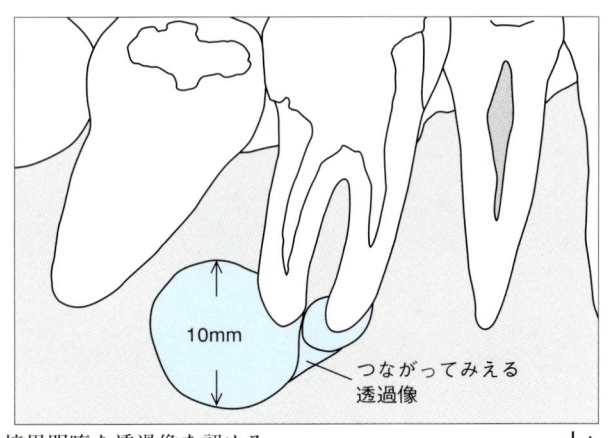

c|d

の程度）から行います．睡眠同伴者の指摘（＋）で，グラインディング音（＋）ならば，ブラキシズム（＋）となります．

　もっとも，睡眠同伴者の指摘（－），歯軋りの音なしでも，ブラキシズム（－）とはいえません．クレンチングしていることがグラインディングよりも多いので，音だけから夜間の歯軋りの有無を判別できません．しかし咀嚼筋の緊張の有無を触診すれば判別は可能です．

III　咬耗の診査

　歯に咬耗があれば，過去の咬耗の蓄積であり，機能運動の程度や，患者の年齢や犬歯の位置によっても咬耗度は異なります．

　口腔内診査で，下顎を側方滑走した際に犬歯や小臼歯の咬耗面（ファセット面）がぴったり合い，咬耗面の光沢がある場合には，頻繁にグラインディングしていると考えて，非機能的運動の程度をバイト・プレートで確認します．

IV　ブラキサーの症例

　図 1-15-2 の患者は 30 歳の女性．下顎右側第一大臼歯周辺歯肉の違和感を主訴に来院しました（図 1-15-2a）．パノラマ X 線写真からは，根尖部周辺に 10 mm 以上の境界明瞭な透過像を認めました（図 1-15-2b～d）．

　Open Bite の状態で，前歯のアンテリアガイドがなく，臼歯も患歯を含めた数歯しか咬合し

第1部 診断編

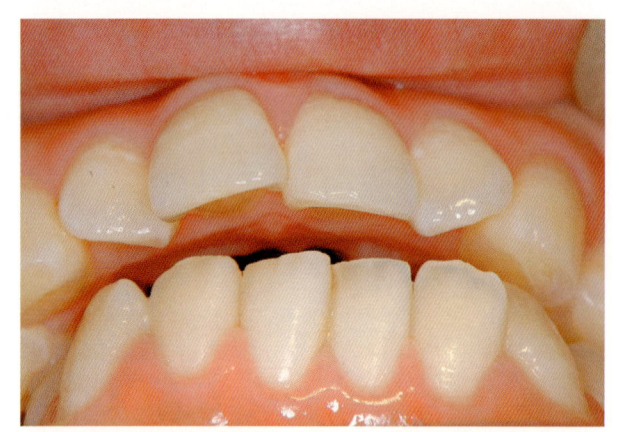

図1-15-2e Open Biteでアンテリアガイドがない.

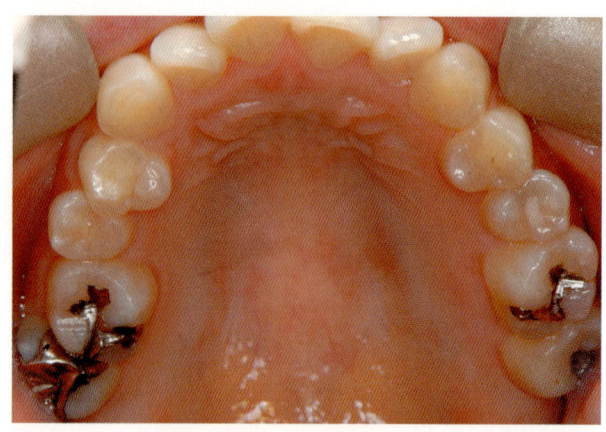

図1-15-2f 上顎咬合面観.臼歯部のファセットが顕著である.

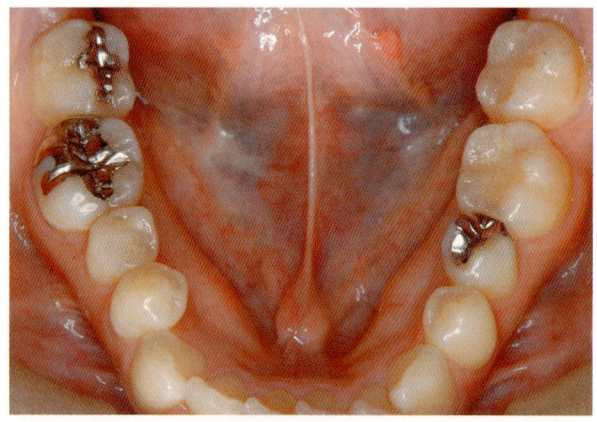

図1-15-2g 下顎咬合面観.

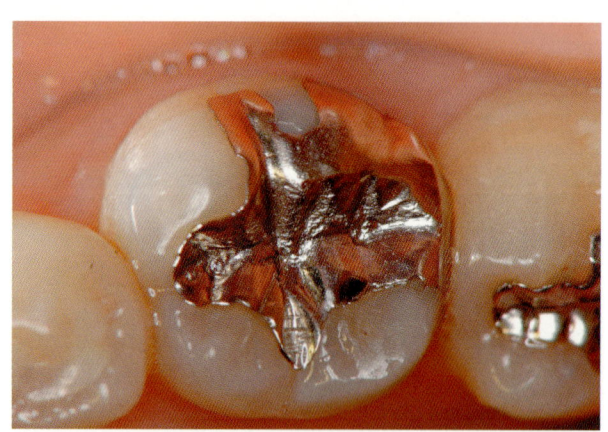

図1-15-2h 下顎右側大臼歯の咬合面観.

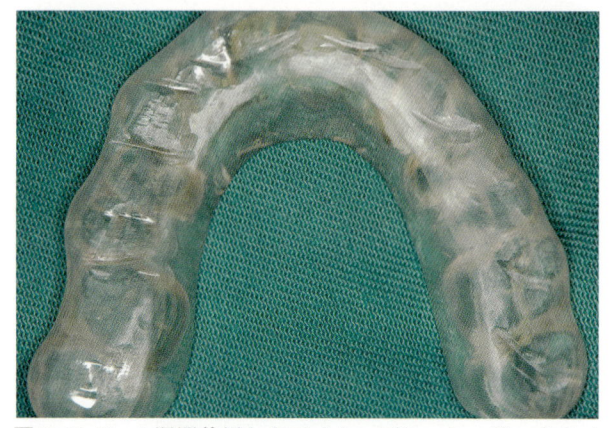

図1-15-2i 1週間使用したバイト・プレート.強いグラインディングを推測させる傷が付いている.

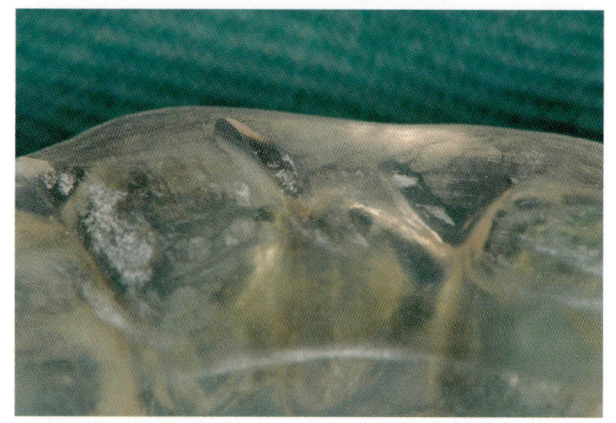

図1-15-2j 同拡大写真.1mm以上削れている.

ていません(図1-15-2e〜g).

バイト・プレートを1週間使用してもらうと,強いグラインディングをしていることが判明したので(図1-15-2h〜j),ブラキサーであることを患者に説明しました.

根管治療後,一度フレア・アップを生じましたが,3回目の来院で根管充塡を行うことができました(図1-15-2k〜o).

最終補綴後の早期に咬合面にウインクル(図1-15-2p,q)が生じたので,患歯で強く咬合していることが推察されます.患者には歯列矯正を勧めましたが,治療を希望しませんでした.

咬合が原因の歯内疾患を考える

図1-15-2k　X線写真．遠心根の根尖は大きく拡大されており，電気的根管長測定器が安定しないので，ポイント・トライアルを行った．

図1-15-2l　その後，フレア・アップを生じた．

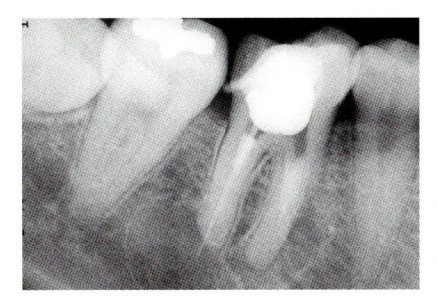

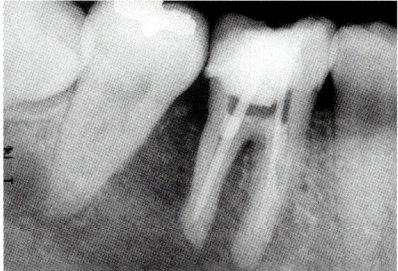

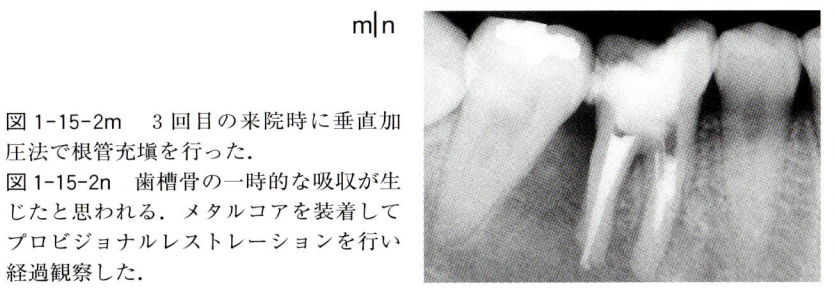

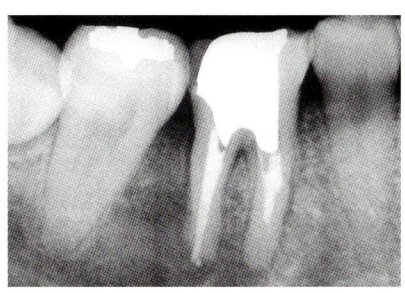

図1-15-2m　3回目の来院時に垂直加圧法で根管充填を行った．

図1-15-2n　歯槽骨の一時的な吸収が生じたと思われる．メタルコアを装着してプロビジョナルレストレーションを行い経過観察した．

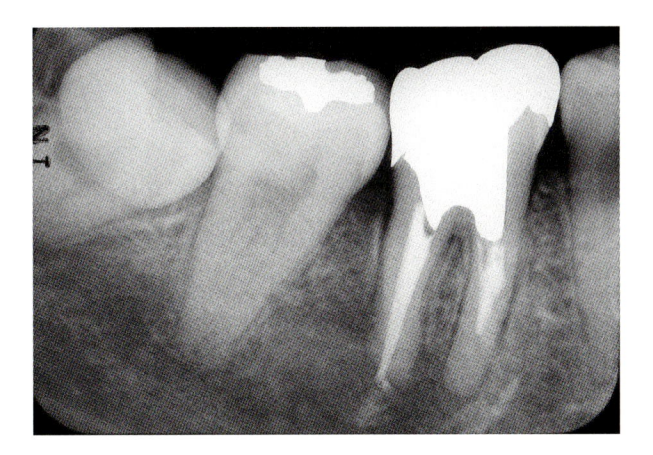

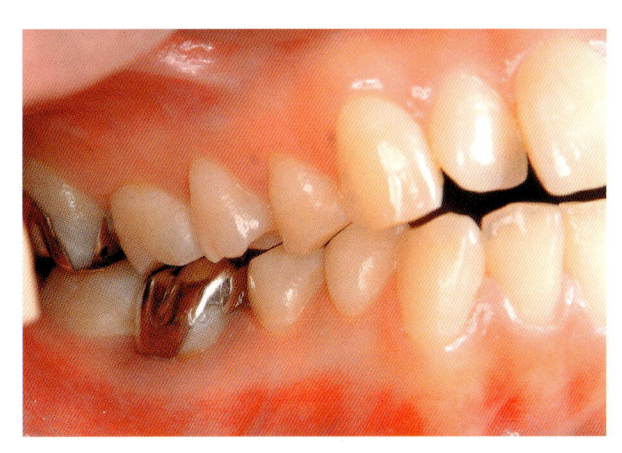

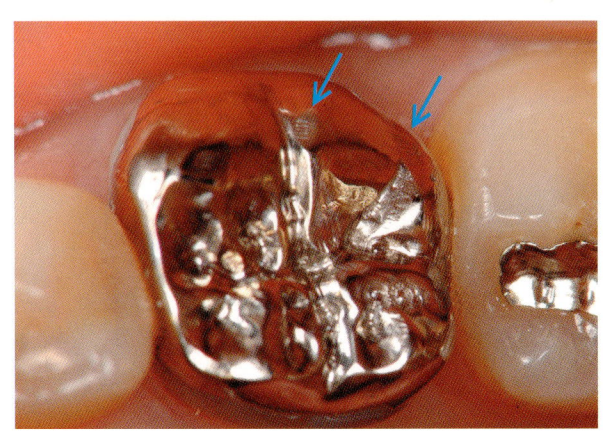

図1-15-2o　最終補綴物装着時のデンタルX線写真．まだ透過像は消失していないが，臨床症状は消失している．

図1-15-2p　右側側方面観．臼歯部のみで咬合している．

図1-15-2q　2週間後の患歯の咬合面観．患歯の補綴物にウインクルと思われる皺がすでに観察される．予後が不良になる要素が咬合であることが予測される．

参考文献

1. 平井　順．高橋慶壮：臨床歯内療法学-JHエンドシステムを用いて-．東京．クインテッセンス出版．2005.

2. Amemori Y, et al. : Influence of nocturnal bruxism on the stomatognathic system. Part I : a new device for measuring mandibular movements during sleep. J Oral Rehabil. 2001 : 28 : 943-9.

Diagnostic Edition 16

歯周ポケット内細菌による歯髄炎発症の可能性は

I 上行性歯髄炎

　上行性歯髄炎（逆行性歯髄炎）の症例では，ポケット内細菌由来の歯髄炎を生じます（図1-16-1）．上行性歯髄炎に罹患した患者に全顎的な診査をすると，歯周病が中等度から重度に進行しており，通常の慢性歯周炎ならたいていは40代以上です．「患者の年齢」も診断のポイントになります．

　上行性歯髄炎は，以前は治療が困難なため抜歯が適応されていましたが，最近の組織再生療法および材料科学の進歩に支えられ良好な予後が期待できるケースもあります．

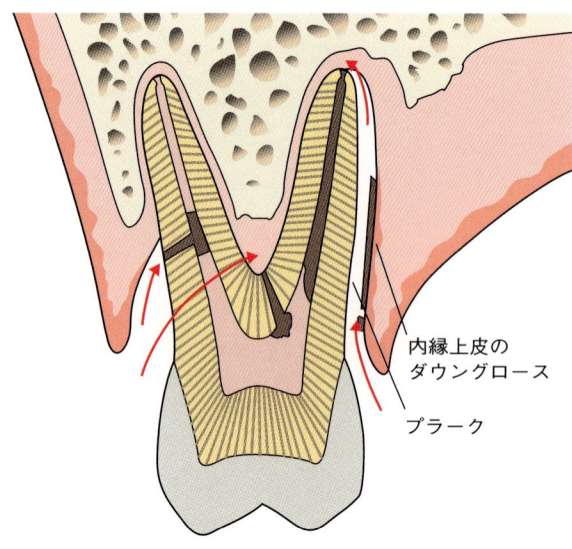

図1-16-1　上行性歯髄炎．上顎第一大臼歯に生じた上行性歯髄炎では，外傷性咬合の影響もあり，口蓋根周囲の骨吸収が進行し，分岐部病変クラスⅢまで進行したら，保存的治療は非常に困難になる．

II 歯内－歯周複合病変

　歯内－歯周複合病変は，歯髄および歯周組織に生じた炎症性疾患がお互いに影響しあって形成されます．

　歯髄と歯周組織は発生学的および解剖学的に緊密な相互関係を有するため，どちらかに生じた病理的変化は他方にも影響します．それぞれの診査項目（表1-16-1）の意味をよく理解する必要があります．

　辺縁性歯周炎では歯根膜とセメント質は破壊されており，歯周ポケットは「開放巣」であるため，治癒は困難で再発する可能性が高いといえます．一方，根尖性歯周炎では，たいていの症例では歯根膜およびセメント質は健康で，根尖病変が「閉鎖巣」であることから，根管治療により治癒は良好です．

　この特徴を踏まえて，歯内－歯周複合病変を3つに分類した「Simonの分類」（図1-16-2）があり，タイプごとに治療法と予後が異なります（図1-16-3）．

　歯内疾患と歯周疾患が同時に存在している場合には複数のリスク因子がかかわっているために病態を正確に把握することが困難なことがあります．歯内－歯周複合疾患に対する治療では，まず歯内療法を行って予後を観察し，病変における歯内疾患と歯周疾患の占める割合を推測します．

　患者の年齢は歯周病の関与を予測する指標に

歯周ポケット内細菌による歯髄炎発症の可能性は

表 1-16-1　歯内疾患と歯周疾患の診査項目の比較

	歯周病	歯髄炎	根尖性歯周炎
細菌	プラークコントロールレコード	軟化象牙質	軟化象牙質 根管内容物
炎症	歯肉炎指数 BOP（Bleeding on Probing） 痛み	痛み 冷温水痛，拍動痛， 打診痛，自発痛	痛み 自発痛，打診痛 拍動痛
組織破壊	歯周ポケット深さ アタッチメント・ロス 骨吸収指数（Schei）	実質欠損（う蝕） X線診査	根尖病変（X線透過像） 歯肉の腫脹 瘻孔

歯周疾患は，痛みが出にくい．また数値化できる指標が多いが，歯内疾患の痛みは主観的であり，客観的指標として利用しにくい．

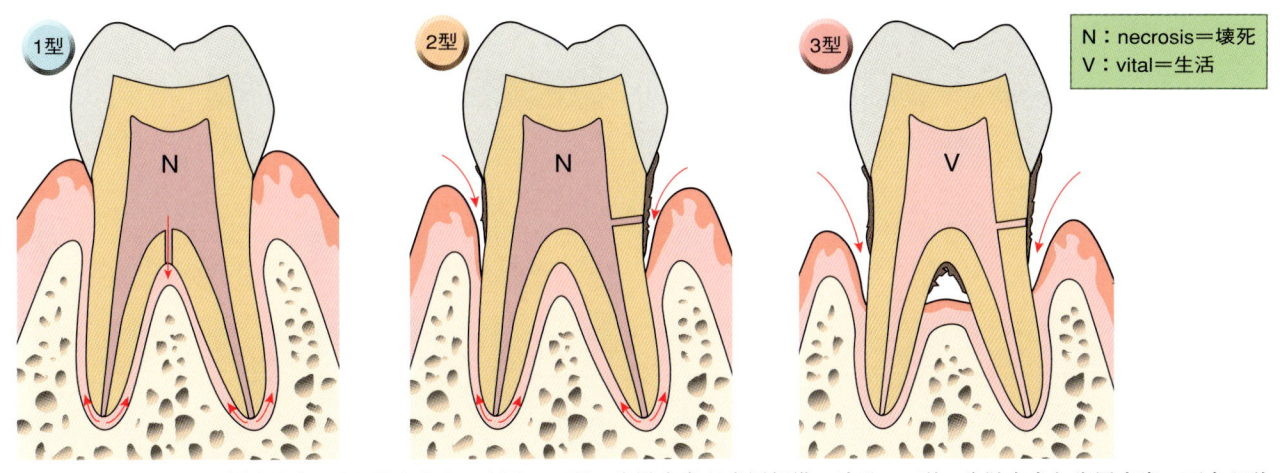

図 1-16-2　Simonの分類（歯内―歯周複合病変の分類）．1型：歯髄疾患が歯周組織へ波及，2型：歯髄疾患と歯周疾患の両方が独立あるいは歯髄疾患と歯周疾患の両方が交通．3型：歯周疾患が歯髄疾患へ波及．1型は治癒早く，予後良好である．2型では，根管治療と歯周治療の両方が必要になる．一方，3型は根尖まで進行した重度歯周炎に罹患しているので，リスク因子が複数存在し，予後不良である場合が多い．

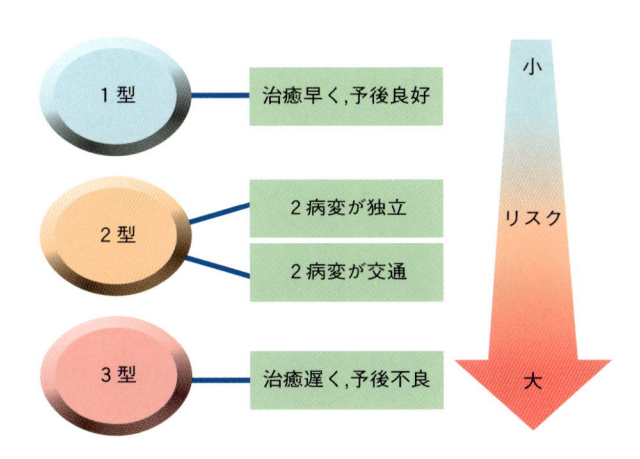

図 1-16-3　2型をさらに病変の結合の有無により2つに分類した歯内―歯周複合病変の分類法．下にいくに従って治療の難易度は高くなる．

もなります．若年者では歯周疾患が重度に進行することはまれで，外傷，う蝕あるいは不適切な修復治療による歯髄の失活が原因で歯周病変様の臨床症状を呈することが多いでしょう．

第1部　診断編

● Simonの分類1型

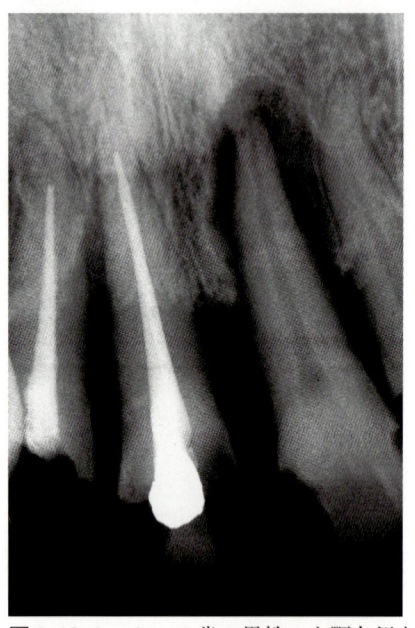

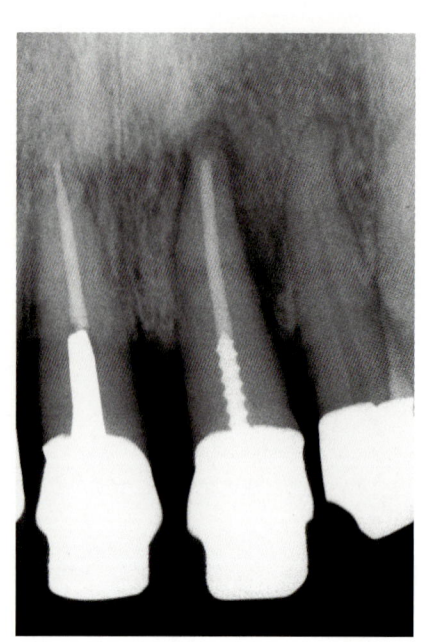

図1-16-4a，b　43歳の男性．上顎左側中切歯のSimonの分類は1型である．重度の歯周炎のように思われるが，感染根管治療と咬合調整のみで治癒している．

● Simonの分類3型

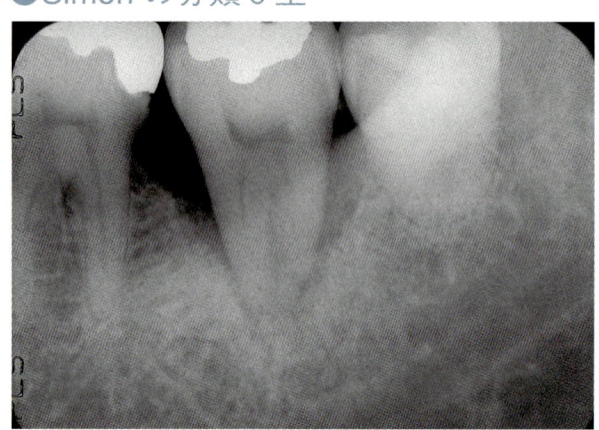

図1-16-5a　48歳の男性．下顎左側第二大臼歯のSimonの分類は3型である．抜髄後に組織再生療法としてエムドゲインを併用した歯周外科治療を行った．

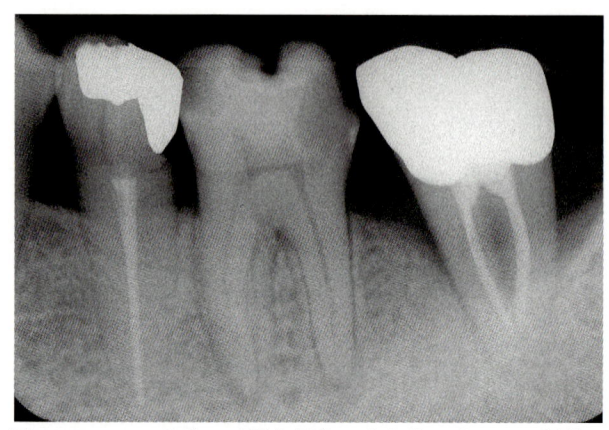

図1-16-5b　4年後，下顎左側第一大臼歯のインレー脱離のため来院した際のX線写真．

　この場合には，根管治療のみで治癒します（図1-16-4）が，40歳以上の患者で全顎的に歯周疾患に罹患しており外傷性咬合が関与している場合には，歯周病の関与が大きい歯内－歯周病変と考えられます（図1-16-5，6）．
　そこで歯周疾患のリスク評価と根管治療を行い，炎症の消失や組織再生を観察した後に，必要な歯周治療を行うべきでしょう．

　具体的な治療法を述べると，①救急処置による除痛，②歯内療法（抜髄あるいは感染根管治療），③暫間固定，④咬合調整，⑤投薬（抗生剤，消炎鎮痛剤）を行って経過観察し，必要に応じた歯周治療を行います．
　歯周治療としては，TBIおよび根面に付着したバイオフィルムの除去に加えて，GTRやエムドゲインを応用した歯周組織再生療法を選

歯周ポケット内細菌による歯髄炎発症の可能性は

●Simonの分類3型

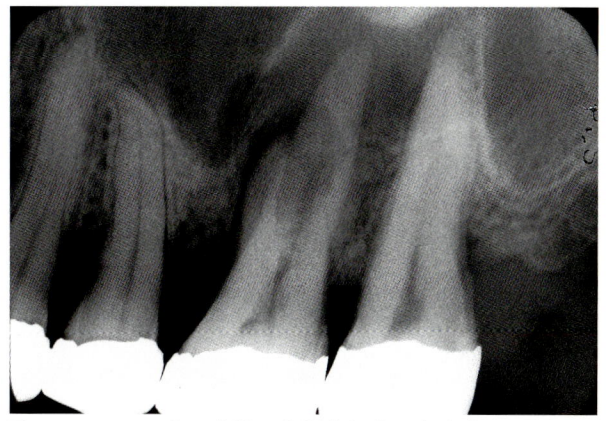

図 1-16-6a　51歳の女性．上顎左側第一大臼歯のSimonの分類は3型である．口蓋根周囲の骨吸収が進行している．

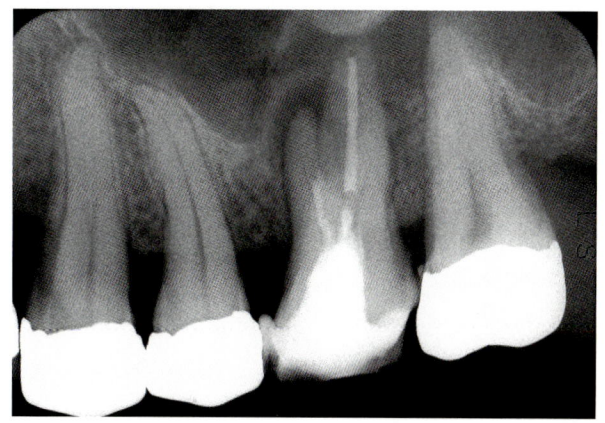

図 1-16-6b　上行性歯髄炎のため，抜髄後の根管には，水酸化カルシウム製剤を仮根充した．

a|b
c

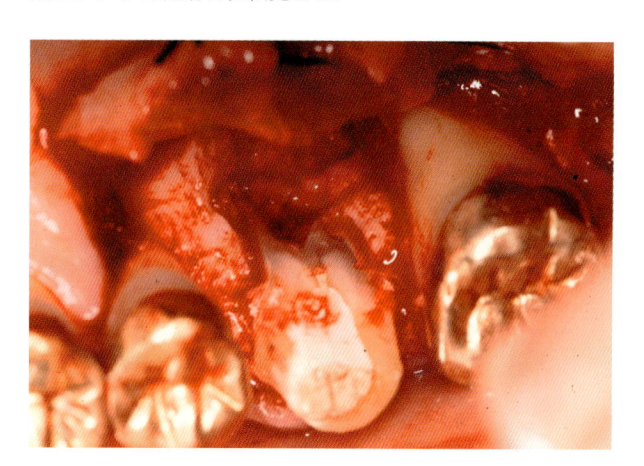

図 1-16-6c　その後，歯肉弁を開け，根尖まで骨吸収が進行していた口蓋根を分割抜歯後観察すると，頬側2根の分岐部にも骨吸収が進行していたので，頬側2根も抜歯後にインプラント治療を行った．

●Simonの分類2型

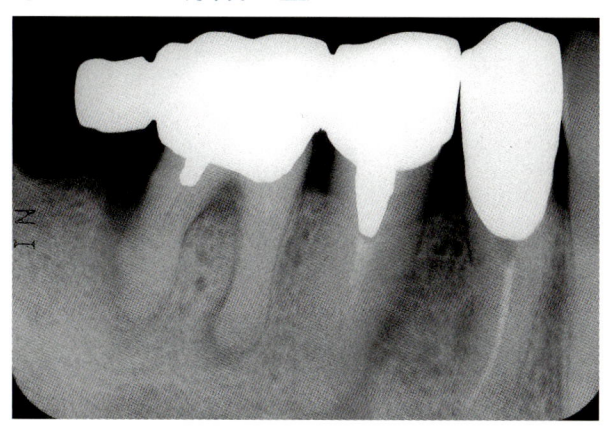

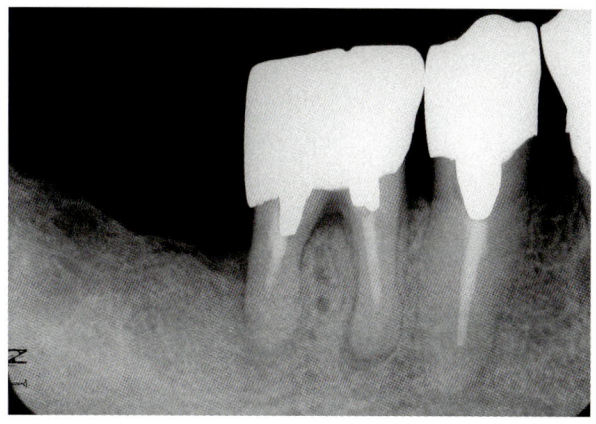

図 1-16-7a, b　61歳の男性．下顎右側第一大臼歯のSimonの分類は2型である．感染根管治療と遠心部にGTR法を併用した．

a|b

択します（図1-16-7）．また，歯槽骨吸収が高度な場合には治療の予知性を考慮して抜歯を選択することもあります．

最近ではインプラント治療の予後が良いので，患者の了解が得られれば予知性の低い保存的治療を回避する傾向にあります．

81

Diagnostic Edition 17

根尖性歯周炎と難治性根尖性歯周炎の症状と治療方針を考える

I 根尖性歯周炎の症状

われわれが日常扱う歯内疾患の約90％は根尖性歯周炎でしょう．歯髄は通常「無菌状態」であり，長期にわたる歯髄炎に罹患したり，失活しないかぎり，根尖孔周囲に炎症が波及することはありません．

瘻孔あるいは急性膿瘍の既往があれば，歯髄は生活していないので，失活歯と判断できますが，X線写真による診断は不可欠でしょう．なお表1-17-1に根尖性歯周炎の症状を挙げておきます．

筆者の臨床経験からは，程度にもよりますが，術後疼痛を生じる確率は10％以下です．また，根管充填後に痛みを訴えても，絶対に充填材を除去してはいけません．細菌による炎症反応が長期にわたり，しかも増大することに比較すれば，シーラーの細胞毒性による一時的な炎症反応はわずかでしょう．たいていの感染根管の場合，過去に他医院で治療を受けているので，受けた治療内容を予測して，医原性の問題が関与していないかを検討します．

なお，う蝕，外傷，医原性の傷害（根管充填材による細胞毒性やアレルギー反応），穿孔による歯周組織との交通や感染を原因とする歯髄の失活から根尖性歯周炎に至る過程を図1-17-1に示します．

II 根尖性歯周炎の慢性症状

患者がとくに臨床症状を訴えず，他歯の治療でX線写真を撮影してはじめて患歯の根尖周

表1-17-1　根尖性歯周疾患の臨床症状

症状	評価（解釈）
自発痛あり	急性反応
咬合痛（打診痛）	歯根膜に炎症あり
違和感	慢性炎症あり
根面の粗造感	歯周炎の併発
根尖部歯肉の腫脹	膿瘍形成
破折の有無	歯質と咬合の問題あり
瘻孔	排膿路があるため急性化しない

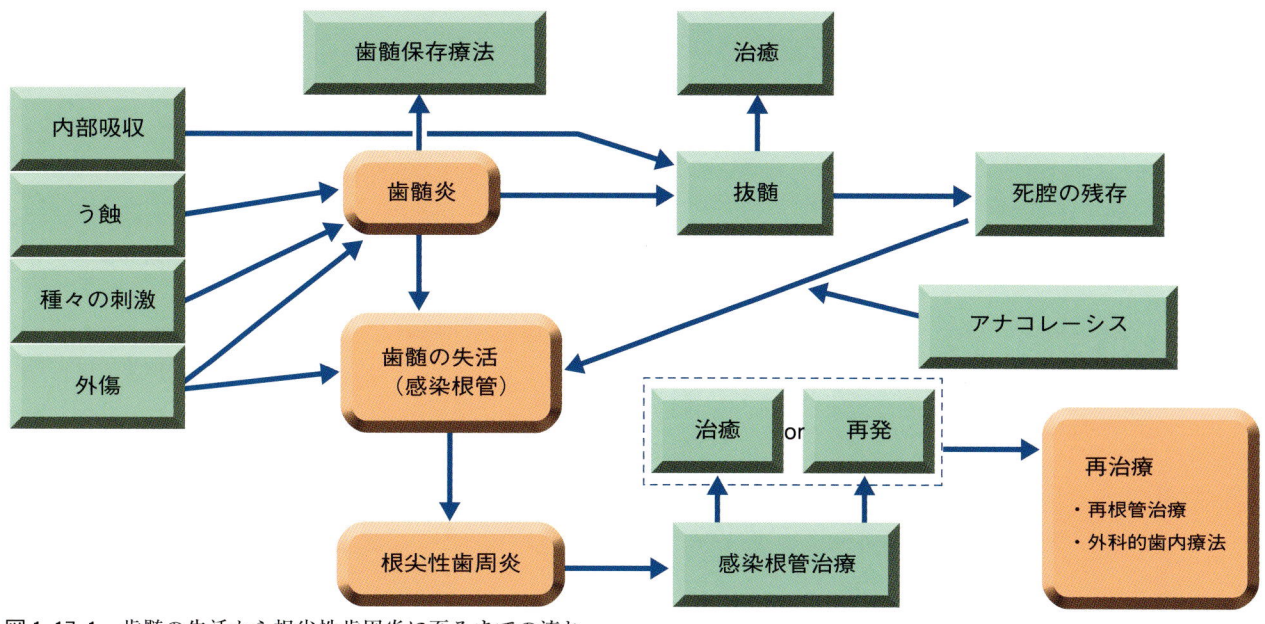

図1-17-1 歯髄の失活から根尖性歯周炎に至るまでの流れ.

囲の透過像を認めたことによって，根尖病変が疑われる場合には，根尖性歯周炎の慢性症状と考えられます．生体と細菌側との相互作用によって一定のバランスを保っているのでしょう．

治療を始める根拠としては，一定のバランスを保っていたとしても，微量ながら「菌血症」に伴う慢性炎症が持続しているので，生体にとっては好ましいことではなく，とりわけ，心臓病や糖尿病患者においては，感染源の除去の観点からしても，根管治療を行う必要があります．

III 難治性根尖性歯周炎の症状

「難治性根尖性歯周炎」は，「長期にわたり複数の歯科医師によって根管治療が行われていたにもかかわらず治癒しなかった症例」であり，「医原性の問題」「患歯の解剖学的問題」「咬合の問題」および「根尖外のバイオフィルム感染」など複数のリスク因子がかかわっていると考えられます．もっとも言葉の定義がまだ明確ではありません．

E. faecalis などの特異的細菌感染を示唆する研究もありますが，病原性が強くない口腔内常在細菌単独による疾患とは考えにくいでしょう．

難治性根尖性歯周炎に対する治療方針は，根尖性歯周炎に対する手順と同様ですが，根管外治療あるいは外科的歯内療法を適応する可能性が高くなるでしょう（図1-17-2）．根管治療はいつも成功するわけではありません．

IV 根管治療から外科的歯内療法へ

筆者が外科的歯内療法を行った症例の中には，「歯根破折（図1-17-3）」「歯石様物質の沈着（図1-17-4）」「根尖孔の逸脱（図1-17-5）」あるいは「根管貼薬剤などの押し出し（図1-17-6）」「解剖学的問題（Fenestration:図1-17-7）」が観察されています[1~3]．

また根尖孔外のセメント質内に偏性嫌気性細菌が棲息して，難治性根尖性歯周炎に関連しているケースやセメント質が剥離しているケース（図1-17-8）では，外科的歯内療法により歯根端切除するか意図的再植時に感染部位の除去が必要になります．

第 1 部　診断編

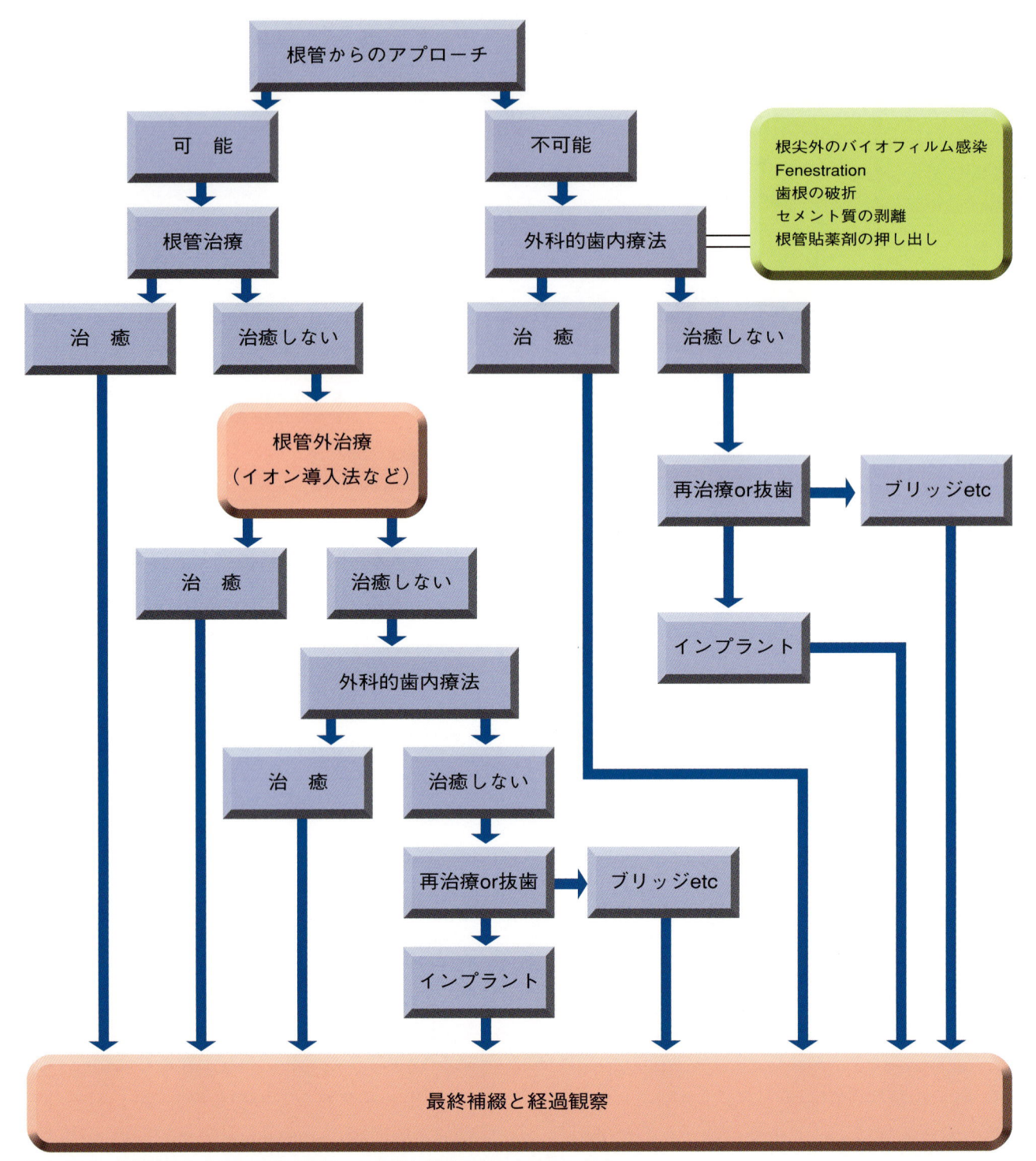

```
                        根管からのアプローチ
                       ↓              ↓
                     可 能           不可能                  ┌─────────────────────┐
                       ↓              ↓                    │ 根尖外のバイオフィルム感染 │
                    根管治療       外科的歯内療法 ────────── │ Fenestration         │
                       ↓              ↓                    │ 歯根の破折            │
                   ↓      ↓        ↓      ↓                │ セメント質の剥離       │
                  治癒  治癒しない   治癒  治癒しない          │ 根管貼薬剤の押し出し   │
                   │      ↓                  ↓             └─────────────────────┘
                   │   根管外治療          再治療or抜歯 → ブリッジetc
                   │  (イオン導入法など)        ↓
                   │    ↓      ↓            インプラント
                   │   治癒  治癒しない
                   │           ↓
                   │       外科的歯内療法
                   │        ↓      ↓
                   │       治癒  治癒しない
                   │               ↓
                   │            再治療or抜歯 → ブリッジetc
                   │               ↓
                   │            インプラント
                   ↓
                最終補綴と経過観察
```

図 1-17-2　根管治療から外科的歯内療法への移行と外科的歯内療法時の所見.

　根尖部が歯根肉芽腫あるいは歯根囊胞内に突出している場合では，長期間にわたって細菌バイオフィルムが棲息している可能性が高いといえます．外科的歯内療法ができれば，治療効果の期待できない根管治療を繰り返して貴重な診療時間を浪費したり，患者の QOL を低下させることはありません[4]．

　本書の第 3 部「外科的歯内療法編」では，著者が実践している外科的歯内療法を詳細に解説したので，参考にしてください．

根尖性歯周炎と難治性根尖性歯周炎の症状と治療方針を考える

●歯根が破折していた症例

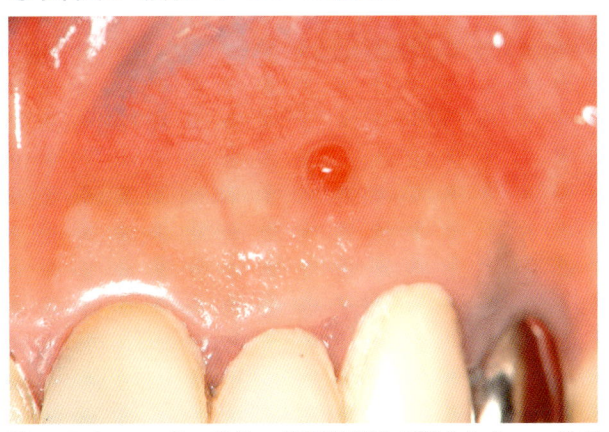

図1-17-3a　41歳の男性．長期間瘻孔が消失しない．数年前に上顎左側犬歯の抜髄と補綴治療を受け，予後は良好であったが，約半年前から歯肉におできのようなものができてしまい，違和感を覚えていた．

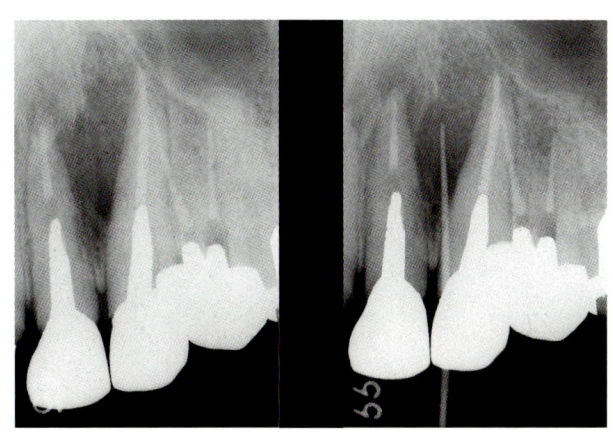

図1-17-3b，c　同X線所見．根管充填は比較的良好にみえるが根尖孔を破壊していることと，シングルポイント根充である．中切歯と側切歯の間に透過像を認める．X線写真からは，歯根破折を判定できない．

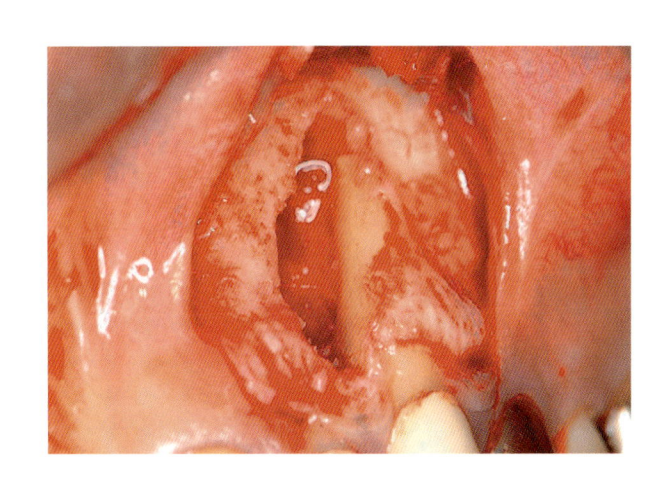

図1-17-3d　歯肉弁を剥離した所見．

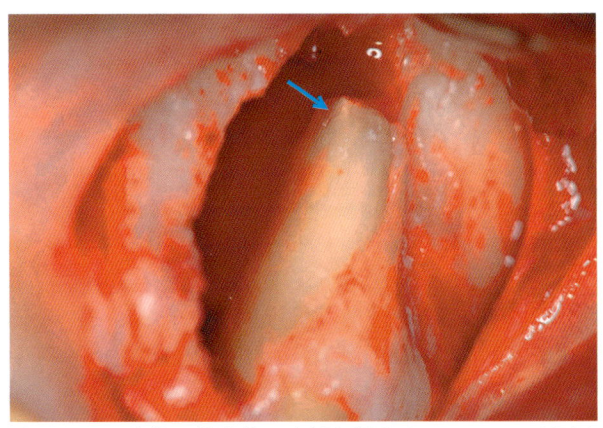

図1-17-3e　歯根の根尖部に破折を認める．フレアーが不十分で，直線的な形成が行われたと想像される．トルクコントロールとフレアー形成の概念が欠落した根管拡大が行われたのであろう．リーミング運動かWatch Winding運動で力まかせに根管拡大を行えば，この症例のような結果になる．根管充填時のスプレッダーを用いた強圧によっても歯根破折する可能性はある．

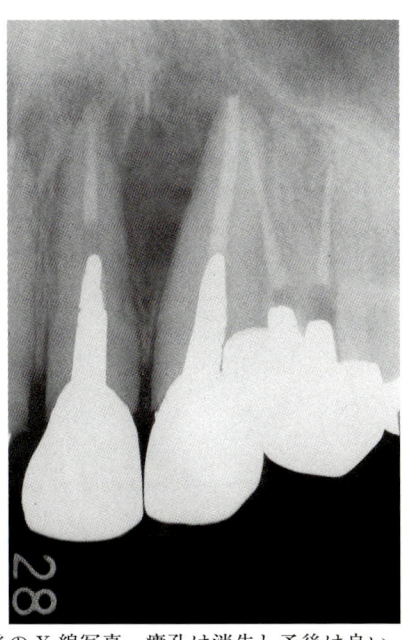

図1-17-3f　術後のX線写真．瘻孔は消失し予後は良い．

第1部　診断編

第1部　診断編

● 歯肉の裂開部から長期間感染を受けたため歯根に歯石様物質が沈着していた症例

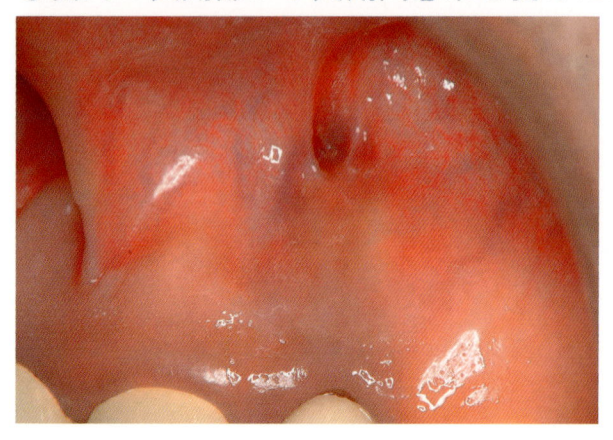

図1-17-4a　45歳の男性．上顎左側側切歯に長期間にわたり膿瘍を形成したため，歯肉が裂開し，歯肉の違和感が消失しない．

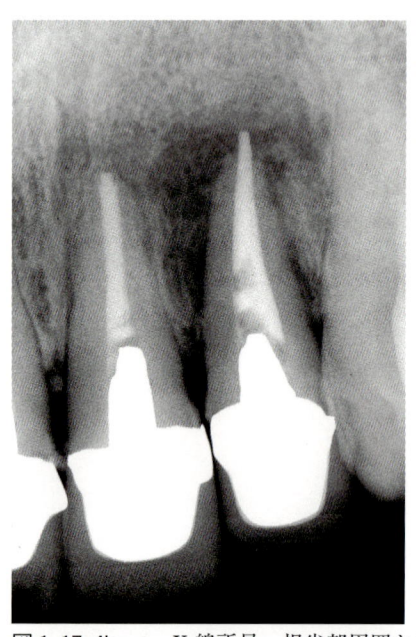

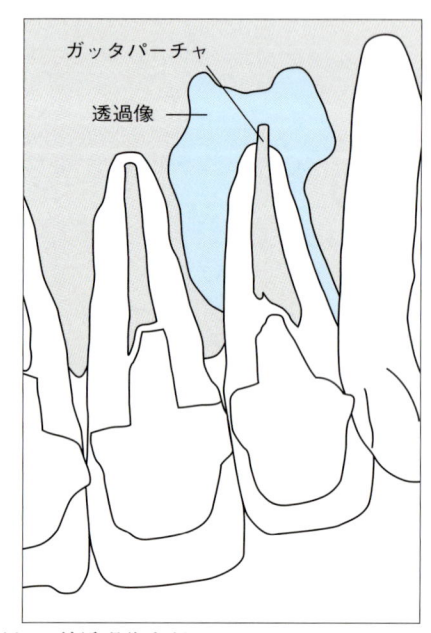

図1-17-4b，c　X線所見．根尖部周囲から歯頸部にかけて広範囲なX線透過像を認める．ガッタパーチャはオーバーしている．

b|c

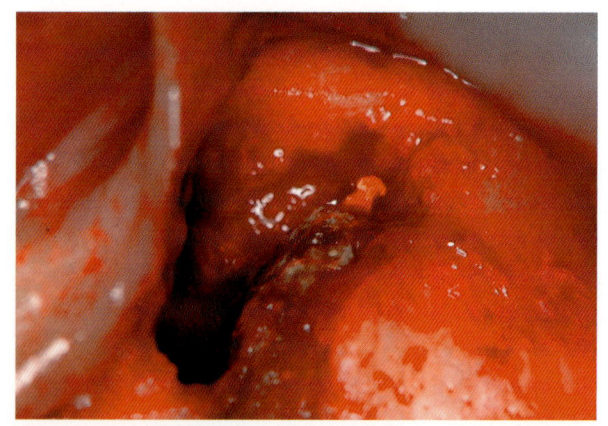

図1-17-4d　歯石様物質が根面に付着していた．長期間，唾液を介して細菌感染が持続していたと思われる．

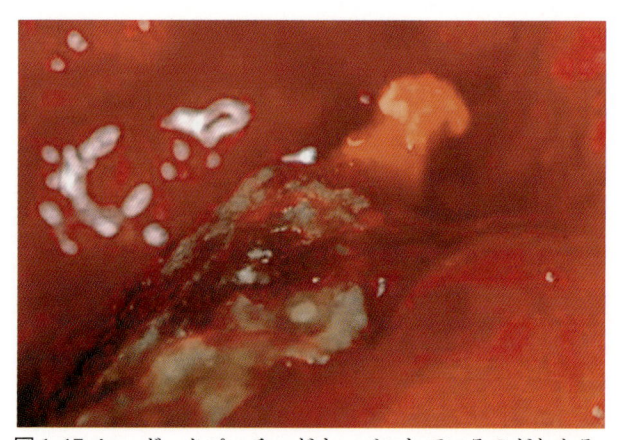

図1-17-4e　ガッタパーチャがオーバーしているのがわかる．

86

根尖性歯周炎と難治性根尖性歯周炎の症状と治療方針を考える

●根尖孔の逸脱と根管貼薬剤が押し出されていた症例
(外科的歯内療法編6：図3-6-2a〜o 参照)

図1-17-5a　55歳の男性．感染根管治療を繰り返しても瘻孔が消失しない．上顎左側側切歯の変色と歯肉の腫脹を主訴に来院した．別の歯科医師によって，10回以上根管治療が繰り返された．何度も根尖外にビタペックスを注入したという．瘻孔が消失しないので(圧が逃げるため)，急発は起きていないが，同部の違和感が消失しない．

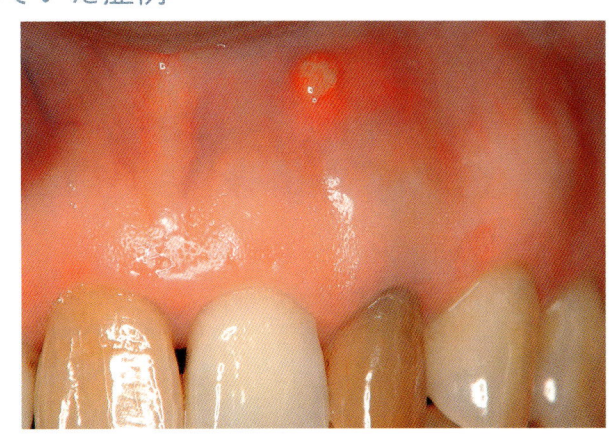

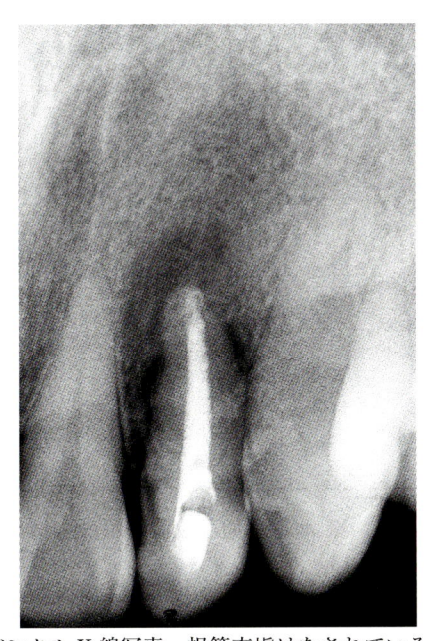

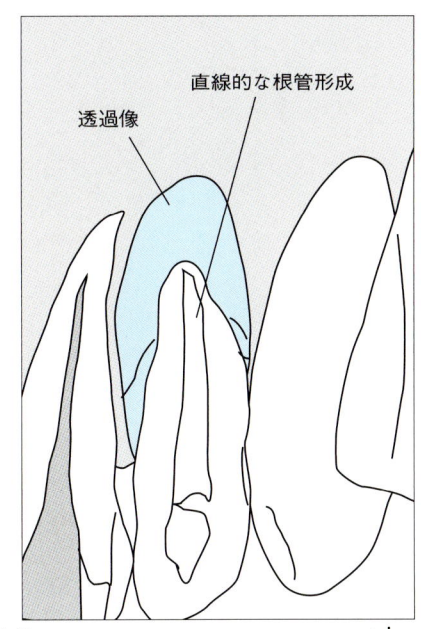

図1-17-5b，c　デンタルX線写真．根管充填はなされているが，直線的な形成である．

図1-17-5d　根尖孔を逸脱した形成で，歯根の根尖部には，ビタペックスと思われるような沈着物が付着している．根管外に感染源が残存している場合には，やみくもにビタペックスを注入するのではなく，治療効果を判定し，効果がみられない場合には外科的歯内療法を選択する必要性を示唆している．

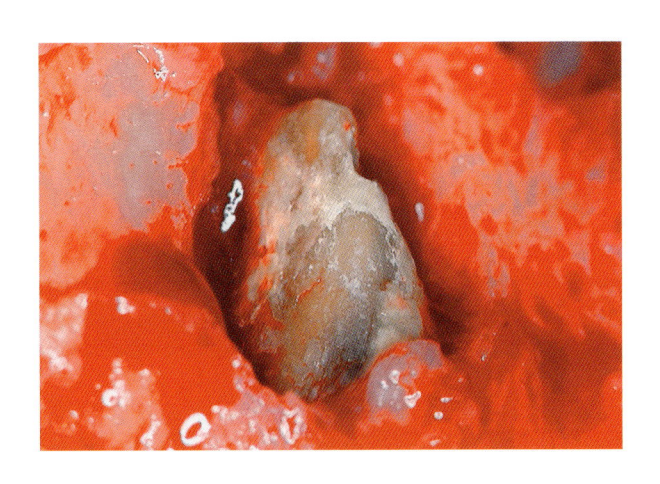

第1部　診断編

● 押し出された根管貼薬剤が根尖病変に充満していた症例

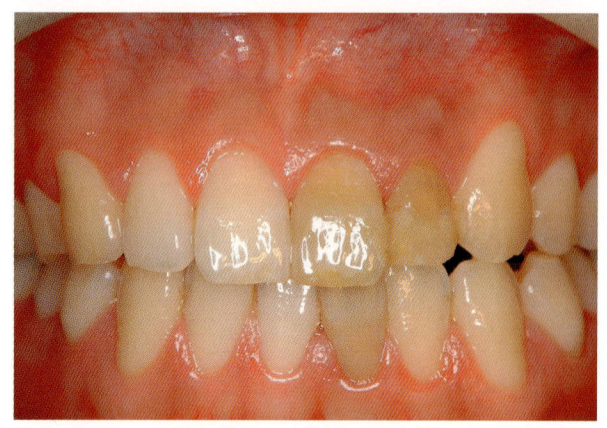

図 1-17-6a　26歳の男性．上顎左側側切歯の根管治療が繰り返されたが，臨床症状が消失しない．

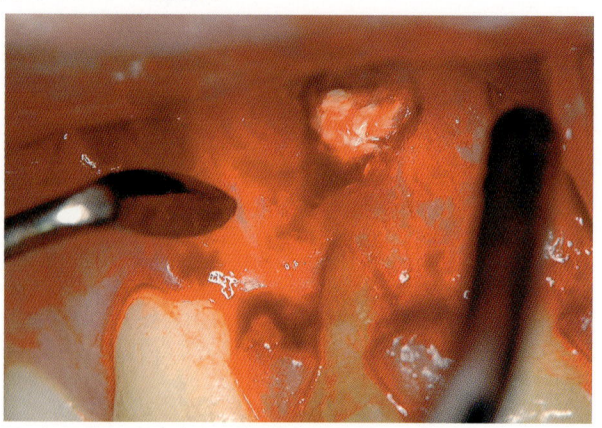

図 1-17-6b　歯肉弁を剥離したところ，水酸化カルシウム製剤が根尖病変に充満している．

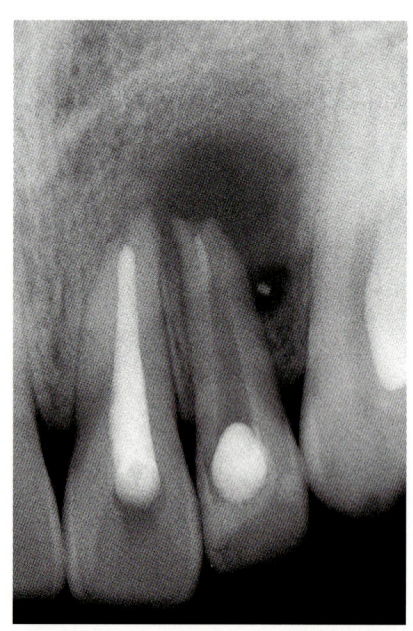

図 1-17-6c, d　デンタル X 線写真．c：術前．d：術後 11 ヵ月．

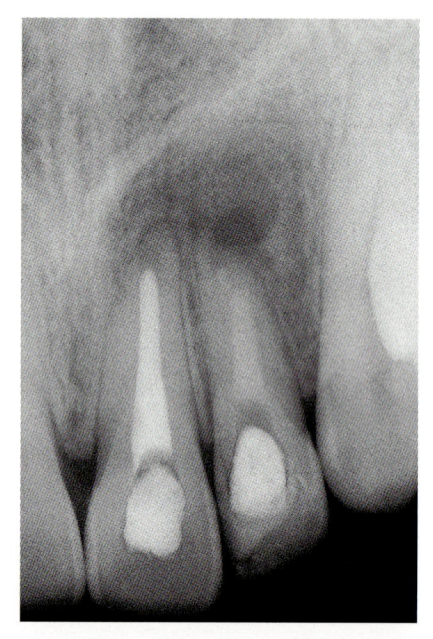

● Fenestration と根尖孔が拡大されていた症例（外科的治療編 6：図 3-6-4a〜n 参照）

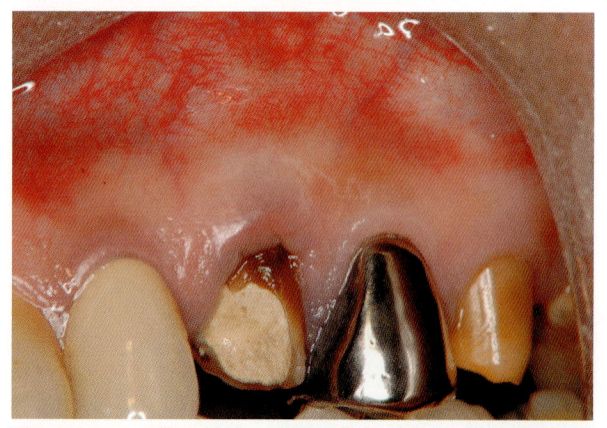

図 1-17-7a　43歳の男性．抜髄を受けて以来，臨床症状が消失しないという理由で 4 年間も根管治療に通ったが，結果的に当院に来院した．歯根は着色している．

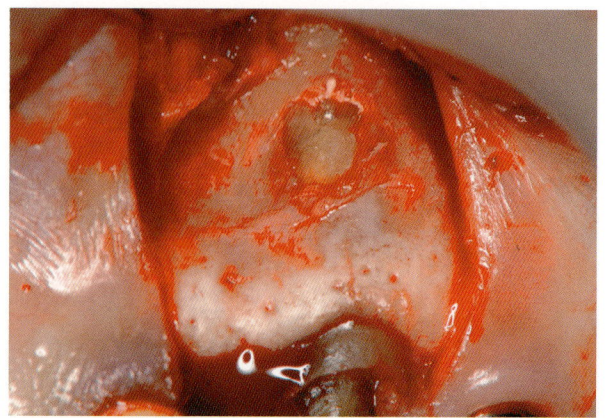

図 1-17-7b　歯肉弁を剥離した際の所見．Fenestration と根尖孔の拡大が顕著である．水酸化カルシウム製剤も残っている．

●セメント質が剥離して細菌感染が生じていた症例

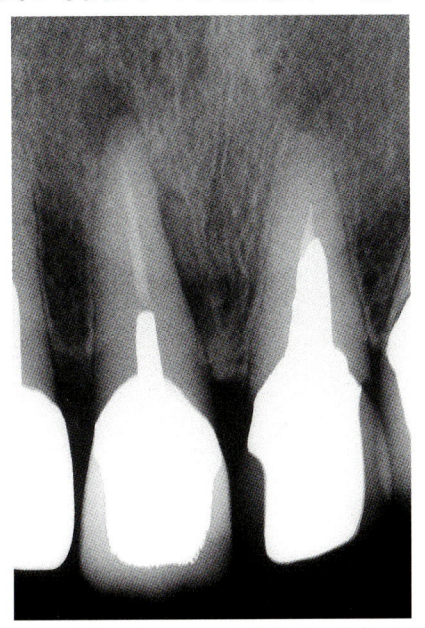

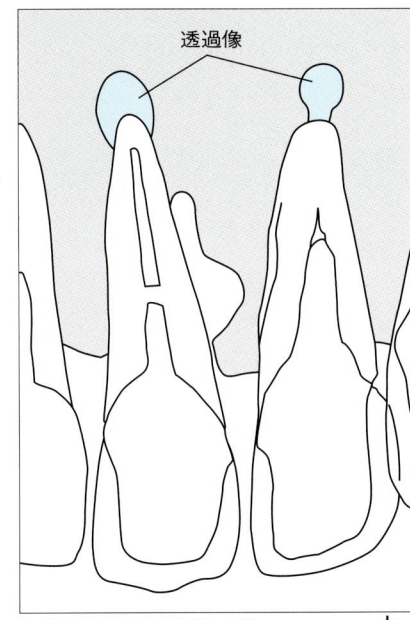

図1-17-8a, b　67歳の女性. デンタルX線写真　歯根の近心に透過像を認めるが, 穿孔や側枝の可能性は低い.

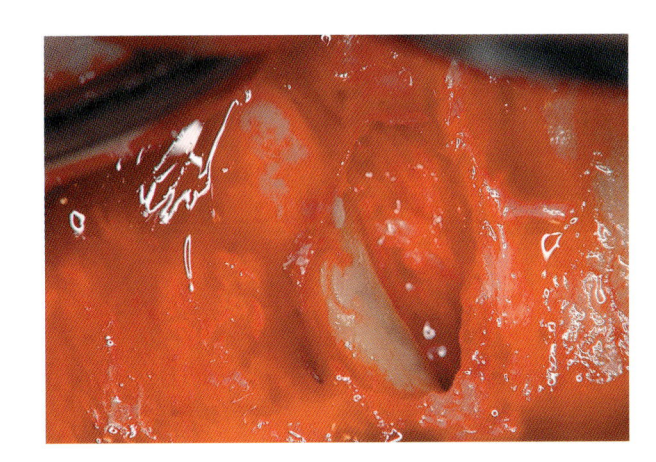

図1-17-8c　歯肉弁を剥離した際の所見. セメント質が剥離していた. ここに細菌感染が生じたのであろう.

参考文献

1. Kiryu T, et al.: Bacteria invading periapical cementum. J Endod. 1994 ; 20, 169-172.
2. 内田暁子,高橋慶壮ほか：難治性根尖性歯周炎に対して組織再生を考慮した外科的歯内療法. ザ・クインテッセンス別冊.グローバルエンドドンティクス.日本歯内療法学会編. 東京. クインテッセンス出版. 2004 ; 47-50.
3. 高橋慶壮：感染根管治療の位置づけ. 日本歯科評論. 2006 ; 66 : 52-63.
4. 高橋慶壮ほか：歯内療法で失敗しないためのヒント.日本顎咬合学会会誌. 2006 ; 62巻:1・2号: 156-163.

Tea Time ② 幻歯痛が強く疑われたケース

　歯が原因でない「歯痛」が存在します．例えば，抜髄を施した後，痛みが執拗に残存する異常痛として，幻歯痛（Phantom Tooth Pain）があります．指を事故で切断した患者が，傷が完治した後にも失った指の「痛み」を訴えることと同じです．これは末梢（歯，指）ではなく，中枢（脳）が「痛み」を感じていることを示しています．

　筆者が経験した症例を紹介しますと，患者は40代の女性，妊娠8ヵ月．軽度の歯痛を覚え，近医にて上顎第一小臼歯の抜髄処置を受けました．その後，「自発痛」が1ヵ月以上持続し，不眠症になり精査・治療を希望して来院しました．

　初診時のX線写真では，根尖部に透過像を認めず，また根管内の出血と排膿は（−）でした．さらに不思議なことに，打診痛と咬合痛も認めませんでした．つまり末梢部位の炎症反応を認めなかったのです．根尖孔は40号程度まで拡大されており，根管内のFC臭が顕著であったため，FC由来の根尖性歯周炎の可能性を考えて，根管の拡大・洗浄後，水酸化カルシウムを貼薬して仮封しました．1週間後に来院した際には根管内のFC臭はほぼ消退しましたが，自発痛はまったく消失せず，投薬したロキソニンも効果がなかったといいます．しかし，打診痛は（−）です．この時点で，炎症性疼痛ではない可能性が高いと考えましたが，出産のため仮根充して治療を中断しました．

　数ヵ月後に再来院した際に患歯の予後を尋ねると，出産後も患歯の痛みが消失しないので，某大学病院で抜歯してもらったが痛みが消えず，骨シンチレーション・グラフ検査を受けたところ，「骨髄炎になっている可能性が高いので骨髄掻爬をしないといけない」と説明を受けたといいます．痛みの原因は歯ではない可能性が高いからと経過観察を強く勧めました．

　それから約1年，患者は痛みが消えないため，ドクター・ショッピングを繰り返し，あるペインクリニックで「神経節ブロック」を受けて一時症状が緩和し，脳神経外科病院では，「三叉神経痛」と診断され，「三叉神経減圧術（ジャネッタ法：脳底動脈の枝「前下小脳動脈」を神経根から離す手術）」を受けて経過観察中で，現在症状は軽快しているそうです．

　患者は不妊治療を数年間受けており，投薬も長期にわたり続けていました．相当なストレスもあったのでしょう．歯痛の原因を中枢性と診断し，抜髄ではなく適切な投薬（三環系抗うつ剤）を行えば，その後の不幸な結果をたどらなくても良かった可能性が高いと思います．患者の背景を把握せずに，「歯痛」を理由に安易に抜髄したことに問題があったケースでしょう．

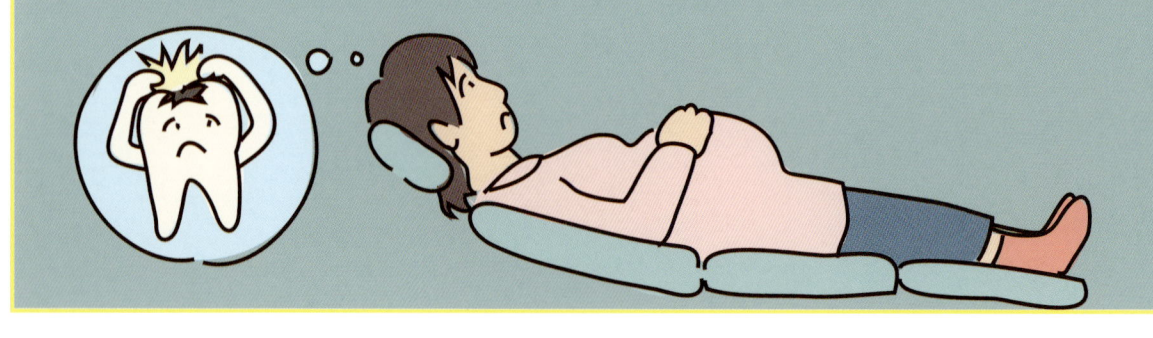

第2部
治療編
(Clinical Edition)

　欧米では，1回法と2回法の治療結果に差がないことが明らかにされています．この結果は，「根管貼薬は不必要」「根管の拡大・形成は1回で終わる」ことを意味します．歯内療法には，「非外科療法（根管治療）」と「外科療法（外科的歯内療法）」という区別があり，根管治療が外科治療ではないように考えられているかもしれません．しかし，ファイルは「刃物」と同じですし，根管治療は「外科治療」のひとつといえます．通常，外科治療を何度も繰り返すことはありません．筆者は，1回目の根管治療で予後はほぼ決まると思っています．2回目以降に，より上手く治療できるとは思えません．同じ治療を繰り返すということは，術式が適切でないか，根管治療では治癒の機転を取らないことを意味しています．多くの場合は，術式に問題があります．もしも，単根管の拡大・形成が1回で行えていなければ，根管治療の理論と術式の再勉強が必要でしょう．

　歯科学は歴史的に欧米で発展し，歯科治療の術式も外国の術式が日本に持ち込まれ，若干の変更が加えられたものが多いようですが，必ずしも正しく普及していません．日本の歯科大学から発信された根管形成法は見当たりません．一方，1970年代に大谷歯内療法研究会が発足し，3つの根管形成法が報告されています．本書の随所で述べているJHエンドシステムはそのうちのひとつです．また1950年代に，GrossmanとAuerbachの論争があり，薬物（抗生物質）よりも器械的消毒論が支持されましたが，根管拡大が不適切であるにもかかわらずFCなどの根管貼薬が繰り返し行われているケースが多いようです．

　現在は，ニッケル－チタンファイルをエンジンに取り付けて根管拡大し，垂直加圧根管充填を行うのがひとつのトレンドですが，日本の医療保険システム下ではうまく機能しないでしょう．歯内療法の点数が低いのも問題ですが，過去を振り返れば，歯内療法の点数が徐々に引き下げられてきたという経緯があります．治療回数に応じて医療報酬が増えるシステム下では，1回の根管治療を軽視したのかもしれませんが，根管治療に多くの時間を費やしてきた割には，日本の歯内療法のレベルは高くありません．

　本編では，診断編で解説した歯内療法学のパラダイム・シフトを踏まえたうえで，根管治療の理論，実践とトラブル回避法を詳細に解説しました．根管治療には，根管長測定，プレカーブの付与，トルクコントロール，ファイル操作，フレアー形成，根管の乾燥方法，根管内の削片の除去方法，スプレッダーの使用方法，ラバーダム防湿など多数の治療ステップがあります．例えば，アピカルシートを生理的根尖孔の0.5 mmから1 mm上に上げるだけでも結果は大きく変わります．根管治療における理論を再確認しましょう．

第 2 部　治療編

Clinical Edition 1

歯内療法における基本姿勢

I 根管治療の原則

歯内療法における基本姿勢は，「除痛」「可及的な歯髄の保存」，根管治療が必要な場合には，「MIコンセプトに基づいた根管の拡大・形成」「早期の根管充塡とスムーズな支台築造による歯冠側からの微小漏洩の防止」「適切な歯冠修復による咬合の安定化と再感染の防止」および「長期にわたる経過観察」です[1, 2]．

根管の拡大・形成（感染源の除去）から根管充塡（死腔の除去による再感染の防止）さらに補綴あるいは歯冠修復による咬合機能の回復（Minimal Interventionの観点から，必要最小限の歯質削除），といった一連の治療の流れを考慮した根管治療が要求されます．

根管治療については，これまでいくつかのパラダイム・シフト（表2-1-1）がありましたが，治療の原則は「根管と根尖歯周組織に医原性の損傷を加えることなく，根管内の細菌および歯髄組織を可及的に取り除き，オリジナルの根管形態を保持して，三次元的な根管充塡が可能な形態に根管を拡大・形成すること」です．

歯内療法に限らず，歯科治療の多くは外科療法です．「歯科治療の技量」を「自動車の運転技術」に例えれば，「自動車教習所の教官と生徒」「若葉マークの初心者」「サンデー・ドライバー」「長距離運転手」「公道レーサー」から「F1ドライバー」まで幅広く分類できます．

大学病院で臨床をやっていると「自動車教習所の教官」レベルといわれそうですが，筆者は「無事故の優良ドライバー」を目指しています．

表 2-1-1　根管治療のパラダイム・シフト

目標	切削効率の向上	根管の無菌化	弯曲根管への対応	MI
対応	ファイルの改良 K, Hファイル, リーマー 直線形成	抗菌剤の乱用 過剰な根管拡大	根管本来の形態を保持した形成法 Ni-Ti ファイル	シールド・レストレーション 接着性根管シーラー 異常咬合への配慮
問題点	過剰な根管拡大 歯根破折	細菌培養法 仮封からの微小漏洩	術式の非普遍性 Ni-Ti ファイルの破折	EBMの欠如 個体差, 咬合の診査・診断
改善点	根管形成法の改良	バイオフィルムを考慮した細菌検査 生体応答を考慮	術式の改良 ファイル材質の改良	EBMとNBMの両立

根管治療の目標は「切削効率の向上」「根管の無菌化」「弯曲根管への対応」から「MI」へと変遷した．パラダイム・シフトに伴う問題点の検討と改善がなされてきた．根管は三次元的に弯曲しているにもかかわらず，根管壁を直線的に大きく切削する術式が効率良く，正しい治療とされた時期がある．治療効率を優先して，患歯の長期予後を考慮しなかったのであろう．MIコンセプトからすれば，歯質の切削は必要最小限にとどめるのが正しい．

歯内療法における基本姿勢

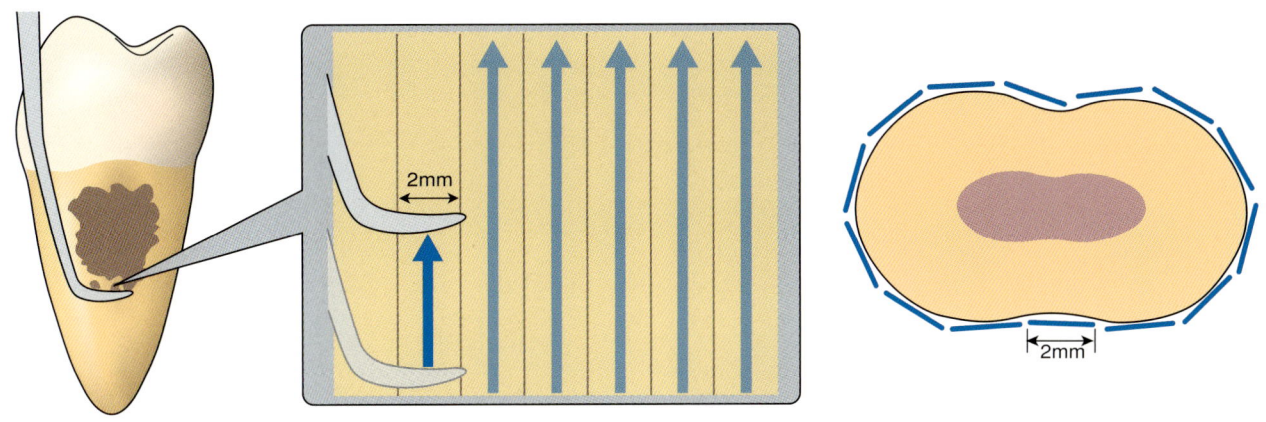

図2-1-1　複雑な歯根表面をルート・プレーニングするには微分の概念も必要である．

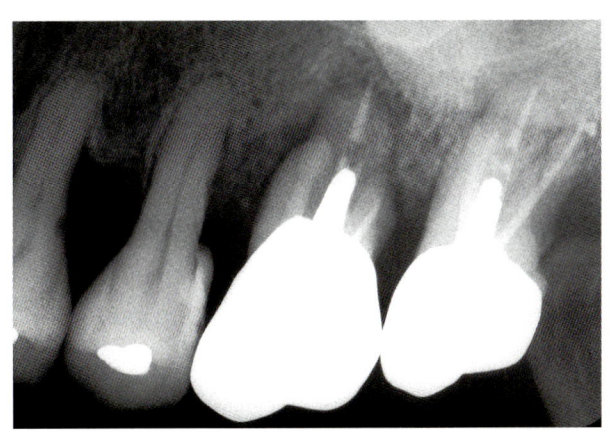

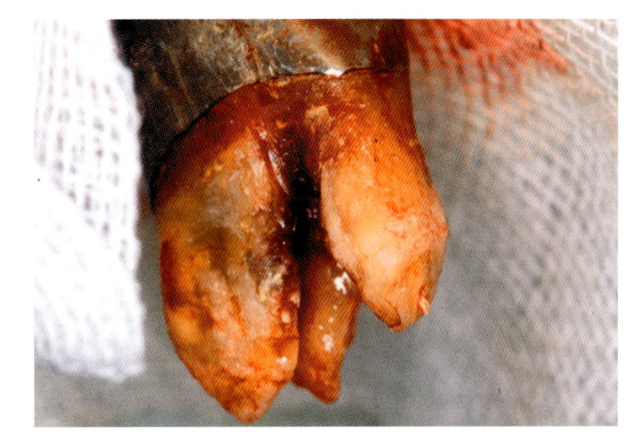

図2-1-2a，b　a：歯周病が原因で抜歯した歯．上顎左側第一および二小臼歯の遠心面は，セメント質のみならず，象牙質が過剰に切削されている．不必要なルート・プレーニングが繰り返されていたのであろう．第一大臼歯の分岐部病変はクラスⅢだったため抜歯を選択した．b：抜歯後に観察すると歯石の沈着を認める．歯周治療が行われていても，患歯のリスク評価や予後を予測できずに漫然と効果の期待できない処置が繰り返されているケースが多い．　　　　　　　　　　　　　　　　　a|b

第2部　治療編

II　ルート・プレーニングの感覚

　保存治療の中で，「軟化象牙質の除去」「ルート・プレーニング」および「根管治療」を比較すると，軟化象牙質の除去が比較的容易に感じるのは，「患部を直接目でみることができる」からでしょう．「う蝕検知液」を使用すれば，より確実にう蝕の除去が可能です．
　一方，ルート・プレーニングを行う際には，三次元的に複雑な形態をした歯根に対して，「直視できない歯周ポケット内の根面の状態をポケットプローブで探索する触覚」「スケーラーのシャープニングの技術」「歯肉縁下歯石をは

じく感覚」「壊死セメント質を除去する感覚」「セメント質よりも少し硬めの象牙質を掻爬する指先の感覚」が身についていなければ，象牙質を過剰に掻爬して知覚過敏を起こしてしまうでしょう．しかも，スケーラーの刃先が2 mm程度しか歯根に接触しないわけですから，歯の全周をルート・プレーニングするには「微分」の概念も必要です（図2-1-1）．同じ部位に何度もルート・プレーニングが繰り返されているような場合，歯根には歯石の取り残しがみられます（図2-1-2）．上述した認識と感覚がないままに漠然と処置が繰り返された結果です．
　もっとも，この「指先の感覚（触覚）」を養うことは容易ではありません．「触覚」を頼りに

第 2 部　治療編

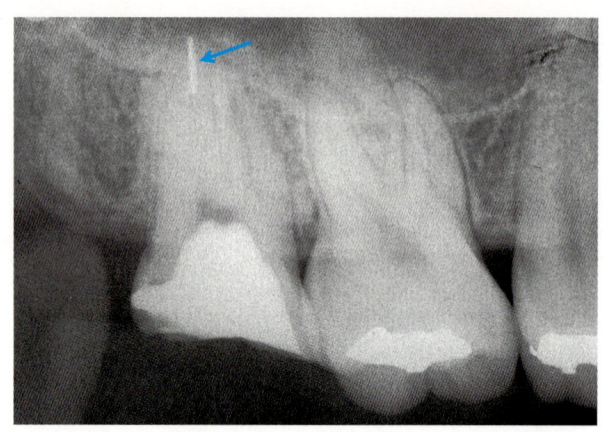

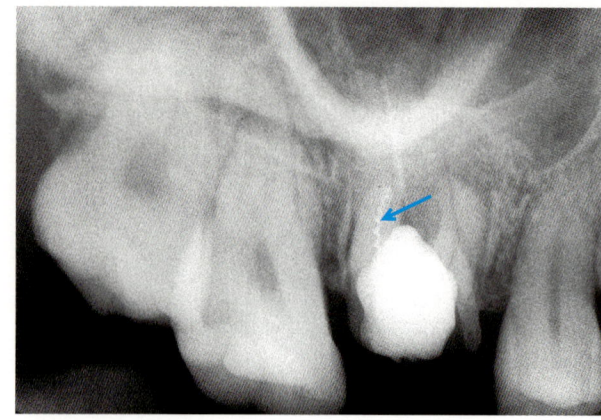

図 2-1-3a, b　医原性による根管の損傷とリーマーの破折．a：リーマーが口蓋根根管に折れ込んでいる．b：H ファイルが頬側遠心根に折れ込んでいる．

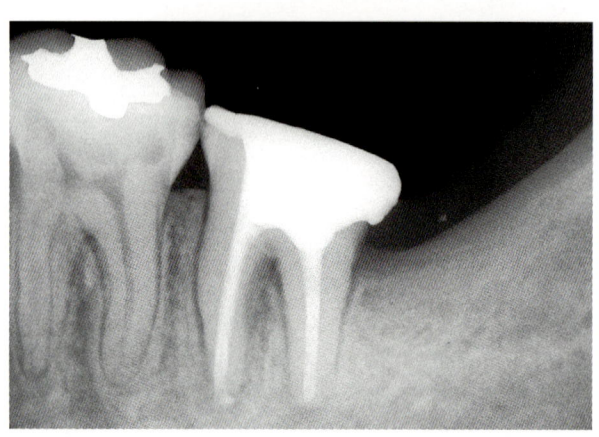

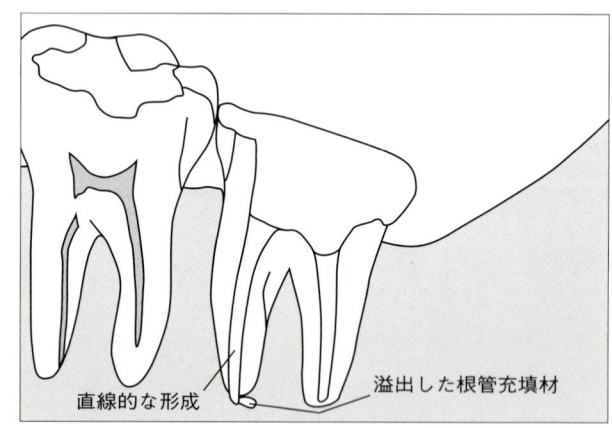

図 2-1-4a, b　弯曲根管が直線形成された症例．患者は 25 歳の男性．トルクコントロールの概念を知らずにリーミング運動を中心にした根管形成を行えば，本症例のように根管の根尖部 1/3 の弯曲部の形成が適切にできないので，根管の直線化が起こる．近心根の根尖孔付近で穿孔も起こしている．根尖孔が外弯側に逸脱して拡大されているので，緊密な根管充填ができない．

病的セメント質のみを除去できれば理想的ですが，100μm 程度の厚みしかないセメント質と少し硬めの象牙質を指先の感覚を頼りに鑑別しながら，感染した壊死セメント質のみを取り除くという作業は「神業」といえるでしょう．筆者はこの感覚が身についたとはとても思えません．歯周外科時に根面に付着している歯肉縁下歯石をみるたびに，ルート・プレーニングの難しさを感じます．

III　根管拡大の感覚

根管治療では，根管が三次元的に弯曲しているものの，「根管」という限られた空間で，周囲を象牙質に囲まれているので，ルート・プレーニングに比較すれば「感覚（触覚）」を身につけやすいと思います．例えば，根尖孔の穿通を 20 号の K ファイルで行い，アピカルシートを #50 に設定したとすれば，根管壁の 300μm 程度の象牙質を K ファイルの号数を順次上げていき 50μm ずつ掻爬していくのが根管拡大の実際です．

ルート・プレーニングと同様に根管拡大する際のファイル操作にも「指先の感覚」と「微分の概念」が必要です．オリジナルの根管形態を保持した拡大を行うには，大きなストローク運動，すなわちファイリング運動やリーミング運

歯内療法における基本姿勢

● 歯髄炎から難治性根尖性歯周炎に移行した症例．

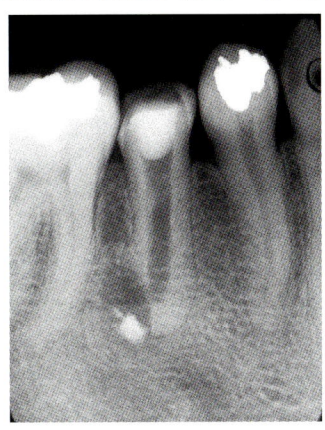

図 2-1-5a 患者は 35 歳の男性．下顎右側第二小臼歯の抜髄後，臨床症状が消失しないため 8 ヵ月間治療に通ったという．根尖孔は大きく破壊されていた．マイクロスコープで観察すると，根尖孔部に肉芽が観察された．根管外に X 線不透過性物質が観察できる（図 2-14-4a〜d 参照）．

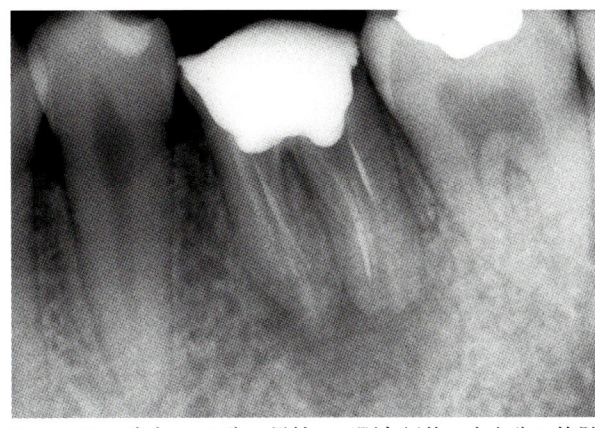

図 2-1-5b 患者は 23 歳の男性．下顎左側第一大臼歯の抜髄後，半年間痛みが消失しなかったとのこと．FC 貼薬や水酸化カルシウム貼薬が繰り返され，根尖孔は大きく破壊されていた．根尖周囲に透過像を認める．

動は必要ありません．むしろ根管から逸脱した根管拡大をしてしまうので害になります．この「認識」と「感覚」がないまま根管治療を行えば，ファイルを根管に折れ込んだり（図 2-1-3），弯曲した根管を直線的に拡大して根尖孔を破壊したり（図 2-1-4），抜髄症例が「難治性根尖性歯周炎」になってしまいます（図 2-1-5）．

もしこのような経験があるなら，一度これまでの治療の認識と術式をリセットして，まずは新品の K ファイルで根管壁を切削する感覚を指先に覚えさせることを強くお勧めします．「理論」に加えて，この「感覚」こそが治療する際の「羅針盤」になるのですから．

参考文献
1. 高橋慶壮ほか：失敗しない歯内療法．日本顎咬合学会会誌．2006；26 巻：1・2 合併号　156-163．
2. 平井 順，高橋慶壮：臨床歯内療法学　-JH エンドシステムを用いて-．東京．クインテッセンス出版．2005．

第 2 部　治療編

第2部 治療編

Clinical Edition 2

急患が来院したら

I 救急治療時の適切な診断と治療法

患者が救急来院する場合は，「痛み」を主訴にすることが多いので，適切な診断に基づいた救急治療（除痛）を心がけます（表2-2-1）．まず，問診により疾患のナラティブを把握して，「痛みの原因（末梢か中枢か）」「歯髄の生死」「歯髄保存の可否」「治療法の選択」の順に進みます．

「打診痛と歯の動揺度」「ファセットの有無」を調べて咬合調整を適時行います．

具体的には，動揺度が2度あれば，暫間固定を行った後に咬合調整します．

前歯では咬合紙を介在させて咬ませ咬合紙を引っ張るとやや抵抗がある程度に，臼歯部では，側方滑走時に当たるファセット面の咬頭嵌合位の接触点以外の部分を削合して患歯に側方力がかからないようにし，垂直的な力のみ荷重して歯の挺出を防止し，歯根膜には適度な刺激が加わるように配慮します（図2-2-1）．

表2-2-1 救急治療

診断名	治療法	効果のない投薬と処置
可逆性歯髄炎	歯髄の保存療法	
不可逆性歯髄炎	抜髄，鎮痛剤	抗生物質
歯髄壊死	感染根管治療	
根尖性歯周炎	感染根管治療，咬合調整，非ステロイド系抗炎症薬	抗生物質，根管開放
急性膿瘍	感染根管治療，切開，ドレナージ	抗生物質，根管開放
痛みの特定ができない場合	待機療法，鎮痛剤	

診断名に対する治療法と効果のない投薬をまとめた．「不可逆性歯髄炎」に対して抗生物質には除痛効果がない[3,4]．全身疾患を有する患者に対しても，「歯髄炎」に対する抗生物質の効果は認められない[5]．根尖性歯周炎に対しては，非ステロイド系抗炎症薬と根管治療には効果があり，抗生物質にはない[6]．急性膿瘍の際には，根管治療，切開，ドレナージにより対処されるべきで，抗生物質の効果はない[7]．

急患が来院したら

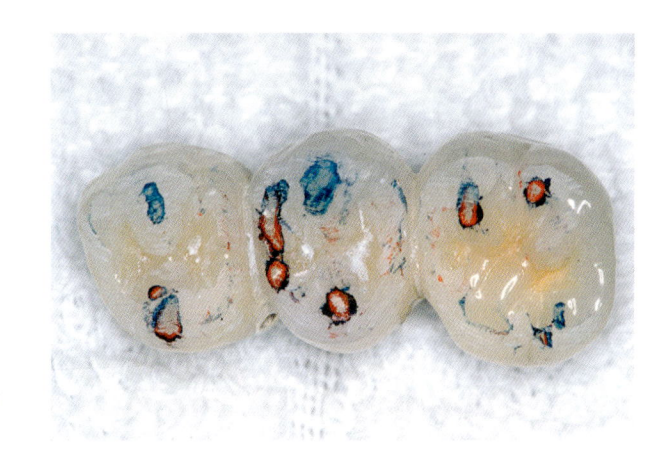

図 2-2-1 咬合調整．赤色と青色の咬合紙を使い側方力が加わらないように，咬頭嵌合位のみで当たるように調整する．

● 歯性上顎洞炎を起こした症例

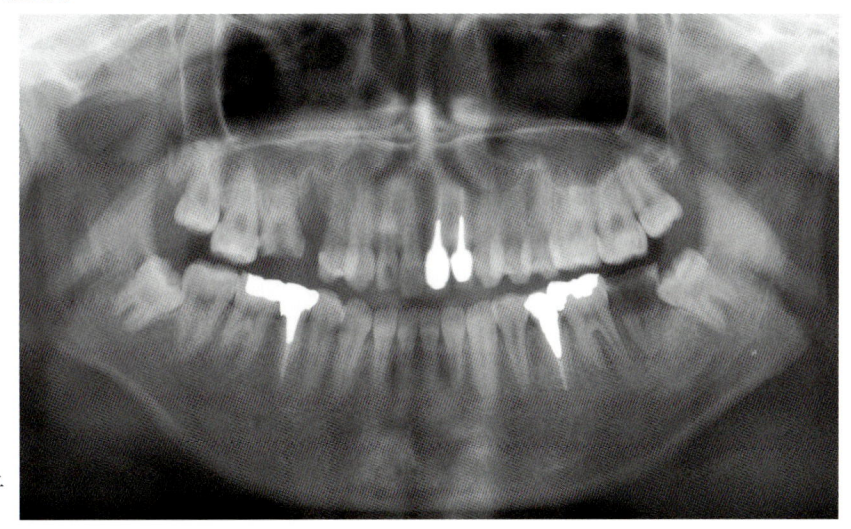

図 2-2-2a パノラマ X 線写真．左右上顎洞の透過像に差は認められない．

II 痛みの原因は末梢か中枢かの判断

不可逆性歯髄炎と診断したら，抜髄により患者の苦痛を早期に取り除きます．しかし，たとえ患者が「自発痛」を訴えても，末梢の反応（打診痛や冷水痛）が曖昧な場合には，消炎鎮痛剤を服用させて症状の経過を観察し，中枢（脳）の関与の可能性を検証します．局所麻酔で痛みが消失すれば，末梢の問題と考えて良いでしょう．

患者の様子が常軌を逸脱している（急に泣き出したり，訴えが要領を得ない）場合には，無理をして治療するよりは，安静にさせ精神的に落ち着くまで待ち，後日あらためて診断を行います．

III 根管開放はしない

「排膿」により根尖病変の「減圧」を図るのは良いのですが，「根管開放」は行うべきではありません．「根管開放」は非科学的であり[1]，根管開放をした患歯では治療回数が増えて予後も悪くなります[2]．「J オープン」も科学的根拠がありません．そもそも綿栓を根管に押し込んだら，「根管開放」になりません．

「根管を開放する」ということは，「皮膚（外胚葉由来の組織）を剥いで，皮下組織や筋肉（中胚葉由来の組織）を露出した状態で不潔な水に浸

第 2 部 治療編

97

第 2 部　治療編

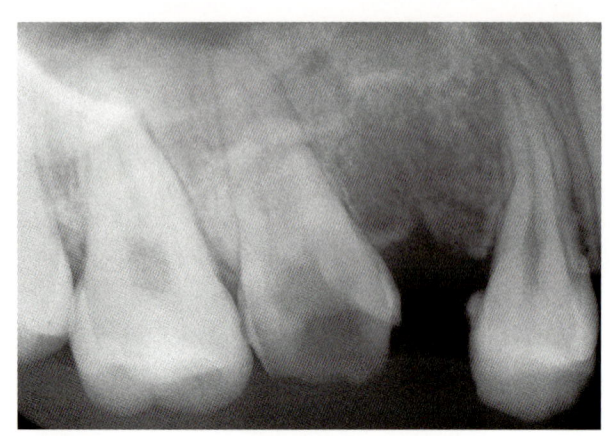

図 2-2-2b　デンタル X 線写真．

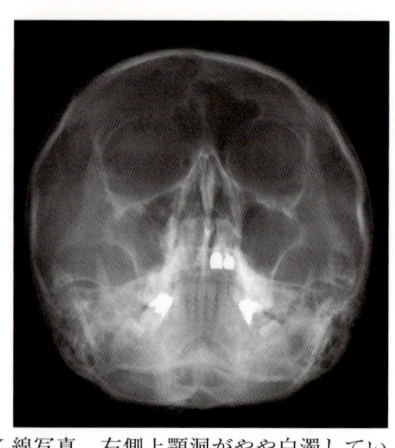

図 2-2-2c　Waters X 線写真．右側上顎洞がやや白濁しているので，上顎洞炎を疑う．

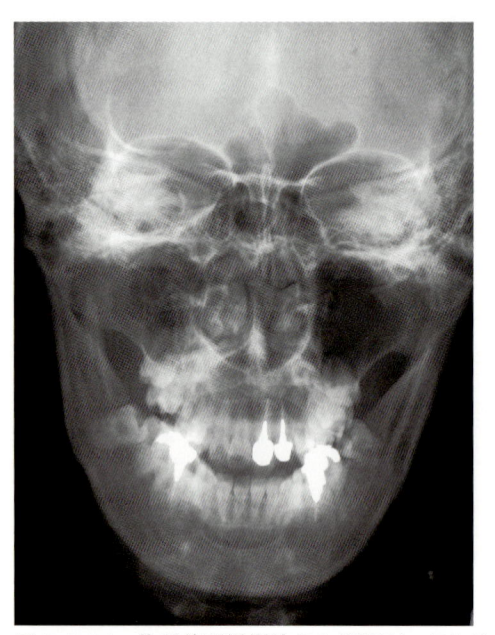

図 2-2-2d　後頭前頭撮影法（PA 撮影法）．PA 法でも同様に右側上顎洞炎を疑う．

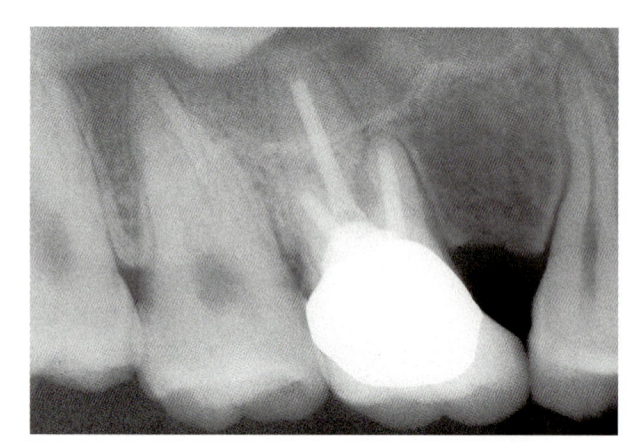

図 2-2-2e　感染根管治療および最終補綴物装着後のデンタル X 線写真．

ける」ことと同じです．また，根尖孔は骨髄へ交通しているので，骨髄や上顎洞に細菌感染が波及する危険もあります．

　病変内の内圧や炎症反応の程度によっても異なりますが，病変内が陰圧になれば，口腔内の細菌などが入り込みます．現実的には，根管から排膿させるのは，チェアーに座らせておいて数分間程度行い，根管洗浄後に根管を乾燥できれば仮封します．

　根尖病変の炎症反応が強く，排膿が止まらない場合には，半日後か翌日に来院させて根管洗浄後に仮封すると良いでしょう．

IV　歯性上顎洞炎を起こした症例

　図 2-2-2 の患者は 20 歳の女性です．上顎右側第一大臼歯の痛みを主訴に治療を受けましたが，痛みが消失したため未来院となり，根管が開放されたままの状態で放置したため，数ヵ月

後に上顎洞炎を起こしました．

　この症例では，抗生物質および消炎鎮痛剤を投薬後，感染根管治療を行いました．口蓋根の根尖孔が50号程度まで拡大されていたため，上顎洞への細菌感染を容易にしたと思われます．根尖孔を破壊すると，術後疼痛のほかにも細菌感染の伝播を拡大する危険性を示唆した症例です．

参考文献

1. Walker A. : Definite and dependable therapy for pulpless teeth. JADA. 1936 : 23 : 1418-24.
2. Weine FS, et al. : Endodontic emergency dilemma : leave tooth open or keep it closed? Oral Surg Oral Med Oral Pathol. 1975 : 40 : 531-6.
3. Dailey YM, Martin MV. : Are antibiotics being used appropriately for emergency dental treatment? Br Dent J. 2001 : 191 : 391-320.
4. Sutherland S. : Antibiotics do not reduce toothache caused by irreversible pulpitis. Are systematic antibiotics effective in providing pain relief in people who have irreversible pulpitis? Evid Based Dent. 2005 : 6 : 67.
5. Keenan JV, et al. : A Cochrane systematic review finds no evidence to support the use of antibiotics for pain relief in irreversible pulpitis. J Endod. 2006 : 32 : 87-92.
6. Sutherland S, Matthews DC. : Emergency management of acute apical periodontitis in the permanent dentition : a systematic review of the literature. J Can Dent Assoc. 2003 : 69 : 160.
7. Matthews DC, et al. : Emergency management of acute apical abscesses in the permanent dentition : a systematic review of the literature. J Can Dent Assoc. 2003 : 69 : 660.

第2部　治療編

Clinical Edition 3

う蝕除去時に露髄したら直接覆髄を行う

I　軟化象牙質の除去

　失活歯は健全歯よりも喪失率が高いことからも歯髄を可及的に保存します[1]（図2-3-1）．歯髄に近接するう蝕に対して，できるだけ無麻酔下で軟化象牙質を除去します．もし，無麻酔下で治療ができないくらい強い痛みを訴える場合には，歯髄保存は難しいでしょう．

　軟化象牙質を除去する際には，「刃先の鋭利なエキスカベーター」を使用します．もしも，歯科医院で使用しているエキスカベーターで自分の爪を搔爬できないようであれば（図2-3-2），「刃物」とはいえないので，まずは「刃先の鋭利なエキスカベーター」を使用することから始めてください．

　「ゆで栗状」の軟化象牙質を剥離する途中で「ピンクスポット」がみえても，深いう蝕では象牙細管が破壊されているので「動水力学説」からしても，それほど強い痛みは出ません．ただし，露髄後に器具が歯髄組織に触れたり，圧を加えれば，患者は痛みを訴えます．

　軟化象牙質を一層残して間接覆髄するか，露髄したらケミカルサージェリー後に止血できる状態であれば直接覆髄します．無麻酔下で処置できる程度の炎症反応であれば，80％以上は成功します．一般的に，若年者では歯髄腔が広く根部歯髄が太いため歯髄組織の治癒力が高いのですが，高齢者では成功率は下がります．

　直接覆髄後の経過観察中に強い痛みを生じることもあるので，治療内容を理解して同意を得られる患者に対してのみ行うようにすると良いでしょう．

　さて，軟化象牙質の除去中に露髄した場合，国家試験問題では「抜髄」が正解でした．また，露髄面が直径2mm以上なら抜髄を選択することが正解とする問題もありました．しかし，いずれも科学的根拠はありません．著者の経験では，露髄部の大きさが2mm程度であっても成功します．むしろ，露髄時の出血の程度，ケミ

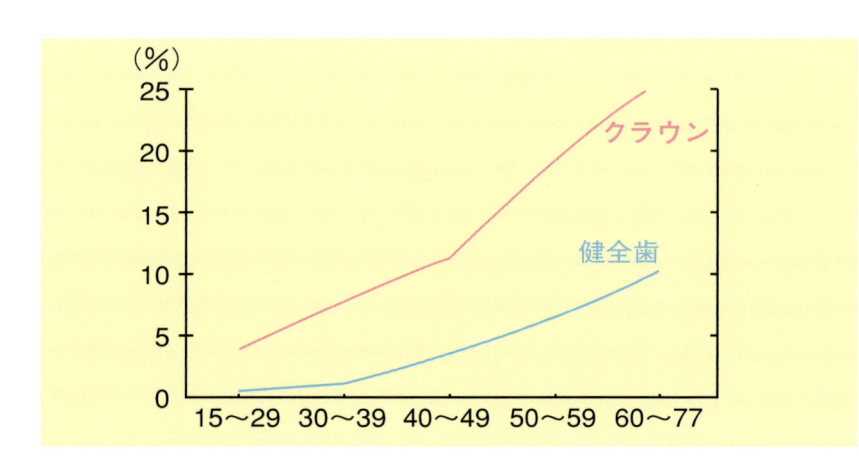

図2-3-1　歯の喪失率（19年間，1,651人，延べ20,433件の経年データ）．各年齢層で補綴歯の喪失率は高い．喪失の危険性は加齢とともに低下する．補綴歯の喪失歯原因の多くは二次う蝕，根尖病変あるいは破折である．40歳以上は歯周病が関与している（小林秀人，小林清吾ほか：臨床予防における成人の歯科管理・第4報．―健全歯と全部冠経験歯の喪失リスクの比較―．口腔衛生学会雑誌．1993：43：452-453．より許可を得て引用・改変）[1]．

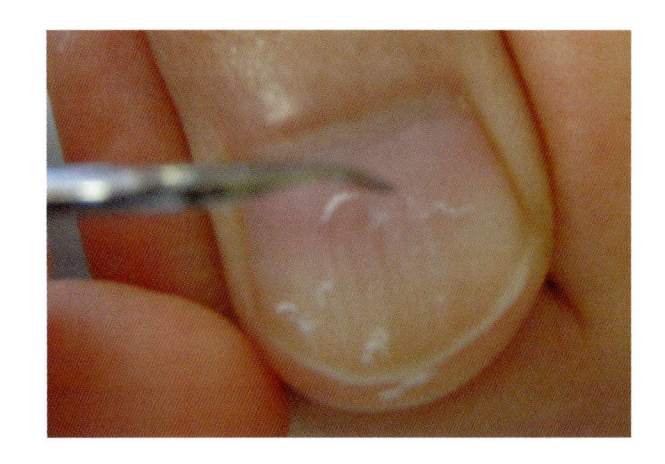

う蝕除去時に露髄したら直接覆髄を行う

図2-3-2　爪をエキスカベーターで搔爬できるか確認する．

● 直接覆髄を行った症例1

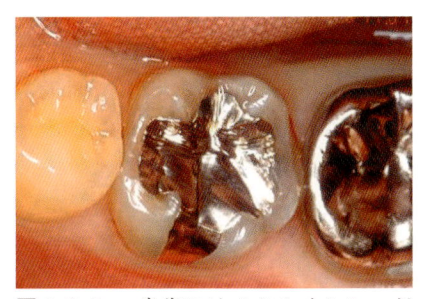

図2-3-3a　患歯にはメタルインレーが装着されていた． 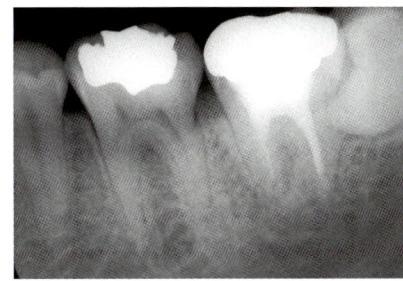
図2-3-3b　メタルの下部の遠心髄角上部に裏層材らしき像が観察できる． 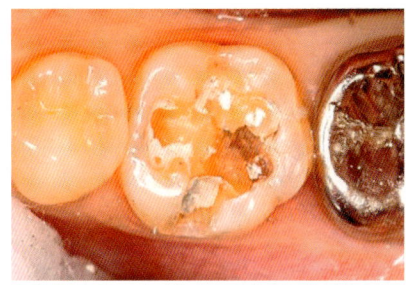
図2-3-3c　インレーを除去すると，う蝕を認めた．

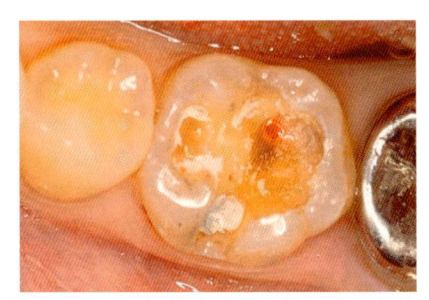

図2-3-3d　無麻酔下で軟化象牙質を除去中に露髄して出血した．
図2-3-3e　簡易防湿下でケミカルサージェリーを行い止血した． 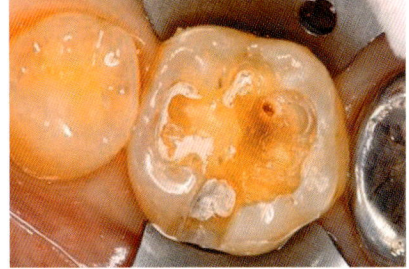
図2-3-3f　水酸化カルシウムとベースセメントで仮封した． 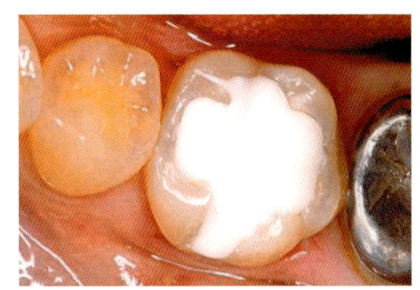

カルサージェリー後に止血できること，つまり歯髄内の炎症状態が軽度で組織破壊が進行していないことのほうが予後を判断する指標になると思います．

ケミカルサージェリー後には，歯髄組織の一部が溶解して窪みができるので，気泡が入らないようにフローの良いレジンあるいは水酸化カルシウムとベースセメントで封鎖します．

II　直接覆髄を行った症例1

患者は25歳の女性．下顎左側第一大臼歯に軽度の咬合痛と冷水痛，さらに同歯の違和感を主訴に来院しました．数年前にメタルインレーが装着されており（図2-3-3a），X線写真では，メタルの下部に裏層材らしき像が観察できます（図2-3-3b）．

101

第2部　治療編

●直接覆髄を行った症例2

|a|b|
|c|

図2-3-4a　近心のう蝕が髄角に近接している．
図2-3-4b　ラバーダム防湿下，無麻酔下で軟化象牙質を除去中に露髄した．
図2-3-4c　ケミカルサージェリー後に止血を確認し，エッチング後，フローの良いレジンで直接覆髄した．

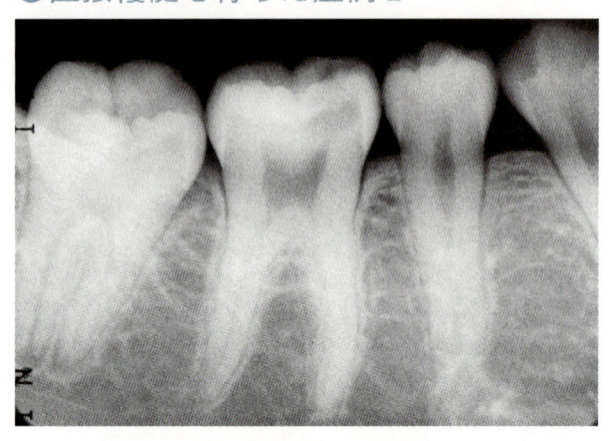

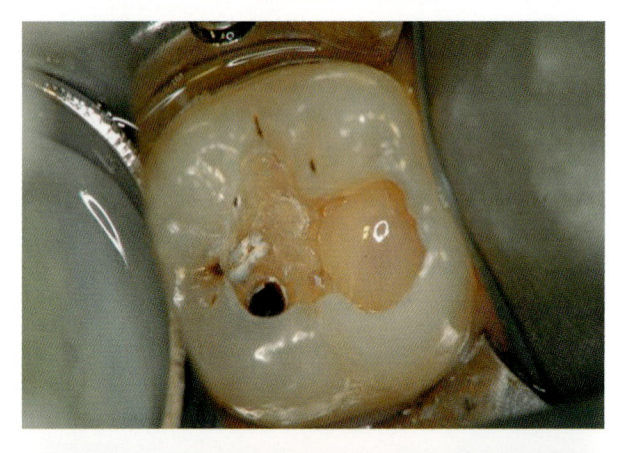

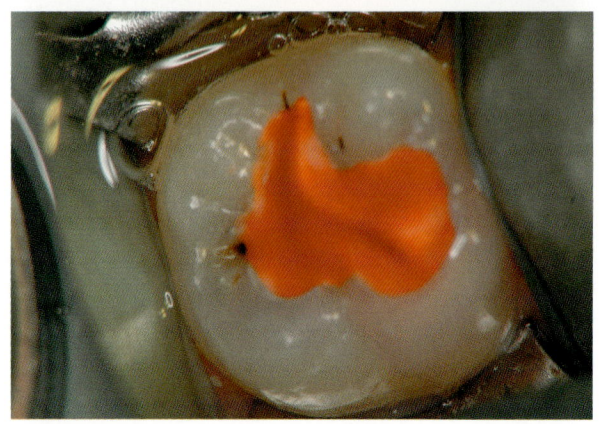

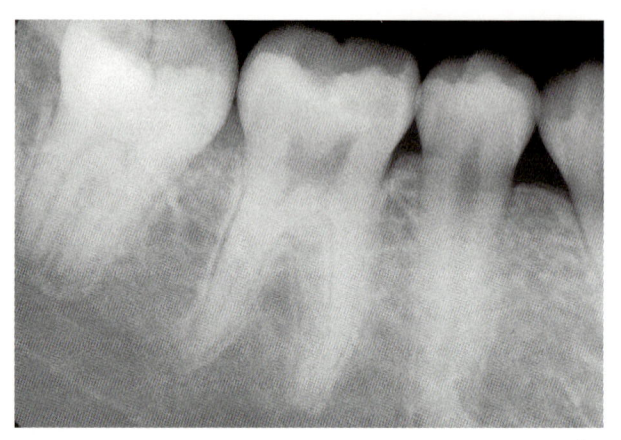

図2-3-4d，e　ベースセメントで仮封した．

|d|e|

歯髄腔の遠心髄角が低く，インレーを除去すると，う蝕を認めました（図2-3-3c）．無麻酔下で軟化象牙質を除去中に露髄して出血したので（図2-3-3d），簡易防湿下でケミカルサージェリーを行い（図2-3-3e），止血を確認後，水酸化カルシウムとベースセメントで仮封しました（図2-3-3f）．

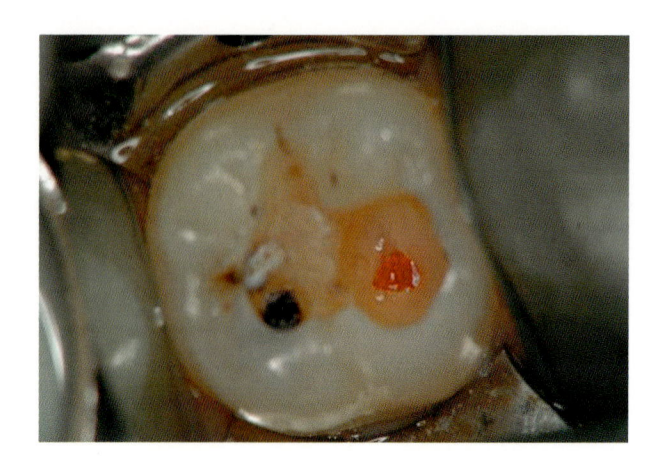

III　直接覆髄を行った症例2

下顎右側第一大臼歯の冷水痛を主訴に来院した15歳の女児の症例です．X線写真では，近心のう蝕が髄角に近接しているのが確認できます（図2-3-4a）．ラバーダム防湿下，無麻酔下で

う蝕除去時に露髄したら直接覆髄を行う

● 直接覆髄を行った症例 3

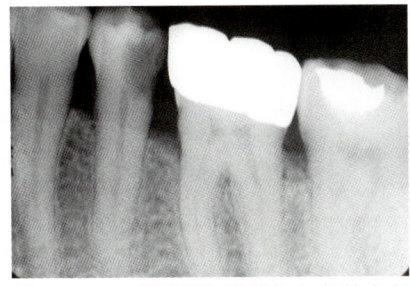

図 2-3-5a 歯髄腔に近接したう蝕を認める．
図 2-3-5b 患歯の咬合面観． 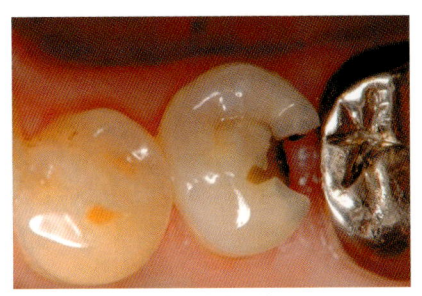
図 2-3-5c ラバーダム防湿下，無麻酔下で軟化象牙質を除去中に露髄した． 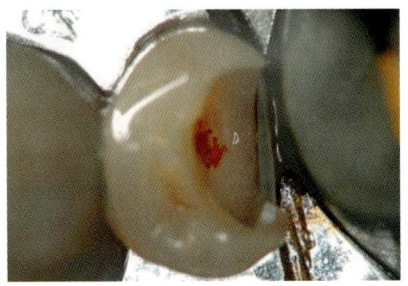
図 2-3-5d う蝕検知液を使用して軟化象牙質を完全に除去した．
図 2-3-5e フローの良いレジンで直接覆髄した．
図 2-3-5f ベースセメントで仮封した．
図 2-3-5g 歯髄に近接する直接覆髄剤の不透過像が観察できる．

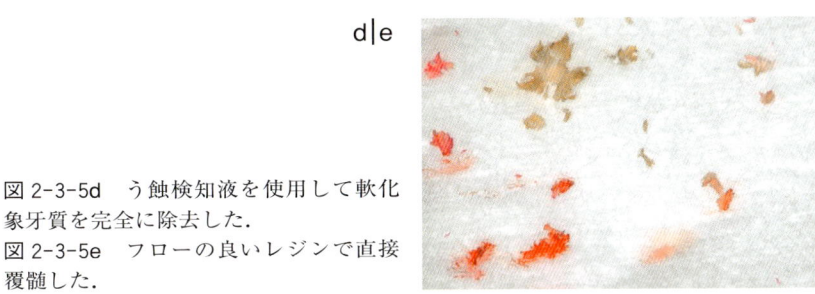

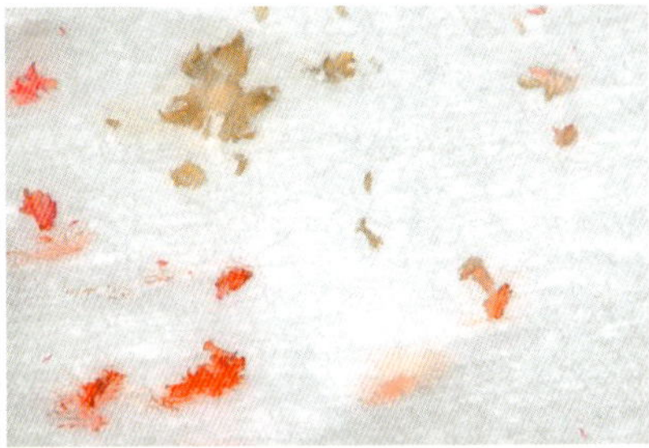

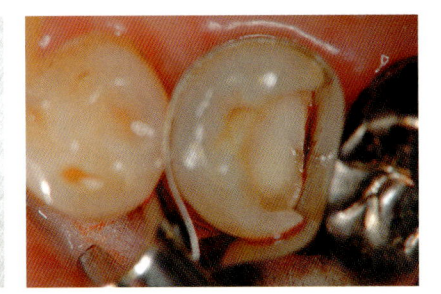

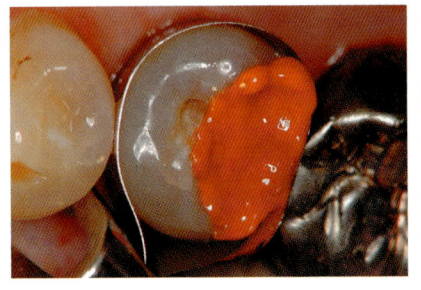

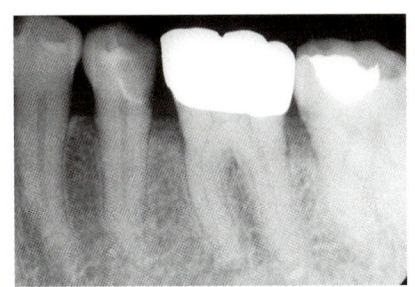

軟化象牙質を除去中に露髄（図2-3-4b）したので，ケミカルサージェリーを行い，止血を確認後，露髄部周辺の象牙質をエッチング，続いてフローの良いレジンで直接覆髄（図2-3-4c）し，ベースセメントで仮封（図2-3-4d，e）しました．数ヵ月経過観察し，歯髄炎症状はないので修復を行いました．

IV 直接覆髄を行った症例 3

患者は61歳の男性で，下顎左側第二小臼歯の冷水痛，咬合痛および食片圧入を主訴に来院しました．X線写真から，遠心部に歯髄腔に近接したう蝕を認めました（図2-3-5a，b）．

ラバーダム防湿下，無麻酔下で軟化象牙質を除去中に露髄したので（図2-3-5c），う蝕検知液を使用して軟化象牙質を完全に除去したうえで（図2-3-5d），フローの良いレジンで直接覆髄し，ベースセメントで仮封しました（図2-3-5e，f）．数ヵ月後のX線写真では，歯髄に隣接する覆髄剤の不透過像が観察できます（図2-3-5g）．

参考文献

1. 小林秀人，安藤雄一，矢野正敏，池田 恵，小林清吾，堀井欣一，瀧口 徹：臨床予防歯科における成人の歯科管理 第4報－健全歯と全部冠経験歯の喪失リスクの比較－．口腔衛生学会雑誌．1993；43：452-453．

第2部　治療編

Clinical Edition 4

ラバーダム防湿は必要か，無菌的処置とは何か

I　ラバーダム防湿の意義

　ラバーダム防湿は歯科治療においてもっとも推奨される感染予防対策のひとつです．ラバーダム防湿に対する反論は皆無でしょう．

　例えば，残根状態でラバーダム防湿が困難な患歯に対しては，意図的再植，矯正による挺出あるいは骨整形によるクラウン・レングスニングを最初に行い，歯肉縁上の健康な歯質にクランプがかかるようにしてから根管治療を行うのが理想的です．もっとも，それだけの手間とお金をかけて根管治療を行えば長期予後が期待できる場合に限ってと思いますが．

　しかし，特別な技術や高価な器材を必要としないにもかかわらず，現行の保険診療下では敬遠されており，普及率は未だに低いままです．ラバーダム用の器材を置いていない歯科医院さえあります．また嘔吐反射のきつい患者や，長時間口を開けられない患者にはラバーダム防湿は困難です（表2-4-1）．

II　歯内療法におけるラバーダム防湿の位置づけ

　ラバーダム防湿は可及的に行うべきですが，ラバーダム防湿を行えば，無菌的処置が完了するわけではありません．「軟化象牙質の徹底的な除去」に始まる一連の治療ステップを確実にこなした総合点が「治療の結果」です．

　治療結果は「各治療ステップの掛け算の総和」で決まり，各ステップのうち，ひとつでも0点があれば結果は0点になります．ラバーダム防湿をしなくとも0点ではないことからすれば，ラバーダム防湿が歯内療法における不可欠の治療ステップとはいえないでしょう．むしろ，「軟化象牙質の除去」や「オリジナルの根管系を保持した根管形成」のほうが治療の成功にとって重要だと思います．

　ラバーダム防湿により唾液の混入を防げるといわれますが，たとえ唾液が根管に混入しても，次亜塩素酸ナトリウム溶液を根管内に入れていれば，治療中に根管に感染が生じる可能性はきわめて低いでしょう．

III　ラバーダム防湿の長所

　ラバーダム防湿の長所は，根管の感染予防というよりは「術者の両手が使える」「患歯の明瞭化が可能」「器具の誤飲防止」「薬液の漏れによる軟組織傷害の防止」「根管の乾燥」にとって効果があることでしょう．根管充塡時には，根管内壁の乾燥に有効です．

　とくに，接着性根管用シーラーを使用する際には確実な防湿が求められます．同様に，レジン築造やレジン充塡時にも非常に有効です．さらにマイクロスコープを使用する際には，ミラーが呼気で曇りやすいので必須です．

　結局，ラバーダム防湿を行うか否かは，術者

ラバーダム防湿は必要か，無菌的処置とは何か

表 2-4-1 ラバーダム防湿の長所と短所

①器具の誤嚥防止
②根管壁の乾燥を確実に行う（排唾管で代用可能か）
③防湿，薬剤塗布や接着がより確実に行える．レジン充填時に望ましい
④術野の確保と明示化
⑤口腔内の軟組織（歯肉・口唇・舌・頬）の排除と保護が同時に行える．結果として歯科医師は両手を使うことができる
⑥感染防止に有効か
⑦現実的に日本の保険医療システムになじまない
⑧長時間口を開けるのが困難な患者には無理（バイトブロックを噛ませるという手段あり）

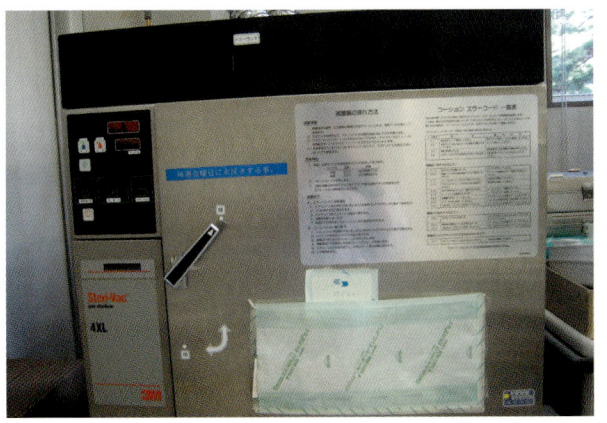

図 2-4-1a, b　ファイルの滅菌にはガス滅菌機を用いている．

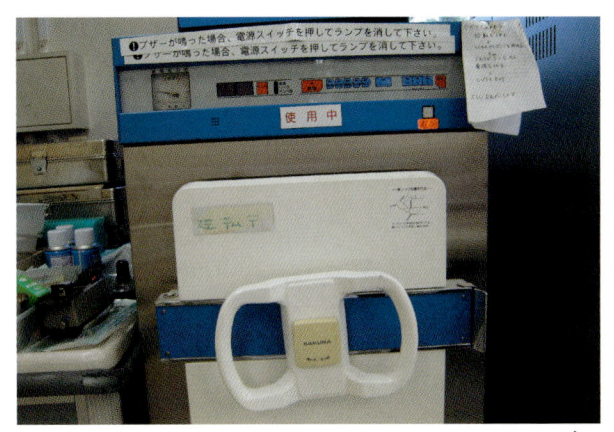

が，ラバーダム防湿による長所をどこまで重要と考えているか，換言すれば，術者の根管治療のレベル次第といえるでしょう．軟化象牙質を取り残したり，根管形成の理論が十分に理解できていなければ，ラバーダム防湿を行っても「掛け算の結果」は決して良くなりません．

IV　仮封時の微小漏洩による細菌感染

　根管には血管がなく，プラークコントロールが悪い患者では口腔内細菌が多いため，根管に感染が生じるリスクは高くなります．根管治療後の仮封の封鎖性が悪ければ，唾液を介して容易に根管に細菌感染が生じるでしょう．チェックポイントとしては，軟化象牙質の徹底的な除去，歯質の乾燥，根尖方向に圧を加えないように仮封することが挙げられます．

　筆者は仮封剤としては，グラスアイオノマーセメント，水硬性セメント，ネオダインを通常使用しますが，簡便性で選ぶなら，水硬性セメント，仮封する期間が長期ならグラスアイオノマーセメントを，歯肉縁上の歯質が十分にない場合には，グラスアイオノマーセメントかネオダインを選択しています．ストッピングは封鎖性に問題があるので単独では使用しません．もしも軟化象牙質を確実に除去せずにストッピング仮封しているようでは，次回予約時までの間に根管には歯冠側からの微小漏洩による細菌感染が生じているでしょう．

V 感染を考慮した複根管歯の治療とファイルの滅菌

　複根管歯の症例では，各根管の弯曲がそれぞれ異なるので，問題がありそうな根管から1根ずつ拡大・形成することをお勧めします．また，すべての根管に同じファイルを入れる場合には，感染が低そうな根管から始めると良いでしょう．
　例えば，複根管歯で歯髄が生活している根管と失活している根管が共存する場合，まずは生活根管から行うか，時間がなければ，失活した根管のみを行い，次回来院時に残りの根管を治療します．でなければ，感染根管内の細菌を，ファイルを介して抜髄根管へ感染させてしまう危険性があります．
　また，ファイルの滅菌には，オートクレーブよりは熱を加えないガス滅菌機(図2-4-1)が望ましいでしょう．

Tea Time ③　口腔（歯科）心身症

　昔から「病は気から」といわれます．同様に，「心」と「体」は連動しているとする「心身相関」という考えもあります．われわれは医療人ですから，本来は「患者を治す」のであって，「病気を治す」だけでは十分とはいえません．「患者」と「患者の病気」を理解するためには，患者の心理社会的な問題も理解する必要があります．いわゆる，患者ごとの疾患の歴史を理解することで，患者の治療方針が決まってきます．最近では，「Narrative-Based Medicine」と呼ばれています．

　医科では，一般外来受診者の精神科疾患合併率は約10～30％という報告があります．もっとも多い精神科疾患は「うつ病」です．入院患者になるとその比率はさらに上昇します．しかも，うつ病と診断されていない「潜在患者」がかなりいると考えられます．一方，歯科治療に通う患者にも10％程度は精神科疾患を合併していると考えたほうが良いかもしれません．

　最近，「歯科心身症」という言葉が知られるようになりました．この「歯科心身症」と診断された患者の内訳としては，「口臭症」「舌痛症」「顎関節症」がかなりの割合を占めています．その他には，「不定疼痛症」「歯科治療恐怖症」「口腔異常感覚症」「口腔乾燥症」があります．

　これら患者にも「うつ病患者」がかなり含まれていると考えられます．しかし，残念ながら，歯科だけでは十分な対応は困難で，「歯科心身症」と診断して三環系抗うつ剤を投薬しても，日本の現行の医療制度では算定されません．また，歯科治療以外の話を延々と続ければ歯科医院全体のデメリットが拡大します．

　もしも，歯科心身症と疑えば，言動に注意して，不用意な医療行為を行わず，早期に大学病院や医科との連携を図るほうが懸命です．そして，臨床の現場においては，「歯科心身症」の患者に対する治療体系を充実させるよりも，「医原性の歯科心身症患者をつくらない」ことのほうが現実的です．歯内疾患関連では，Tea Time②で述べたような，「痛み」に関連する幻歯痛や非歯原性疼痛の問題がありますが，それほど頻度が高いわけではありません．

　何より，患者さんに「ストレス」や「医原性疼痛」を与えないように，確実な歯内療法を身につけることのほうが先決でしょう．低侵襲性の医療（Minimal Intervention）の観点からも重要なことは明らかです．まずは，自分の治療成績を見直すことから始めましょう．

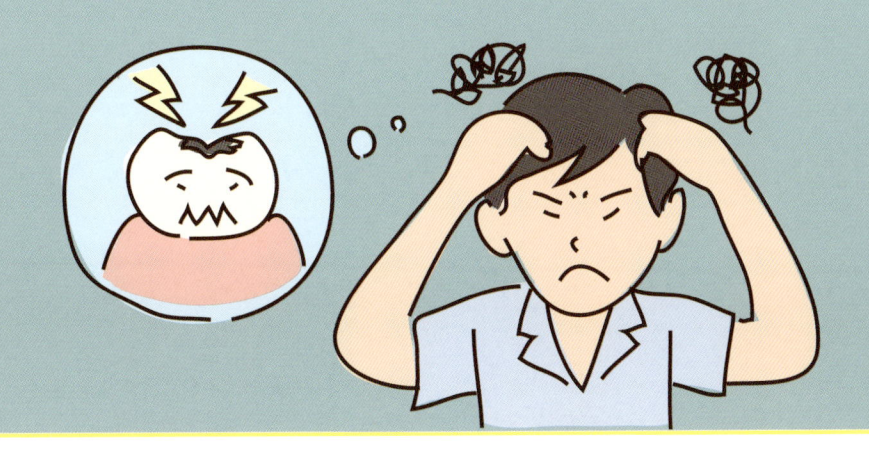

第2部　治療編

Clinical Edition 5

麻酔薬の量はどのくらい，またどの部位にどう打てば良いか

I　浸潤麻酔

　浸潤麻酔は，患歯の根尖部の遠心相当部に打ちます．まず，頰粘膜を軽く引っ張って緊張させます．針先のカット面を粘膜に接触させ，「針で刺す」のではなく，針先が自然に粘膜下に滑り込むように，また粘膜を針先へ引っ張るようにします（図2-5-1）．

　通常，麻酔薬の量はカートリッジ1本（1.8cc）で済みます．ただし，下顎大臼歯の場合には浸潤麻酔が効きにくいことがあるので必要に応じて伝達麻酔を行います．もっとも解剖の知識が不可欠ですし，日ごろから訓練しておかないと上手くできません．

　麻酔薬はアルカリ性ですが，急性炎症時には組織のpHが酸性なので，中和されてしまい浸潤麻酔が効きにくくなっています．この場合にも伝達麻酔が効果的です．

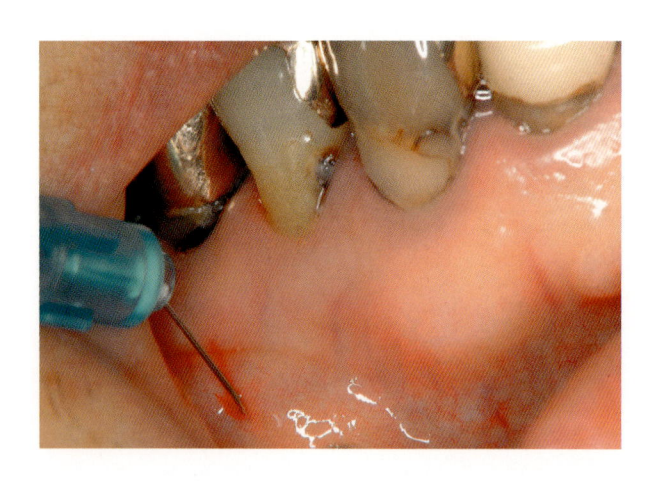

II　歯根膜内注射，髄腔内注射，骨内注射を行う場合

　歯根膜内注射を行う際には，針は短く細いもの，力が入れやすいようにホルダーはガン（銃）タイプのものを用いますが，打診痛が強く歯根膜炎があるときには歯根膜内注射を避けます．また薬液が洩れないように気をつけます．

　外科的歯内療法を行っている途中に患者が痛みを訴えたら，直接骨内に浸潤麻酔を打ちますが，この場合，術前の画像診断を行い，下歯槽管，オトガイ孔あるいは上顎洞底との距離を精査しておく必要があります．

　抜髄時に浸潤麻酔が奏効しない際には，天蓋除去後に髄腔内注射を行います．液を少しずつ出しながら針先を根管に入れ，根尖方向に根管壁に針が当たるまで針を進めながら，ゆっくり薬液を注射します．露髄している場合には少量でも効くので髄腔内麻酔が有効です（図2-5-2）．

図2-5-1　浸潤麻酔．患歯の根尖部相当の粘膜の遠心部に麻酔する．数分間，浸潤麻酔が奏功するのを待つ．

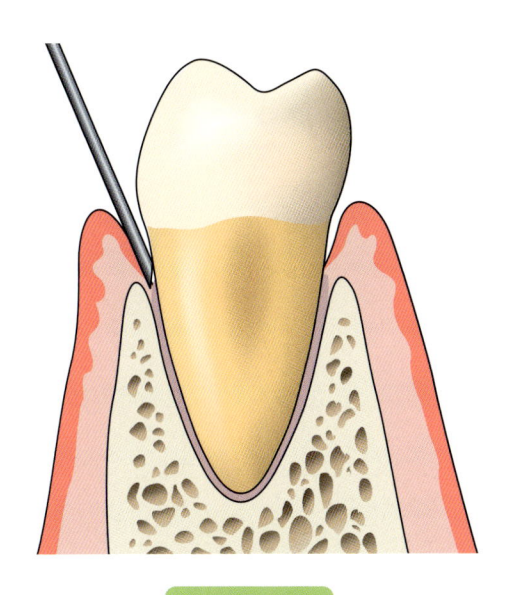

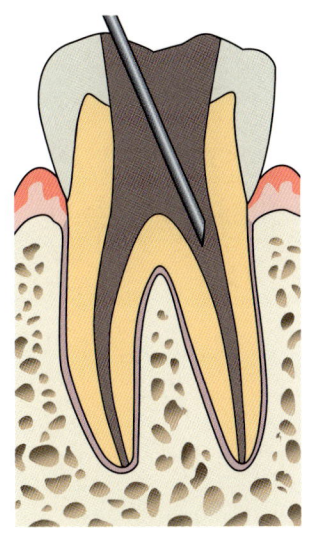

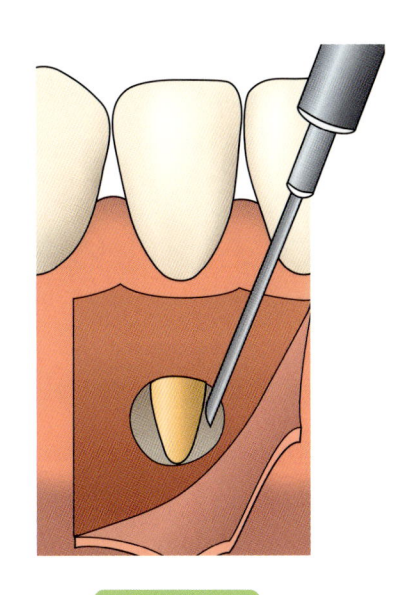

図 2-5-2 歯根膜内注射は，針先のカット面が根面に向くように当てる．髄腔内注射は針先を根尖方向に進めながら，ゆっくりと薬液を注入し，針先が根管壁に当たり止ったら，10〜20秒程度薬液を注入する．骨内注射は出血してくる部位の骨面に押し当てて薬液を注入する．

ただし，強圧で入れないようにします．

III 麻酔が効かないときに考えること

「麻酔が効かない」というのは患者の訴える「痛み」から判断しているのですが，患者が強いストレスを感じていたり，長期間疼痛を感じている場合には，わずかな刺激に対して過剰に反応することがあり，たいていの場合，感情的にも高ぶっているので麻酔をしても，患者の精神的状態によって適切な治療が困難なことがあります．

例えば，歯痛で早朝に救急車を呼んだとか，常軌を逸した行動をとるような患者には不用意に治療を開始せずに，事前に医療面接を詳細に行い，消炎鎮痛剤を服用させ，痛みが治まるか否かを観察して，治療を行える状態にあるか否かを判断するべきです．

第2部　治療編

Clinical Edition 6

ラポールの形成と無痛治療

I　痛みは主観的なもの

「痛み」は主観的なだけでなく，その度合いが変化します．例えば，不安を和らげることで患者が痛みを感じにくくなることを経験します．

歯科治療自体が患者にストレスを与えます．患者が安心して治療を受けられれば，患者の精神的ストレスは軽減します．たとえ，図2-6-1に示すような歯科恐怖症の患者であっても，信頼関係を構築することで外科治療を行うことも可能です．

治療中の患者の多くは安心して居眠りしているのが理想でしょう．安易に精神鎮静療法を行うよりは，まずはコミュニケーションによって信頼関係を構築して患者を安心させることが先決です．術者に精神的ゆとりがあることが必要なのはいうまでもありません．

II　ストレスがかかわる疾患

現代のストレス社会で，われわれはさまざまなストレスを受けて生活しています．組織の人間関係，家庭内不和，経済的な問題，睡眠不足といった社会・経済的状況が生体に及ぼす影響については，定量することが困難なので，明確なエビデンスが得られにくいのですが，慢性疾患が主流になった現代社会において，「メタボリック症候群」「肥満」「高血圧」「糖尿病」「歯科疾患」に代表される「生活習慣病」に及ぼす悪影響は多大でしょう[1,2]．

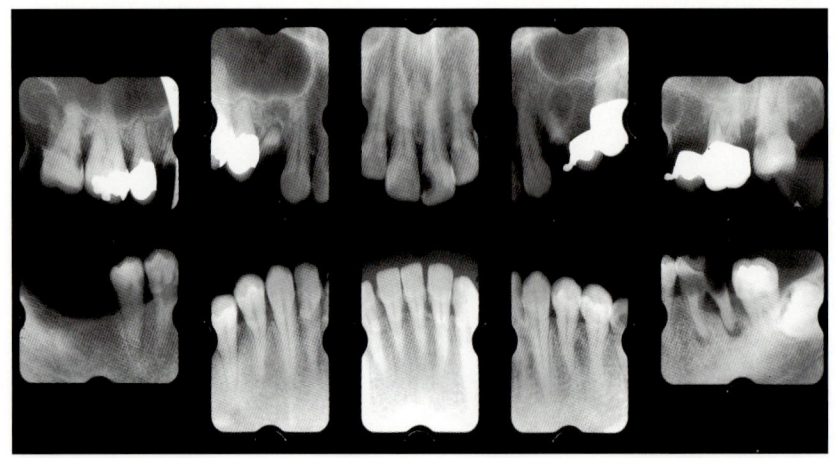

a|b

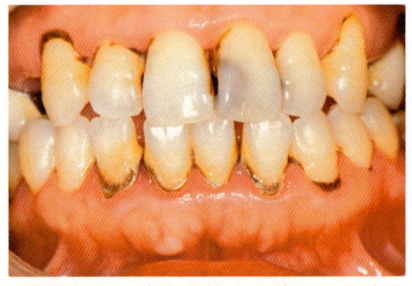

図2-6-1a，b　歯科恐怖症のため口腔疾患を放置していた50代の女性．娘の強い勧めで来院した．治療を始める前に，十分な説明と患者の同意を得てから治療を開始し，可及的に無痛治療を心がけた．

ラポールの形成と無痛治療

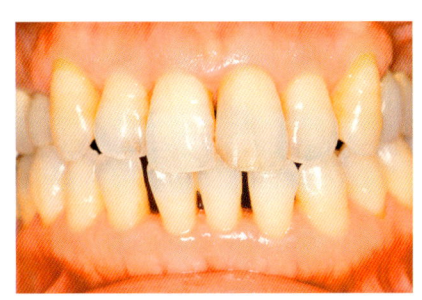

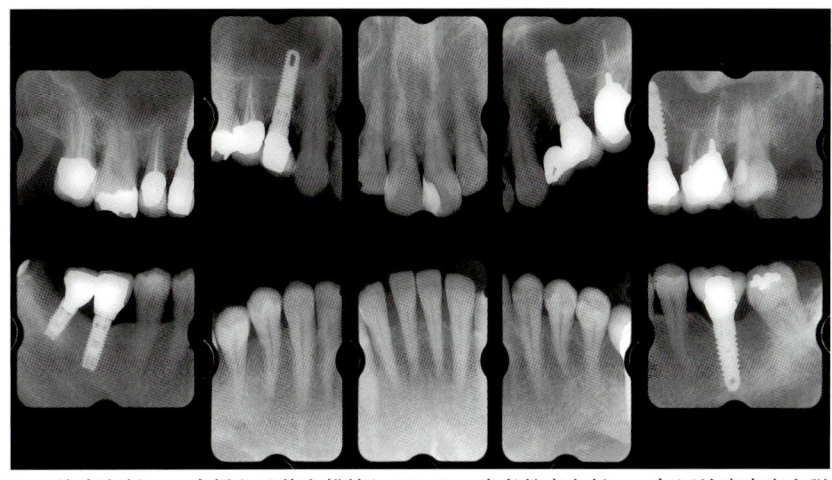

図2-6-1c, d　歯周外科療法およびインプラント治療を行い，良好な予後を維持している．患者教育を行い，毎回治療内容を説明し，信頼関係を構築できた結果，患者自身が積極的に治療に協力してくれるようになった．

　ストレスを回避するために，喫煙や暴飲暴食に逃避して健康を害する人もいます．患者教育をするためにも患者を理解する必要がありますが，医療面接において，患者の社会的背景，過去に受けた治療のナラティブを把握すると良いでしょう．

III　歯科恐怖症

　歯科恐怖症の患者を治療することがあります．たいていは病態や治療説明が十分でないとか，患者の質問に答えていないなど，歯科医師と患者の信頼関係が構築できていません．また，治療による痛みによっても患者は歯科恐怖症になります．歯科恐怖症は精神科疾患（うつ病など）とは違いますが，必要に応じて医科（心療内科など）との連携が必要です．

　「病は気から」といいますが，病院に来院する患者の1〜2割は同時に精神科疾患を患っているという報告があります．一方，歯科医院を訪れる患者にも「境界性人格障害」を疑う人がいます．歯学教育では，この分野の教育は十分とはいえないのですが，「歯を診て人を診ず」にならないように，患者の心のケアにも配慮する姿勢が要求されます（診断編2参照）．

参考文献

1. 小野　繁，海野　智，中　奈央子：歯科心身医学入門―歯科・口腔領域疾患への心身医学的アプローチ―．東京．クインテッセンス出版．2006．
2. 大塚ひかり：歯医者が怖い―歯の痛みは心の痛み？．東京．平凡社．平凡社新書．2006．

第2部　治療編

第2部　治療編

Clinical Edition 7

ファイルのしなりを生かすため咬頭は削らない

I　作業長と咬頭との関係

　筆者は学生時代，根管治療時に，「失活歯の補綴治療は最低でもアンレーになるのだから，最初に咬頭をスパッと平らになるまで削れば良い．そうすれば根管長測定時にストッパーも合わせやすくて良い」「上顎第一大臼歯の近心頬側根はとくに器具が入りづらいから，歯肉縁の近くまで歯を削るように」と教わりました．当時は何となく理論的な気がしていましたが，現在はまったく逆の考え方をしています．

II　ファイルのしなりを生かす

　咬頭を削ると「作業長」が短くなるため「ファイルのしなり」が利用しずらくなり（図2-7-1），「直線的な根管形成」になりがちです．残根の根管治療は，根管長が短いので簡単なようですが，実際は根管が弯曲していると根管系を保持した根管形成が逆に難しく，直線的な形成になりがちです（図2-7-2）．

　とりわけ，根管の根尖部1/3の弯曲部の形成は困難で，根管の外弯側にレッジやジップを形成し，根尖孔は根管から逸脱して拡大されるので，残髄炎や術後疼痛の原因になります．根管治療が長引いて，対合歯が挺出すれば咬合関係も変わります．

　このマイナスのスパイラルにはまり込んでいるケースは多いと思います．「咬頭を可及的に残して咬合させる」ほうが歯根膜に適度な刺激を与えて生理的な状態を維持できるし，歯の挺出を防止できます．

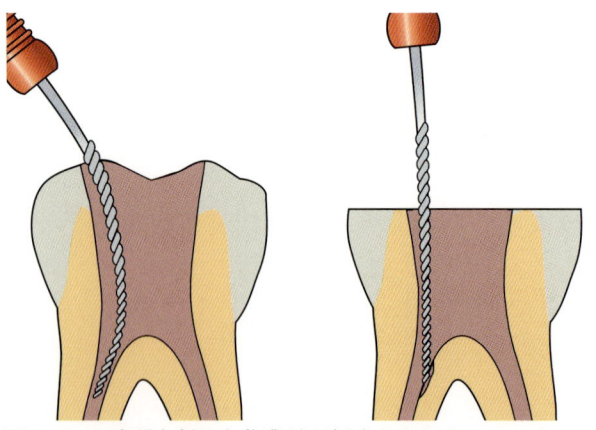

図2-7-1　咬頭を削ると作業長が短くなるため，ファイルのしなりが利用できなくなり，直線的な根管形成となる．

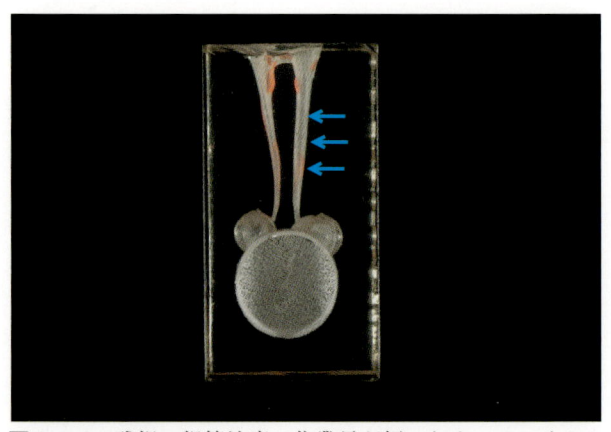

図2-7-2　残根の根管治療．作業長が短いため，ファイルのしなりを利用しにくいため，直線的な形成になりやすい．

ファイルのしなりを生かすため咬頭は削らない

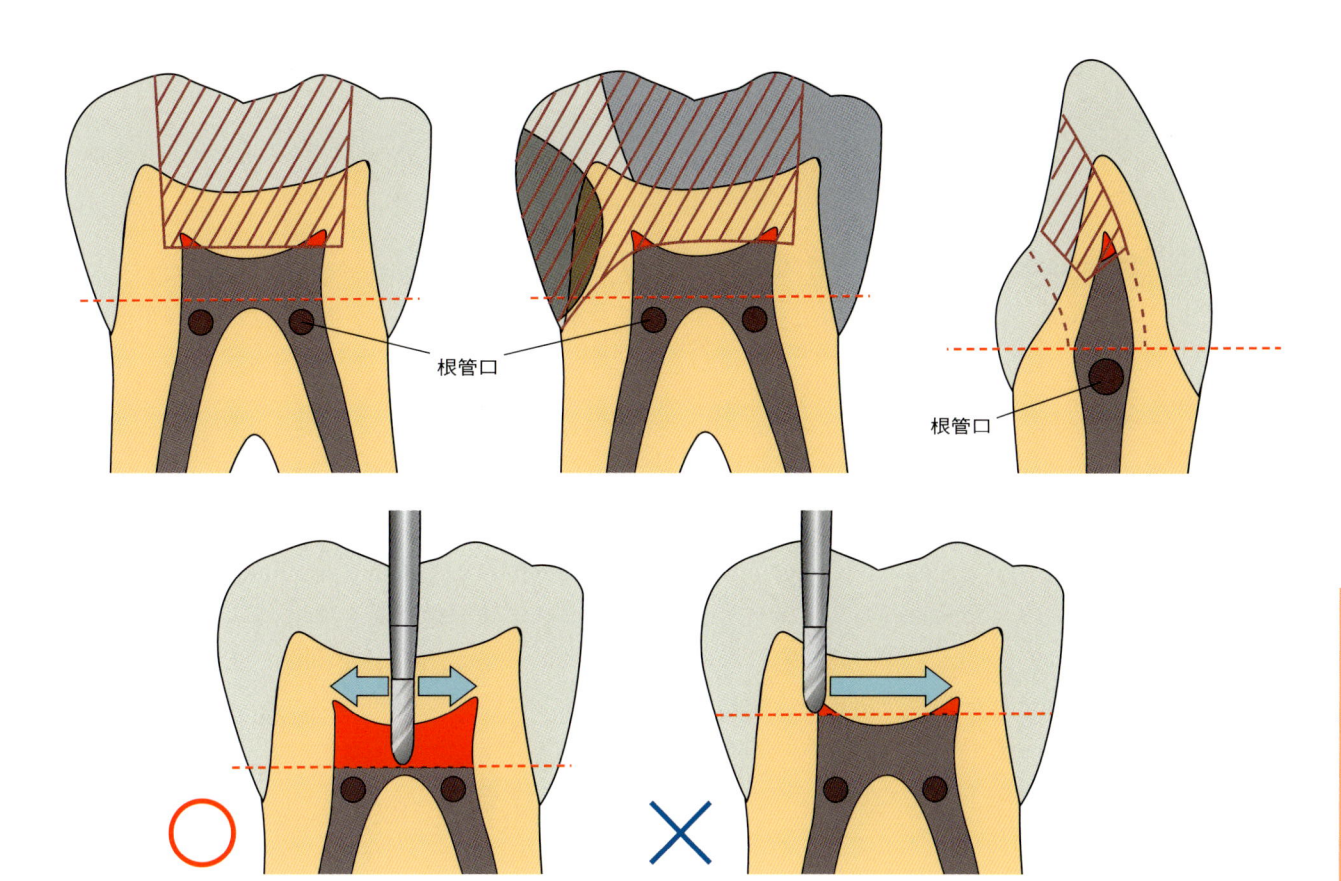

図2-7-3 天蓋除去が不完全．根管口を狙って穿通する場合，髄角に露髄した時点で根管口と勘違いすることがある．

III 指先の感覚を生かす

　長目のダイヤモンドバーを使用すると，歯質を削る際の摩擦抵抗に対抗してハンドピースを強く握るので，指先の感覚が鈍り，バーの先端が歯髄腔へ穿通したことに気づかず髄床底を切削する危険があります．

　加齢や深部う蝕により歯髄腔が狭窄している患歯ではとくに髄床底を削るリスクが高くなります．髄床底を切削するリスクを回避するには，刃部の短いカーバイドバーを用いた「ペッキング運動」により歯質を切削します．バーが歯髄腔に達したら，ふっと抜けた感触が指先に伝わります．

IV 根管口と穿通部を間違えない

　穿通部位には，「歯の中央」か「根管口」のどちらかを選択します．X線写真の読影と手指の感覚に自信があれば，歯の中央に穿通したほうが天蓋除去が確実にできます．歯髄腔に穿通したら，バーを水平方向に動かして，天蓋を完全に除去して根管口を明示します．

　一方，根管口を目指して穿通すると，根管があるため，髄床底を削るリスクは下がりますが，髄角が高い位置にあるため歯髄腔の髄角部に穿孔した段階で，その穴を根管口と勘違いしてしまい，天蓋除去が完全にできていないことがあります（図2-7-3）．

第2部　治療編

113

第 2 部　治療編

Clinical Edition 8

作業長が徐々に短くなるのはなぜか

I 作業長は変わらない

「本来の根管系の三次元的形態を保持した根管形成」が行われていれば，最初に測定した作業長と，最終拡大された際の作業長とは同じはずです．もちろん，ファイルが根管中央に位置するようにプレカーブを付与しなければいけません．もし，Hファイルを用いてファイリング操作を多用したり，根管拡大をバーで行う術式では，必然的に根管は直線形成され，1～1.5 mm 程度作業長が短くなります．そのような経験をしている場合には，根管形成法を変えることをお勧めします．根管拡大の効率を上げようとした術式ですが，MI 概念に合いません（表 2-1-1 参照）．

II ストッパーの安定性を確認する

拡大号数が上がるごとに根管長測定器を使用している場合は構いませんが，根管長測定を最初しか行わない場合，ストッパーの安定性が非常に重要です．ストッパーがすぐに緩んでしまい，操作中にずれてしまうものは使えません．上下に数回動かしただけで緩むものもあります．各メーカーから発売されているストッパーの安定度には大きな差があることを知っておくと良いでしょう．JH エンドシステムで使用している 1.5 mm 厚のハート型のストッパー（サカセ化学）は安定性抜群です．

すべての治療ステップが正しく行われないと良好な根管拡大は行えません．つまり，他の治療過程が良好であっても，ストッパーが 1 mm ずれれば結果は破綻します．ストッパーの安定度によっても結果が変わるのです．

III 作業長の測定

根管長の測定には，「歯の解剖学的知識」「X 線写真（ポイント・トライアル）」「根管長測定器」「根尖孔の最狭窄部を穿通した際の指先の感覚」のすべてを利用します．

天蓋を除去して根管口上部の軸壁を形成し，根管長測定のためにファイルを根管に入れる際，＃15～＃6K ファイルを用いて根尖孔を穿通させた後，基準点から生理学的根尖孔，すなわち根尖孔の最狭窄部である「セメント質―象牙質境界部」までの長さを測定します（図 2-8-1, 2）．

最近の電気的根管長測定器は正確に根管長を決定することが可能ですが，電池が少なくなったり，根尖部に削片を詰めたりすれば，正確な根管長測定が行えないので，機械のみを盲信しないように心がけます．

IV 根管は湿潤して拡大する

以前の根管長測定器は，根管を乾燥しないと測定できませんでした．このことから，「根管

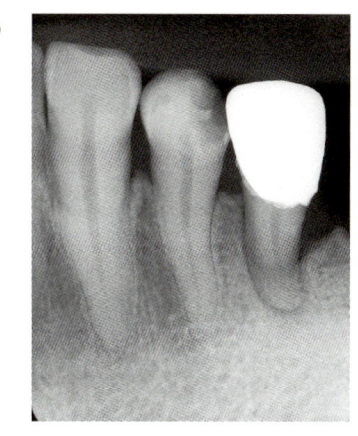

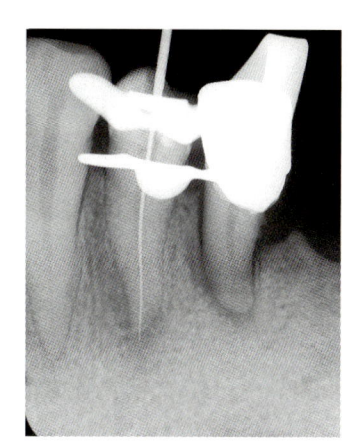

作業長が徐々に短くなるのはなぜか

図2-8-1a～d　a：ポイント・トライアルによる根管長測定．患者は52歳の男性．下顎左側第一小臼歯の歯髄壊死．根管長測定した際に，生理的根尖孔と思われた位置でわずかな痛みを訴えるため，#15ファイルを根管に入れ，X線写真撮影を行った．b，c：生理的根尖孔からわずかにオーバーしているようにみえる．根管拡大後，ガッタパーチャポイントを入れ，再度X線写真撮影を行い，X線写真的根尖孔の約1mm上方にアピカルシートが形成されていることを確認した．d：2回目の来院時にJHエンドシステムの垂直根管充填法で根管充填を行った．ガッタパーチャが生理的根尖孔からわずかににじみ出る程度が良いとされる．

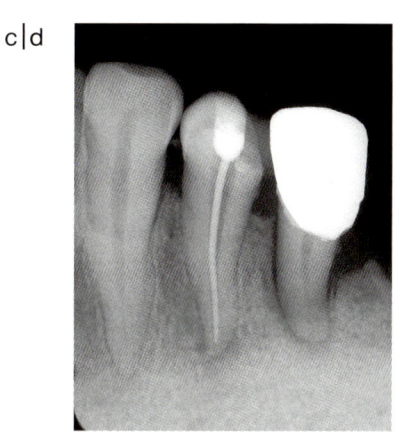

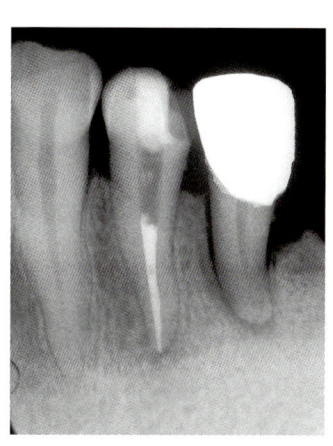

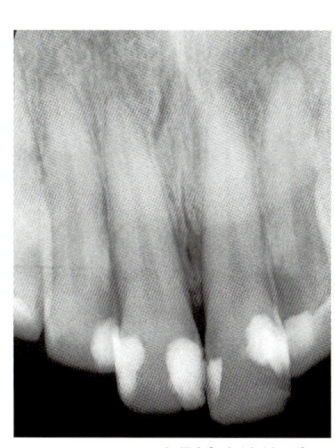

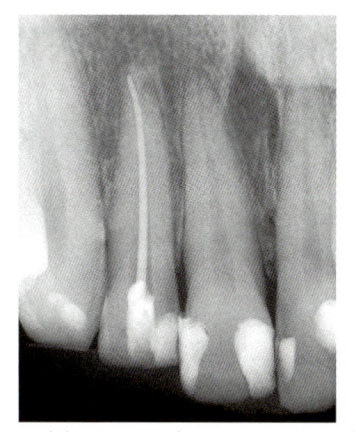

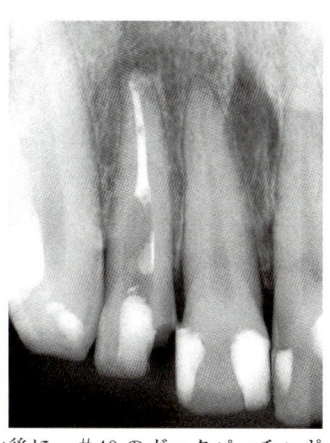

図2-8-2a～c　a，b：上顎右側側切歯の歯髄壊死．近心にレジン充填されている．根管拡大後に，#40のガッタパーチャポイントを根管に入れてX線写真撮影を行い，アピカルシートが形成されていることを確認した．c：根管の根尖部が遠心方向に弯曲していることがわかる．2回目の来院時に垂直根管充填法で根管充填を行った．ガッタパーチャ間に隙間ができ，しまへび状になっている．フレアー形成が不十分だったのかもしれない．

第2部　治療編

を乾燥させたまま根管拡大する」といった誤解が生じたかもしれません．しかし，根管を乾燥して拡大すれば，切削片がすぐにアピカルシートと根尖孔までの空間に詰まってしまいます．

この時点で，根管長測定器が生理的根尖孔を指さなくなったと焦るあまり，ファイルを強くねじったりすれば，レッジやジップを形成して，歯根膜に穿孔するまで根管を逸脱した切削を続けることになります．

そうならないためには，「根管は必ず湿潤させて拡大し，出てきた切削片をまめに根管外に洗い流す」ことを実践します．

第2部　治療編

Clinical Edition 9

根管拡大・形成の進め方とファイルの選択

I 根管の三次元的弯曲に合わせた根管拡大

　根管形成には，①根管壁が均等に拡大されている，②器械的清掃が行われていない部分がない（全周ファイリング），③根管形成時に根尖孔外へ根管内容物を押し出さない，④根管充填に必要なフレアー形成（5～6°）がなされている，⑤補綴を考慮して歯質の削除量が必要最小限である，ことが要求されます．

　本書でも繰り返し述べましたが，「オリジナルの根管形態を保持した根管形成」がもっとも優れた根管形成と筆者は考えます．われわれが目標にする根管形成です．ただし，方法は複数あっても良いと思います．

　一方，現在でも卒前教育で習う方法は，Ingle や Clem の古典的な方法をベースにしており，使用するファイルの「しなり度」や「トルクコントロール」「再帰ファイリング」の概念が欠落しているため，弯曲根管への対応が難しいだけでなく，ファイルの折れ込み，オリジナルの根管からの逸脱や根管内容物の押し出しによる急発などの偶発症を引き起こすリスクがあります．

II 根管形成のコツ

　「微分の概念」からすると，ファイル操作はルート・プレーニングと同様にせいぜい 2～3 mm 程度の大きさの操作のはずですが，大きいストロークでファイルを根管に入れたり出したりしている術者がかなりいるように思います．これでは，適切な根管形成など絶対にできません．根管治療の上手な先生の手の動きはわずかで，根尖から根管口方向へ動く運動が中心になっています．

　「根管はすべて曲がっている」という認識を持ち，ファイルの先端部分には根管の弯曲を模したプレカーブを付与し，「根管の三次元の弯曲にファイルを合わせた」根管拡大を行うことがコツです．

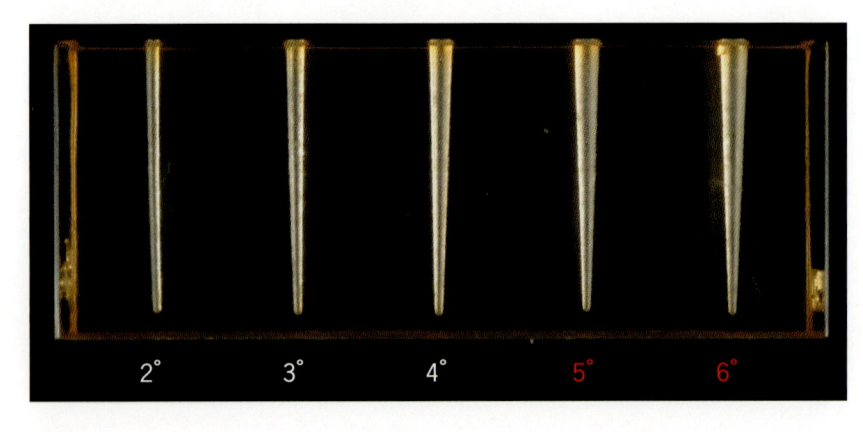

図 2-9-1　フレアー形成の角度を示す透明模型（ニッシン）．5～6°のフレアー形成を根管に付与する．

表 2-9-1　これまでに報告された根管形成法

1961	Ingle	根管治療の標準化	1984	Morgan	crown down pressureless technique
1969	Clem	step-back technique	1985	平井 順	JHエンドシステム
1974	Schilder	serial preparation technique	1985	Roane	balanced force (BF) technique
1975	Weine	ラスピング運動とフレアー形成を推奨	1987	Ahmad	modified ultrasonic technique
1976	大津晴弘	立体根充法（後のオピアンキャリアメソッド）	1989	Wildey	Senia-Widley instrumentation technique
1980	Martin	超音波振動による根管形成	1991	Buchanan	standardized-taper root canal preparation
1980	Abou-Rass	anti-curvature filing method	1991	Fava	modified double-flared technique
1980	Marshall	crown down pressureless technique	1992	Saunders	modified double-flared technique
1982	Goerig	step-down technique	1994	Torabinejad	passive step-back technique
1983	Fava	double-flared technique	1996	Schafer	combined technique with BF and reaming motion

Ingle JI. 1961, Clem 1969, Weine 1975, 大津 1976, Richman 1977, Martin 1980, Abou-Rass 1980, Marshall 1980, Goerig 1982, Fava 1983, Morgan 1984, Roane 1985, Ahmad 1987, 平井 1985, Wildey 1989, Buchanan 1991, Fava 1991, Saunders 1992, Torabinejad 1994, Schafer 1996．より引用．

　根管は「一方通行のトンネル」のようなものなので，出口（根尖孔）から根管内容物や薬剤を押し出さないようなファイル操作をしなければなりません．

　根尖方向へのファイル操作を最小限にして，2°のテーパーのファイルを根管に入れた際，根管の内容物を根尖孔から押し出さないために，根管上方へ空気が逃げるようなスペースが必要ですから 5〜6°のフレアー形成が必要になります（図 2-9-1）．

　それから根管内容物を押し出さないためには，拡大号数が上がるごとに切削片をこまめに根管外に洗い流し，根管内の切削片を取り除くことが重要です．

　根管上部ではファイルの太い部分が当たるため切削力が大きく，ファイリング運動のようにストロークの大きい操作をすれば，ストリップ・パーフォレーションを起こすリスクが高まります．

　治療結果は術者の技量と成功体験の数によって大きく変わるでしょうから，根管治療後も炎症症状が軽減しなければ，治療技術に問題があるか，根管治療では治癒しない症例である可能性が考えられます．

III　根管形成法の歴史

　これまでに 20 種類以上の根管形成法が報告されましたが（表 2-9-1），普遍的な方法が確立されたわけではありません．

　根管拡大の方向は，根管口から根尖孔へ（クラウンダウン）か根尖孔から根管口へ（ステップバック）の 2 方向があり，ファイルの材質としてはそれぞれニッケル-チタンかステンレスが使用されています．

IV　ファイルの選択

　根管形成用ファイルの第一選択は K ファイルです．本書に載せた症例ではすべて K ファイルのみを使用しています．筆者はほとんどの場合リーマーと H ファイルを使用しません．もっとも，同じファイルであってもメーカー間で「しなり度」はかなり異なります．

　弯曲部分の拡大には「しなり度の高い」K ファイル（ジッペラー社など）が推奨されます．直線に近い根管もたまにはありますが，基本的

第 2 部　治療編

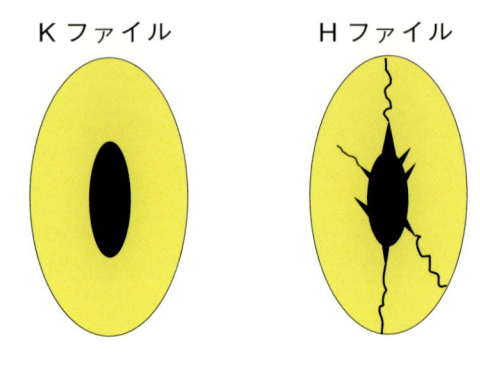

図 2-9-2　Hファイルを使用したファイリング運動の問題点．Kファイルを用いてねじれとかき上げ運動で根管を拡大することにより根管壁を均等に拡大できるが，Hファイルではファイリング運動によって根管壁に溝を形成し，破折を誘発するリスクが高まる．

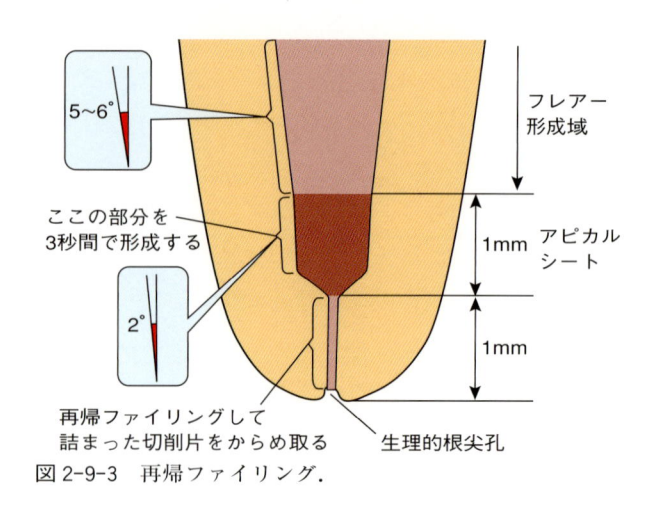

図 2-9-3　再帰ファイリング．

には「すべての根管は弯曲している」ことを前提とした根管形成を行います．

　リーマーはリーミング（回転）運動を基本にしているので，ファイル号数が上がると必ず「根管の直線化」を起こします．

　一方，Hファイルは切削効率が高いために，好んで使用する術者がいるかもしれませんが，Hファイルはファイリング（上下）運動で根管拡大するので，①根管壁にファイルの「溝形成」をしてしまう傾向が強く，結果的に歯根破折のリスクが高くなり（図2-9-2），②「円周ファイリング」を試みても，根管口付近ばかりが「ロート状」に拡大され，根尖付近の形成は不十分であり，③「根管の直線化」によるレッジ形成，残髄炎，根管からの逸脱によるストリップ・パーフォレーションを起こしやすく，④フレアー形成が不十分な場合，ポンピング作用によって削片を根尖孔から押し出し術後疼痛を引き起こしやすく，⑤切削効率が高いため，歯質を削りすぎるので，歯冠修復後に破折するリスクが高くなります．

　もしファイル号数が上がるたびに根管長が短くなっている場合には，オリジナルの根管から逸脱して根管壁を「直線形成」しているので，自分の器具操作を見直すと良いでしょう．

　根管の弯曲部の形成に際しては，しなり度の高いKファイルを用いて，ファイルの「ねじれ」を利用した右回りの回転運動で刃先を少し根管壁に食い込ませてから上方に引く運動を同時に行います．すなわち，時計回りの回転運動でファイルが歯質に食い込んだら，1〜2mmかき上げてアピカルシート（図2-9-3）の根管拡大をします．

　その際，ファイルの「回転トルク」を意識して，根管からの逸脱を起こさないようにファイル号数が上がるごとに回転度数を下げてトルクを厳密にコントロールすることが根管から逸脱しない根管形成を行うコツです．

　これも微分の考え方で，少しずつ根管壁を切削することで弯曲した部分を適切に拡大できます．根管の直線形成はこの対極にある形成法といえますし，MIコンセプトに合いません．

V　ファイル操作

　かつてIngle[1]はファイリング運動（押して引く）で根管形成を，一方Grossman[2]は根管にファ

根管拡大・形成の進め方とファイルの選択

ねじれとかき上げ運動（ターン・アンド・プル）　　ラスピング運動　　リーミング運動

Watch Winding 運動　　ファイリング（上下）運動

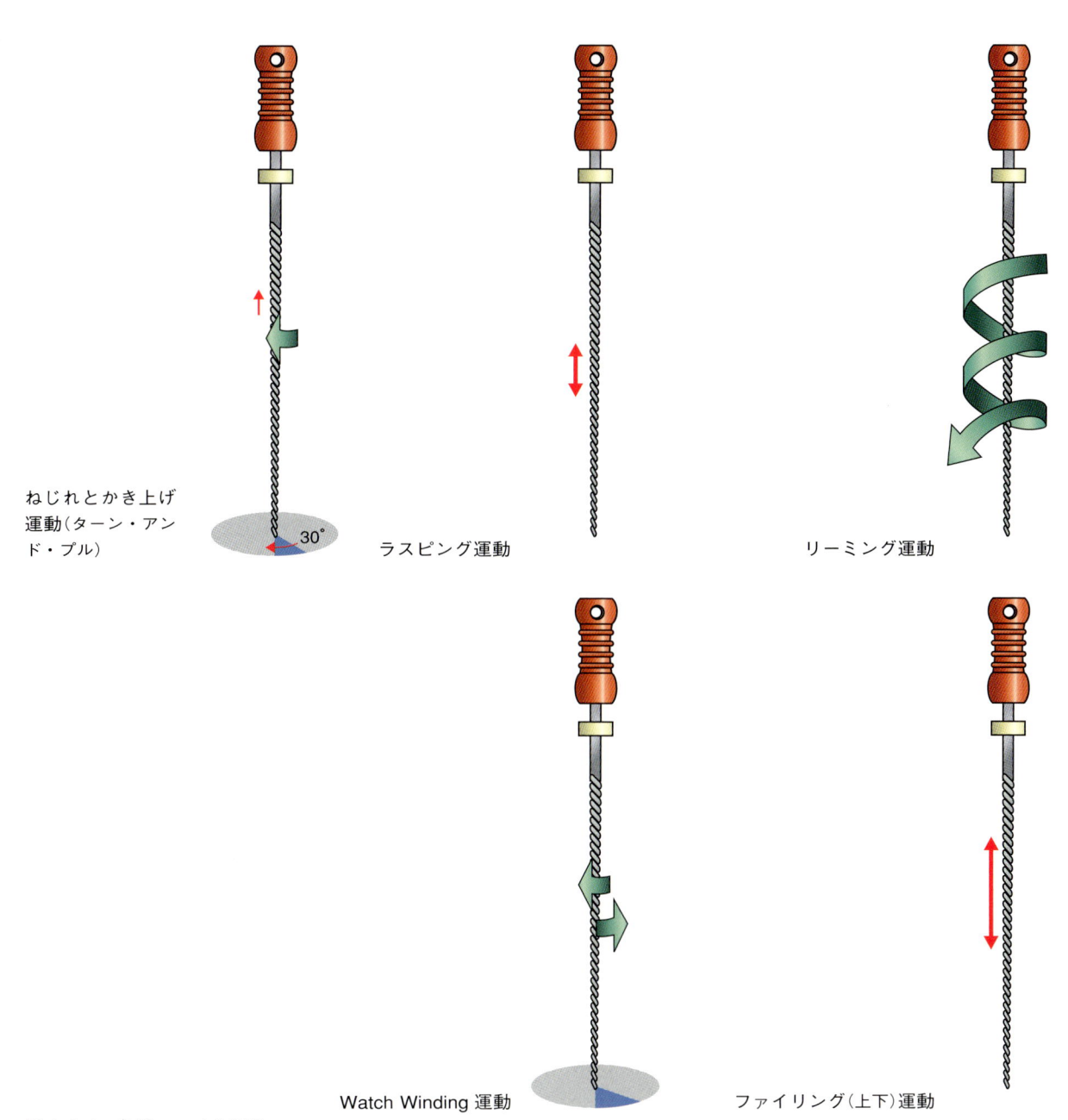

図2-9-4　各種ファイル運動．

イルを入れたら，「引く運動」のみで拡大を行うべきで，根尖孔外へ根管内容物や削片を押し出さないように主張しています．1965年におけるGrossmanの考え方は現在でも正しいと思います．

ファイル操作は，5つに分類されますが（図2-9-4），根管形成には，ねじれとかき上げ運動とラスピング運動が推奨されます．

1．ねじれとかき上げ運動（ターン・アンド・プル）

時計回りにファイルの刃先を少し根管壁に食い込ませてから上方に引き上げます．ファイルのしなり度が高ければ，根管壁に沿って，象牙質を一層切削（掻爬）するので，この運動を微分の考えに従って繰り返せば，根管を逸脱した形成になりにくいといえます（図2-9-5）．

JHエンドシステムでは，アピカルシート部

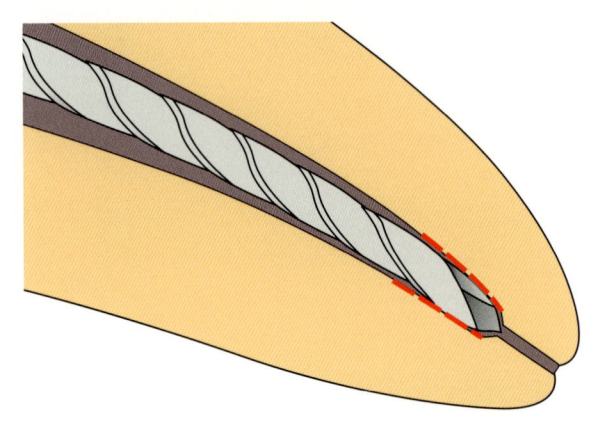

図 2-9-5 根管系を保持した根管拡大．微分の考え．トルクコントロール下でしなり度の高い K ファイルで象牙質を一層掻爬する．

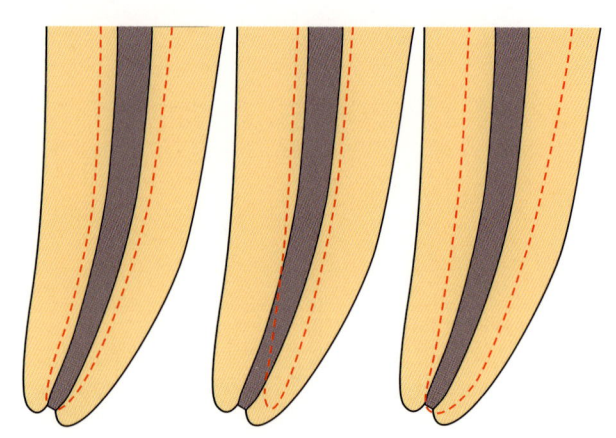

図 2-9-6 根管を逸脱した形成．左：オリジナルの根管系を保持した形成．中央：根管を逸脱し，外弯側にレッジ形成している．右：過剰な切除による直線的形成．

(1 mm)のみを形成するので，最大 6 回（3 秒間）のねじりとかき上げ運動が基本操作になっており，非常に効率的です（図 2-9-3 参照）．

2．ラスピング運動

ラスピング運動は，ファイルを回転させず（ねじらず）に 1〜2 mm 程度の上下動で根管壁を掻爬する運動ですが，これも「微分」の考え方に合っています．根管の穿通にはこの運動のみで行います．

また，弯曲根管の形成にも適しています．かつて，Franklin Weine は，根管壁に当たるファイルの外弯側の刃部をヤスリで削り，ラスピング運動で拡大することで，根管の外弯側の過剰切削を防止しました[3]．

3．リーミング運動

ファイル号数が上がると，根管に追従しなくなります．30 号あたりからファイル操作がきつくなり，外弯側にレッジやジップを形成します．

もしもプレカーブを付与してリーミング運動をすれば，根管を大きく逸脱した形成をしてしまう危険があります．根管内のガッタパーチャを除去するときにのみリーミング運動を行っています．

4．Watch Winding 運動

ファイルに時計回り/反時計回りの回転を交互に加える方法です．時計のリューズを巻く動きに似ていることからこの呼び名がついています．

しかし，回転角度を決めない限り，安定した形成はできませんし，リーミング運動に似た形成になります．ほとんど必要としません．

5．ファイリング（上下）運動

一番トラブルが生じるファイル操作です．根管の中でファイルを押したり引いたりすれば，Grossman が指摘したように，ファイルの先に切削片を押し込み，根尖部をすぐに目詰まりさせたり，根尖外に根管内容物を押し出すリスクが高まります．

また，引く運動の際には，ファイルの刃の上部（太い方）の切削力が強いため，根管上部を過剰拡大するのがオチで，容易に根管から逸脱して分岐部付近にストリップ・パーフォレーションを起こしたりします（図 2-9-6 の右）．

Hファイルはファイリング運動のみで根管拡大を行うため，切削効率が高い反面リスクが高いといえます．Hファイルもファイリング運動も必要ありません[4,5]．

VI アピカルシート形成の意義と注意点

アピカルシートの形成は，ガッタパーチャポイントが根尖孔外へ飛び出さないことと根尖孔の封鎖にとって不可欠です．

卒前には，アピカルシートは生理的根尖孔の0.5 mm 上方に形成するように習いますが，1 mm 程度に設定したほうが根尖孔の破壊を起こす失敗が格段に減ります．

テーパーが2°のKファイルで，アピカルシートおよびフレアー形成を行うわけですが，ニッケル-チタンファイルはファイル先端の切削能力が低く，アピカルシートの形成ができないので，アピカルシート形成については明言していませんし，コールドガッタを使用する側方加圧根管充填法は適さないので垂直加圧根管充填法が行われています．

VII 再帰ファイリング

再帰ファイリングは操作としては根尖孔の穿通に似ているのですが，役割と意味が違います．すでに穿通している根尖孔部の穿通確認（根尖孔が目詰まりしていないか）が目的です．

つまり根管の拡大形成時に出る切削片によって根尖孔部が目詰まりしていないかの確認をします．

ファイルを根管内で操作するときに生じる切削片はアピカルシートから生理的根尖孔までの空間に押し込められます．そのため，アピカルシート部の拡大号数を上げるごとに，アピカルシートから生理的根尖孔までの約1 mm の空間に溜った象牙質削片を#15Kファイルを用いた，ねじれとかき上げ運動で除去することで，根尖孔の目詰まりを防ぐことができます．これを「再帰ファイリング」（Recapitulation あるいは Apical Patency の和訳）と呼んでいます（図2-9-3参照）．

溜まりつつある切削片をファイルに絡めることで，切削片が粉状になって根管内に攪拌されます．

その後，ルーティー®で根管の洗浄・拡大をすれば，根管内の切削片を確実に除去できるので，次のファイルを入れたときにはファイルがアピカルシートの1 mm 手前まで到達します（図2-9-3参照）．

もっともスプレッダーを根尖から2 mm 以内に挿入できる程度のフレアー形成（5〜6°）ができていなければ，スプレッダー先端がアピカルシート上端に到達しないので，ガッタパーチャポイントを確実にアピカルシートに圧着できません[4,5]．

参考文献

1. Ingle J. : Endodontics, Philadelphia, Lea&Febiger. 1965 : 168-171.
2. Grossman LI. : Endodontic Practice, ed. 6, Philadelphia, Lea&Febiger. 1965 : 214.
3. Weine FS, et al. : The effect of preparation procedures on original canal shape and on apical foramen shape. J Endod. 1975 : 1 : 255-62.
4. 平井 順，高橋慶壮：第6章 JHエンドシステムによる根管形成法．臨床歯内療法学―JHエンドシステムを用いて―東京．クインテッセンス出版．79-107：2005．
5. 平井 順，高橋慶壮：第7章 JHエンドシステムによる根管充填法．臨床歯内療法学―JHエンドシステムを用いて―東京．クインテッセンス出版．109-132：2005．

第2部 治療編

Clinical Edition 10

器械的清掃の手順と限界（弯曲根管，石灰化，側枝）

1 器械的清掃

　はじめに軟化象牙質を完全に除去します．具体的には，刃先の鋭利なスプーン・エキスカベータで剥離するように除去するか，水洗下でエンジン用ラウンドバーを低速で使用して強圧を加えないように除去します．

　う蝕検知液で染色される部位は完全に除去します．筆者は殺菌および有機質溶解作用のある次亜塩素酸ナトリウムを滴下して行っています．ADゲルあるいはキャナルクリーナー（図2-10-1a, b）を使用しても良いでしょう．

　根管壁をファイルで拡大した際に出る切削片を根尖孔部に詰まらせないためには，ファイル号数が上がるごとに「再帰ファイリング」してアピカルシートから根尖孔までの空間に溜まった切削片をファイルにからめて清掃し，さらにファイル号数を上げるごとに根管洗浄することです．

　JHエンドシステムでは，ルーティー®にマニー社のKファイル（#25, #30, #35）を取り付けて，注水下において，ファイル先端で根管壁を斜め上方へ擦り上げて根管壁の拡大（掻爬）と亜音波によるキャビテーション効果による洗浄を同時に行います（図2-10-2）．

　根管系の複雑さを勘案すれば，すべての根管を器械的に拡大清掃できるわけではありませんから，化学的清掃の併用が有効でしょう．

　歯周外科やインプラント治療と同様に根管治療も外科治療のひとつです．一般的には，外科治療を何度も繰り返すことはありません．通常，主根管の拡大・形成は1回で可能です．もしも，1回目の治療で効果が出ない場合には，2回以

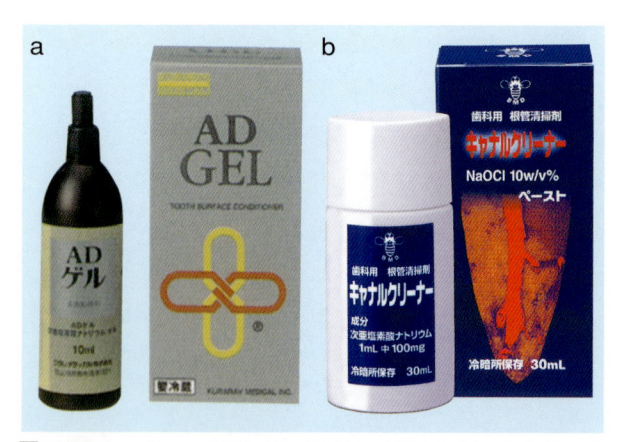

図2-10-1a, b　a：ADゲル（クラレメディカル）．b：キャナルクリーナー（ビーブランド・メディコ・デンタル）

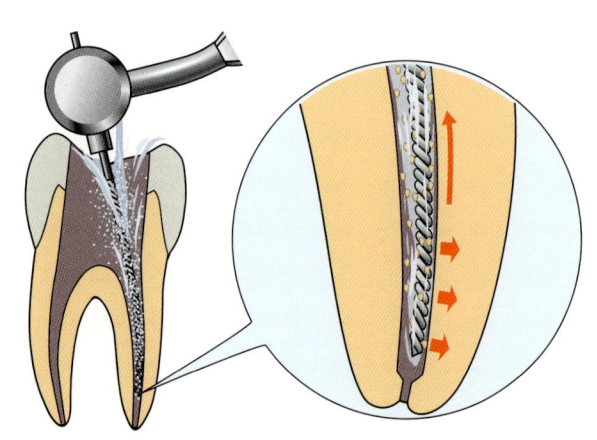

図2-10-2　根管壁の拡大と洗浄．

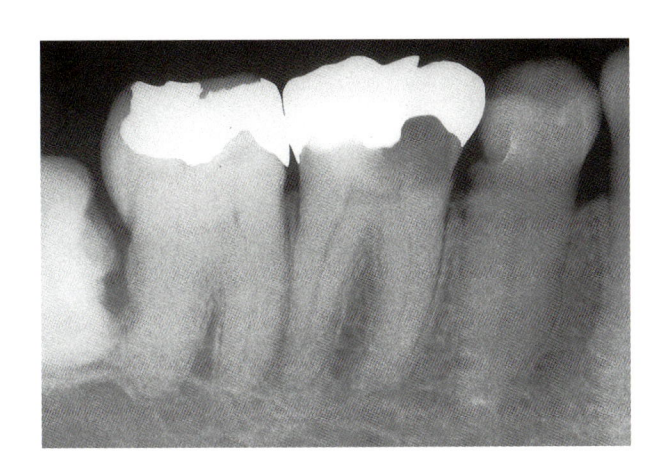

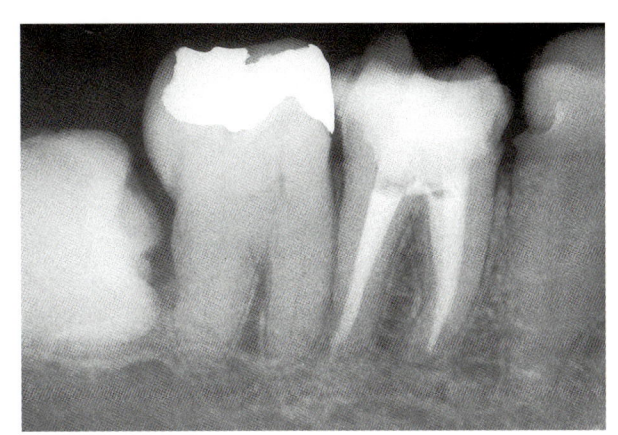

器的清掃の手順と限界（弯曲根管，石灰化，側枝）

a	b
	c

図 2-10-3a～c　近心根の根管口拡大．患者は 30 代の女性．拍動性の自発痛を訴えて来院した．近心の髄角に達する透過像を認める．また長期間の歯髄反応により歯髄腔が狭窄している．根管口へファイルがスムーズに挿入できる程度に軸壁形成を行い，根管上部はあえて拡大しなかった．最初から根管上部を拡大するとファイルの押さえが利きにくいためである．

上行っても，治療効果はほとんど期待できません．

II 弯曲根管

歯根が弯曲していることからも想像できるように，「直線の根管」は存在しません．とりわけ根管の根尖部 1/3 の部分では三次元的に弯曲しています．根管治療の歴史は，「弯曲根管への挑戦の歴史」ともいえます．

現在でも，弯曲根管の根管形成がやさしくなったわけではありません．「しなり度の高い」K ファイルに「プレカーブを付与」して，「トルクコントロール」を意識して根管拡大し，「根管の洗浄と拡大」を確実に行うことが良好な根管形成を行うための近道です．

JH エンドシステムでは，弯曲部の形成には「しなり度の高い」ジッペラー社の K ファイルを，フレアー形成には，しなり度の低いマニー社の K ファイルを使用します．根管の部位と目的によって，使用するファイルを使い分けています．ファイルのしなり度が低い（硬い）と弯曲根管の外弯側を過剰に削ってしまいます．

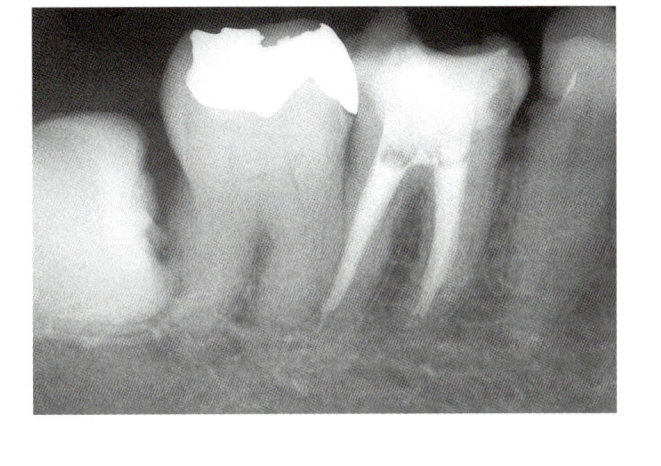

多くの術者は大学で習った方法に固執する傾向がありますが，経験上，しなり度の低いファイルでは，根尖部 1/3 の弯曲部の形成が適切にできません．ニッケル－チタンファイルを使用するのもひとつの方法でしょう．「オリジナルの根管形態を維持した根管形成」が行われれば，どのような方法であっても臨床的には有用です．

オリジナルの根管系を保持した根管の形成・拡大を行い，根管内の病原因子である細菌を量的に可及的に減少させれば，根尖周囲の炎症反応は消退し，生体の治癒力によって，組織再生が起こります．

第 2 部　治療編

第2部　治療編

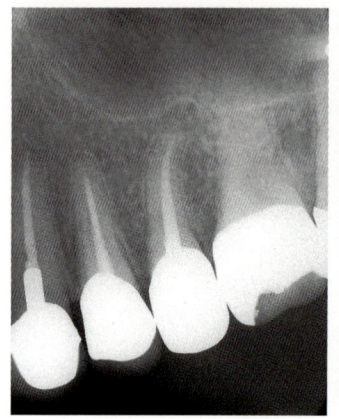

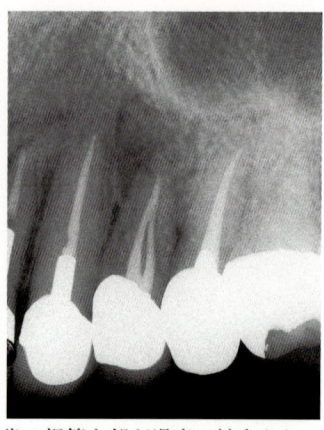

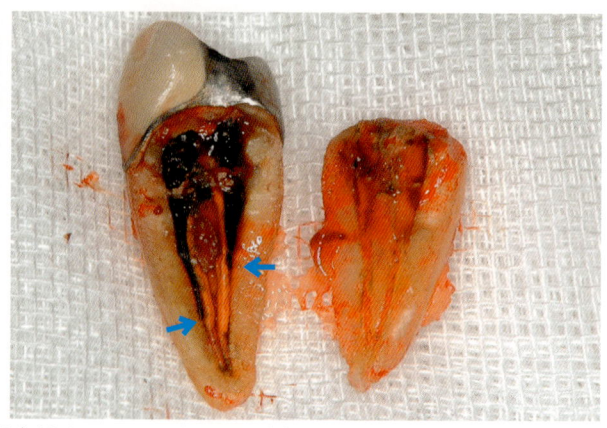

図2-10-4a～c　上顎左側第一小臼歯の根管上部が過度に拡大され，根尖部はシングルポイント形成になっている症例．ピーソリーマーなどで根管上部を最初に大きく拡大すると，根尖部の形成の際にファイルの押さえが利かないため，フレアー形成が不十分になり，根尖部数mmの位置でシングルポイント根充になる．c：頬側根ではメインポイントの3～4mm，口蓋根では5mm以上上方までしかアクセサリーポイントが挿入されていない（矢印）．

a|b|c

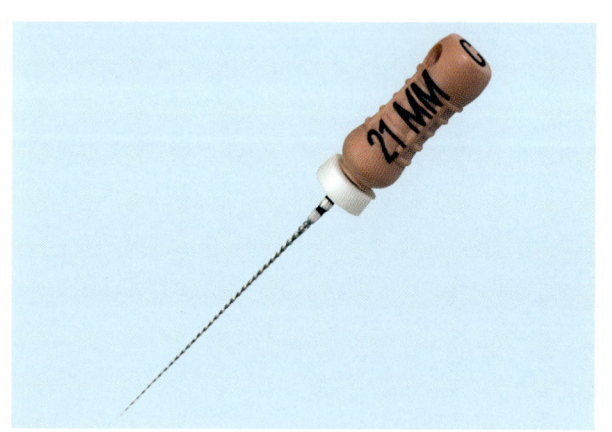

図2-10-5　Cパイロットファイル（茂久田商会）．

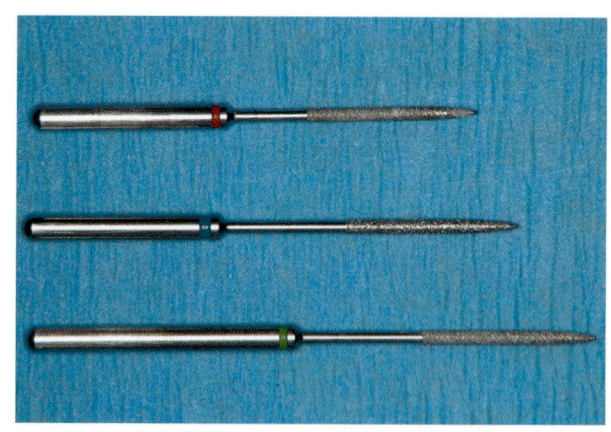

図2-10-6　根管形成用バー．

III　石灰化した狭窄根管

　う蝕歯や高齢者の歯で石灰化の進んだ狭窄根管を治療する際には，ファイルが根管口へスムーズに挿入できるように，ある程度根管口付近を拡大します[1]．とくに図2-10-3に示すように大臼歯の近心根に対して有効です．

　しかし，すべての根管に「ロート状拡大」を行う必要はありません．ゲーツグリッテン・ドリルやピーソリーマーで根管上部を最初から大きく拡大すれば，ファイル号数が小さいときにファイルが遊んでしまい，ファイルのしなりを活用できず，図2-10-4のように根尖部分がフレアー不足で直線的な形成になってしまいます．

　JHエンドシステムでは，根管の根尖部1/3の形成を優先しており，アピカルシートを35号に拡大できるまでは，根管口付近を大きく拡大・形成しません．ロート状拡大は根管充填前に必要最小限行うほうが良いでしょう．クラウンダウン法とは逆の考え方ですが，歯質の削除量を最小にすることと，ファイルのしなりを有効に使うことを重視しています．

　根尖孔の穿通には，15号のファイルを最初に使いますが，ファイル操作は「ラスピング運動」のみで行います．Watch Winding運動ではレッジを形成するか，切削片を根尖部に詰めてしまうので，お勧めできません．根管が狭窄しており15号では穿通できない場合には，10，8，6号の順にファイル号数を下げてゆきラス

ピング運動のみで穿通を試みます．

　Cパイロットのような穿通力のあるファイルも有効です（図2-10-5）．あらかじめX線写真から作業長を予測し，根管のどのあたりまでファイルが到達しているかも把握しておきます．必要に応じて，ポイント・トライアルして確認します．

　根管の中間部が狭窄している場合には，細いファイルは器具の穿通力が弱いので，ファイル先端を数mmカットし，カット面を75°の角度になるように爪やすりなどで研磨し，ファイルの腰を強くして穿通力を高めた「改造ファイル（図2-17-2参照）」を作製して使用します．このときも「ラスピング運動のみ」で穿通を試みます．

IV　側枝をどう考えるか

　通常，X線写真では側枝を判別できません．根外側枝かどうかもわかりません．器具を入れることも通常は困難です（画像解析技術の向上により側枝が判定できるかもしれません）．

　側枝が存在しても，マイクロCTで解析するか，根管充填後にわかる程度ですし，体積的には，主根管の1％以下と考えれば，大きな問題は起きないでしょうし，セメント質があって根外側枝でなければ，歯周組織に為害作用を及ぼさないでしょう．

V　根管形成における器械域と手用域の境目

　根管には直線的な部位と弯曲している部位とがあり，根尖部1/3はたいてい弯曲しており，歯科医師にとって根管治療を悩み深い治療にしています．根管上部と中間は直線的なので，回転切削器具を根管に挿入できる部位まで入れ，回転数を落として削りすぎに注意しつつ，根尖から根管口方向へバーを進め根管壁全周をルート・プレーニングする気持ちで行います．

　その際に，根管形成用バー（図2-10-6）を根管に入れ，バーの先端が根管の最深部に当たったら，わずかにバーを持ち上げ，低速で回転させて根管壁を一層ずつ掻爬する気持ちで拡大します．回転数と回転トルクを低くしないとバーが折れやすいので注意が必要です．

　一方，根管の根尖部1／3では根管の三次元的弯曲を確認して，「トルクコントロール」を意識した「ねじれとかき上げ運動」で根管形成を行います．

参考文献

1. Leeb J. Canal orifice enlargement as related to biomechanical preparation. J Endod. 1983 ; 9 : 463-70.

第2部　治療編

Clinical Edition 11

根管洗浄液の選択・作用とリスク

I 次亜塩素酸ナトリウムとオキシドールの交互洗浄は有効か

　筆者はグラスゴー大学で歯内療法学講座のWilliam Saunders教授（現ダンディー大学歯学部教授）の診療を見学した際に、根管洗浄の話をしたことがあります．Saunders教授は「ヨーロッパでは発がん性のあるオキシドール（H_2O_2）を使用せず、次亜塩素酸ナトリウム（NaOCl）のみで根管洗浄を行っている」と説明してくれました．

　日本では、根管洗浄には次亜塩素酸ナトリウムとオキシドールの交互洗浄が推奨されていると話すと、「どうして次亜塩素酸ナトリウムの優れた殺菌作用と有機質溶解作用をオキシドールで中和させるのか」と尋ねられたので、「発泡反応により切削片が浮き上がり嫌気性細菌の殺菌にも良いといわれています」と答えると、Saunders教授の見解は「その必要はない」とのことでした．

　考えてみれば、根管内の感染源および切削片を物理的に洗い流すためなら、水や生理食塩水でも良いはずです．また、発泡反応は根管の上方でのみ起こるので、根尖部の洗浄には効果がありません．Grossmanが1941年にNCとOXの交互洗浄を推奨した[1]ことが未だに継承されているのかもしれません．

　帰国してからはNCのみで根管洗浄したところ何の問題もないばかりか、むしろ術後疼痛が減りました．JHエンドシステムでは、ルーティー®で根管の拡大と洗浄を同時に行うので、NCも使用しません．結局、根管内の感染源と切削片を大量の液体で根管外へ洗い流すことが一番重要なのだと思います．

　本書に掲載された症例は、NCのみの洗浄かJHエンドシステムに従ってルーティー®の先端で根管壁を擦りながら大量の水で切削片を洗い流しています．

　う蝕除去、根管治療およびルート・プレーニングを比較してみると、いずれも感染歯質を機械的に掻爬し、新鮮な歯質を露出させることに主眼をおいています．

　一般的には、う蝕除去とルート・プレーニングではNCを使用しません．根管治療であっても、感染源を根管外に洗い流すことができれば、細胞傷害作用の強いNCを使用しなくとも良いでしょう．とくに根尖孔の破壊された患歯で薬液が根尖孔外に漏れれば、気腫様の炎症反応と術後疼痛や知覚異常を生じる危険があります[2,3]．

　次亜塩素酸ナトリウムは、皮膚にこぼれたら皮膚炎を起こすくらい強力な作用があるので、使用する場合には口腔内や皮膚に漏れないように、「スクリューキャップ式」で閉めるシリンジを使用すると良いでしょう．また、シリンジに気泡を入れないように薬液を吸引しないと、もし注射筒に空気が入ると膨張して「液漏れ」の原因になるので注意が必要です．

　もっとも、複雑な根管系をすべて器械的に拡大できるわけではなく、生理食塩水よりも0.5%NCで根管洗浄したほうが根管の除菌がで

根管洗浄液の選択・作用とリスク

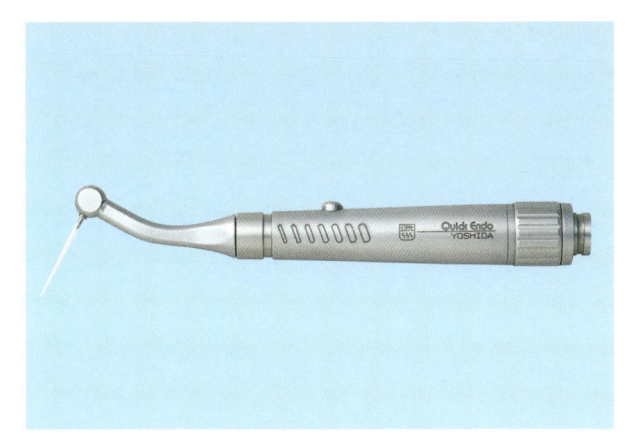

図 2-11-1a　クイックエンド SIT（ヨシダ）．

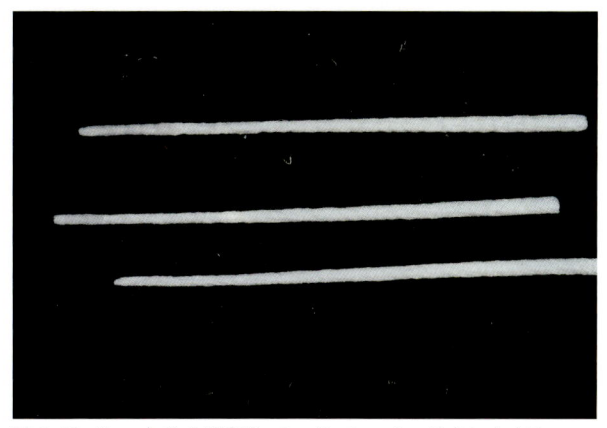

図 2-11-1b　水分を吸収しているペーパーポイント（ジョンソン・エンド・ジョンソン）．

表 2-11-1　根管洗浄法の比較

薬剤	抗菌性	組織傷害性	長所	短所・疑問
NC	＋	＋	強力な殺菌作用と有機質溶解作用	細胞傷害作用，スメアー層
NC＋EDTA	＋	＋	EDTA によるスメアー層の除去	臨床的な意義は不明．象牙細管の開口が必要か？
NC＋OX	＋	＋	発泡で削片の除去か？	NC の効果が中和される
			嫌気性細菌の殺菌か？	気腫を起こす危険があるので，根尖孔の破壊された症例で要注意
酸化電位水	＋	－	抗菌作用あり	有機質溶解作用はない
生理食塩水または滅菌水	－	－	組織傷害作用なし	薬効なし
超音波または亜音波の併用			洗浄効果の向上	根管壁の損傷

日本では次亜塩素酸ナトリウムとオキシドールの交互洗浄が広く普及している．一方，欧米では，オキシドールを使わない．オキシドールが根尖孔から溢出すると，術後疼痛の原因になり，また発がん性が指摘されている．著者も次亜塩素酸ナトリウムのみを使用している．$NaOCl + H_2O_2 \rightarrow NaCl + H_2O_2 + O_2\uparrow$ となり，気腫様の反応が出ることも問題になる．また，NC を根管に残留させないように，根管充填か仮封前には生理食塩水で根管洗浄する．NC が残留すれば根尖孔から溢出して術後疼痛を起こす危険がある．

きたという報告もあるので[4]，根管拡大を行う際には根管を 2 滴か 3 滴（100〜150μl 程度）の NC で湿潤させています．

臨床の手技は煩雑であり，それぞれの治療ステップの重要度は異なります．根管洗浄については，器械的な洗浄による根管内の清掃が一番重要だと思います．

II　根管の乾燥

Saunders 教授は根管充填前に NC を洗い流すために生理食塩水で根管洗浄し，ペーパーポイントで根管を乾燥していました．綿栓を巻いて根管乾燥をしていた著者には大変新鮮でした．

綿栓で根管の乾燥をしている先生は，一度綿栓で根管を乾燥した後にペーパーポイントを挿入しアピカルシート付近に水分が残存していることを確認すれば綿栓を使う気がなくなると思います．

根管内バキュームとペーパーポイントあるいはクイックエンド SIT とペーパーポイント（図 2-11-1）の組み合わせも良いと思います．

III 次亜塩素酸ナトリウムとEDTAによる交互洗浄

　有機質溶解作用のある次亜塩素酸ナトリウムにより根管内に存在する残存有機質を除去した後，無機質溶解作用をもつEDTAで根管洗浄を行うと，根管壁面に付着したスメアー層が効果的に除去できるとされ[5]，米国では広く普及しています．この際，両薬剤の効果は相殺されないので有利です（表2-11-1）．

　一方，スメアー層の除去は根尖部の微小漏洩に影響しないとする報告もあります[6]．筆者は根管治療の一連のステップにおいてEDTA処理が重要とは考えていません．

IV 超音波または亜音波洗浄

　超音波振動による根管内における洗浄液の灌流やキャビテーション効果により優れた洗浄効果を示しますが，超音波による洗浄効果は，超音波ファイルの到達する部位までしか及びません．

　超音波振動装置としては，エナック®（オサダ）や亜音波振動装置としてはルーティー®（ヨシダ）があります．根管にNCを入れるとより高い洗浄効果があります[7]．著者は根管に次亜塩素酸ナトリウムを滴下し，水を止めた状態のルーティー®で根管内を洗浄しています．

V 生理食塩水または滅菌水での洗浄

　薬剤の抗菌効果より物理的に根管内容物を根管外に洗い流すことを主な目的としています．器械的に切削片と感染源を根管外へ洗い流せば良いので，水でも良いという考え方です．実際，これでも問題が出ることはありません．

参考文献

1. Grossman LI and Meiman B.: Solution of pulp tissue by chemical agents. J. Am. Dent. A. 1941 : 28 : 223-225.
2. Witton R, et al.: Neurological complications following extrusion of sodium hypochlorite solution during root canal treatment. Int Endod J. 2005 : 38 : 843-8.
3. Gernhardt CR, et al.: Toxicity of concentrated sodium hypochlorite used as an endodontic irrigant. Int Endod J. 2004 : 37 : 272-80.
4. Bystrom A, Sundqvist G.: Bacteriologic evaluation of the effect of 0.5 percent sodium hypochlorite in endodontic therapy. Oral Surg Oral Med Oral Pathol. 1983 : 55 : 307-12.
5. Ostby BN.: Chelation in root canal therapy ; ethylenediamine trtra-acetic acid for cleaning and widening of root canal. Odont. Revy. 1957 : 65 : 3-11.
6. Chailertvanitkul P, et al.: The effect of smear layer on microbial coronal leakage of gutta-percha root fillings. Int Endod J. 1996 : 29 : 242-8.
7. Huque J, et al.: Bacterial eradication from root dentine by ultrasonic irrigation with sodium hypochlorite. Int Endod J. 1998 : 31 : 242-50.

Tea Time ④　英語の思い出―DNAの意味とは―

　歯学は欧米で発展したので，われわれは英語の媒体から多くの情報を得ています．しかし，英語の勉強には膨大なエネルギーを費やしますし，ときには，いろんな勘違いやジョークが生まれます．

　筆者は卒前の臨床実習で，カルテを英語で記載するように教育されました．もちろん，雛形があり，カルテに書かれている英語を真似して書くのですが，このお陰で「歯学用語」を英語でも書けるようにはなりました．

　そこで，新人の医局員が入局すると，まず初めにカルテの記載方法を指導します．先輩の先生から聞いた話ですが，「Voltaren 2T 屯 X（二）」の2TのTの意味を新人に尋ねたら，「Tablet（錠剤）」ではなく「粒（つぶ）」ですか，と答えたそうで，しばらく爆笑のネタになっていました．「武士のたしなみ」というわけでもありませんが，ある程度は常識的な英語力は必要だと思います．

　筆者が英国に留学し，グラスゴー大学歯学部附属病院で患者を治療していたときの話ですが，予約時間になっても患者が来院しないので，「英語が正しく伝わってなかったのかな」と心配しつつ他の患者のカルテを読んでいると，「DNA」という英語が何度も目に入ってきます．

　てっきりHLAのタイピングか細菌の遺伝子検査か，歯周病の遺伝子診断のことと思い，「さすがに外国は進んでいる」と感心して，そばにいた衛生士に「このDNAは，何の遺伝子を調べているんですか」と尋ねたところ，彼女は笑いながら答えました．"Dr. Takahashi, DNA means「Patient did not attend（患者は来院せず）」"．つまりは「無断キャンセル」のことだったのです．幸い，筆者の患者は遅れて来院しましたので，カルテにDNAと記載する必要はありませんでした．

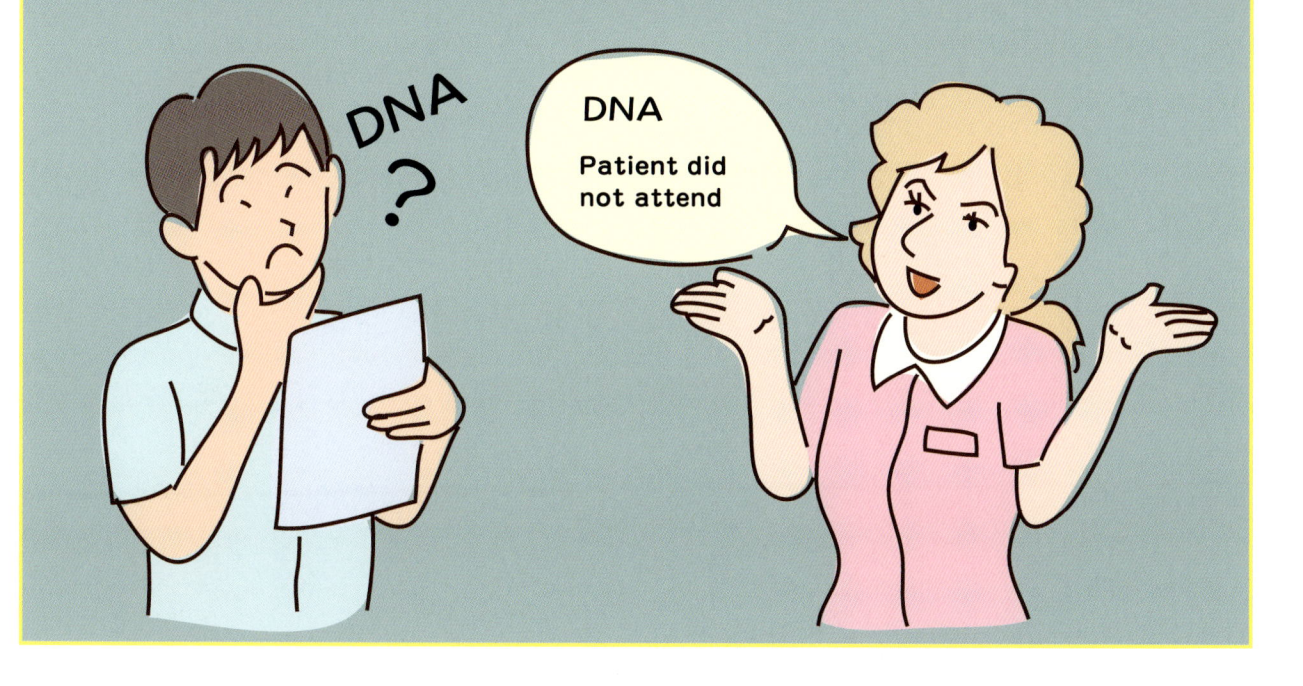

Clinical Edition 12

根管貼薬剤の選択と作用・効果

I 根管貼薬の位置づけ

通常，根管の器械的な拡大清掃によって，生体が対応できる程度まで根管内の感染源（細菌）を量的に減少させることにより根尖性歯周炎は治癒の機転を取ります．

最近では，1回法と2回法の予後が変わらないことから[1]，感染根管治療における「根管消毒」としての根管貼薬の位置づけは，「根管内細菌を薬剤で消毒して無菌化を図る」から「次回来院時までに根管が微小漏洩により再感染するのを防止する」へと変わっており，現在は水酸化カルシウムが推奨されています．

II 根管貼薬剤の選択

卒前教育あるいは卒後臨床研修内容が施設間で異なるため臨床家によって使用する根管貼薬剤も異なります．現在では，水酸化カルシウム，ドライコットン（無貼薬）およびFC（FG）が主に使用されています（表2-12-1）．

根管貼薬剤には，抗生物質および消毒剤がありますが，バイオフィルムに対して抗生物質の効果は期待できませんし，消毒剤には強い細胞傷害作用があります．現在は，理想的とまではいかないものの，抗菌作用があり細胞傷害作用の低い水酸化カルシウムが推奨されています[2]．以下に各根管貼薬剤の長所と短所を説明します．

III 水酸化カルシウム

水酸化カルシウムには ^-OH イオンの高pHによる殺菌力があり，滲出液の停止作用，歯根吸収の抑制作用，硬組織の形成誘導能および軟組織の溶解作用を示します．使用時に水酸化カルシウムの粉末を生理食塩水で練和してレンツロなどで根管に入れます．操作性はやや難ですが安価です．

一方，操作性の良い市販品は操作性を向上させるための基剤が含まれるので，水酸化カルシウムの含有比率が低いうえに，200倍以上も高価です．

IV ドライコットン（綿栓）

「根管消毒は必要ない」「根管の感染源を器械的に除去した後に生体の自然治癒力に期待する」という考えに基づいており，根管の拡大・形成後に綿栓のみを根管に入れて仮封します．

筆者は以前この方法を行っていました．次回来院時に綿栓に付着した血液，膿や滲出液や腐敗臭から根管内の感染および炎症状態をある程度把握できるという利点もあります．

しかし，微小漏洩が生じると根管は容易に感染するので，水硬性セメントを仮封剤に使用するようになってからは水酸化カルシウムを使用しています．

表 2-12-1 根管貼薬剤の比較

薬剤	抗菌性	組織傷害性	長所	短所
水酸化カルシウム	＋	－または±	作用が長期間 細胞傷害性が低い	操作性が悪い 市販品は高価
ドライコットン（綿栓）	－	－	根尖病変の炎症反応をある程度把握できる 薬害がない	仮封が不適切な場合，容易に感染する 根尖外に押し出すと炎症反応を惹起する
FC（FG）	＋＋	＋＋	微量で強い抗菌作用あり	強い組織傷害作用 化学物質過敏症 催奇性あり

V FC（FG）

ホルマリンは「劇薬」であり，「揮発したガス状で根管内を殺菌する」という従来の概念を守り慎重に使用すべき消毒剤です．根管に多量のFC（FG）を貼薬すれば術後疼痛を引き起こしたり，腐骨を形成する危険さえあります[3]．筆者はこれまでにFC（FG）を根管貼薬したことは一度もありません．

根管から排膿を認める場合には，ホルマリンのタンパク凝固作用によって排膿路を塞いでしまうため使用禁忌です．さらに，発がん作用や催奇性があるため妊婦にも使用禁忌です[4]（治療編21参照）．

日本歯内療法学会は，以前「ホルマリン系根管貼薬剤の追放キャンペーン」を実施しました．また，米国歯内療法学会もアルデヒド含有薬剤を根管治療に使用しないことを推奨しています．にもかかわらず，FC（FG）貼薬を行っている歯科医師は未だに多いと思います．

最近では，「化学物質過敏症」が社会問題になり，「シックハウス症候群」「シックスクール症候群」などの造語がつくられていることからも，歯科医院から「脱ホルマリン」を図る時代になったといえます．われわれ医療者は患者の治療について，自分の専門知識と治療技術を継続的に改善していく志を持ち続けたいものです．

参考文献

1. Sathorn C, et al. : Effectiveness of single- versus multiple-visit endodontic treatment of teeth with apical periodontitis : a systematic review and meta-analysis. Int Endod J. 2005 : 38 : 347-55.
2. Siqueira Junior JF, Lopes HP. : Mechanisms of antimicrobial activity of calcium hydroxide : a critical review. Int Endod J. 1999. 32 : 361-9.
3. Cambruzzi JV, Greenfeld RS. : Necrosis of crestal bone related to the use of excessive formocresol medication during endodontic treatment. J Endod. 1983 : 9 : 565-7.
4. 高橋慶壮：妊娠期の根管治療 〜妊婦の根管治療の留意点〜．妊婦の歯科治療とカウンセリング．滝川雅之，野本知佐編著．東京．東京臨床出版．158-168. 2004.

Clinical Edition 13

根管充塡を始める基準

I 根管充塡を始める前に確認すること

　根管拡大後に根管内を乾燥できれば，なるべく早く根管充塡を行います．またコア装着も急ぎます．ファイバーポストやレジン築造であれば，治療回数を減らすことが可能です．

　根管拡大が適切に行えれば，未治療根管があった場合は別にして，再根管治療は必要ないはずで，感染に起因する炎症反応が持続するようであれば，根管外治療か外科的歯内療法を選択します．

　具体的にいうと，単根管の根管治療を1回行って臨床症状に改善がなければ，「何かがおかしい」「この治療法では効果が上がらない」と考えるべきでしょう．

　根管治療で根管内の感染源を量的に100分の1から1000分の1まで下げたにもかかわらず炎症反応が持続して臨床症状が消失しないのであれば，「根管内」ではなく「根管外」に問題があると考えるのが妥当です．1回目の根管治療で治癒の機転を取らないようなら，次回以降の治療でリカバリーできる確率は非常に低いと思います．

　根管外に問題がある場合（あるいはそのことに気がつかない場合），外科的歯内療法を治療オプションに持っていない歯科医師は，治療効果の期待できない根管治療を繰り返します．

　その結果，根尖孔は破壊され，歯質は薄くなり咬合関係は悪化し，患者に無意味な来院をさせてQOLを低下させます．

　普段診療していて遭遇する難症例はこういったケースが多いと思います．

II 根管充塡の時期

　著者は，1根管の拡大は原則1回で終了し，根管拡大終了後，根管が乾燥できる状態であれば，なるべく早く根管充塡を行うようにしています．

　根尖病変および臨床症状のない患歯では術後にフレア・アップを起こす可能性が低いので即日根充を選択します．

　また，打診痛があったり，膿瘍が完全に消失していなくとも治療によって消退傾向にあれば根管（死腔）はなるべく早く封鎖します．根管充塡の時期を延ばせば，根管の再感染を引き起こすのみならず，咬合の不調和が悪化します．

III 即日根管充塡（1回法）

　米国では即日根管充塡が頻繁に行われています．もちろん根管貼薬は行いません．歯髄壊死や根尖膿瘍の症例の70％を1回法で行っています[1]．また，米国の70％の歯科大学では1回法を推奨しています[2]．

　さらに，歯内療法の専門医が1時間以上の時間をかけて可及的に即日根管充塡を行っていま

す．米国の歯内療法専門医は患歯1本ずつの治療費が決まっているので，治療回数をなるべく少なくしたいという考えもあるのでしょう．

また患者にとっては来院回数が少ないという利点があります．

一方，日本では保険診療の枠内で治療を行うので，十分な治療時間が取れない場合が多いでしょう．複根管歯では1根管ずつ確実に行うほうが失敗は少ないと思います．

1根管の拡大・形成にどの程度の時間が必要かについては，根管の弯曲度，狭窄度，部位によって大きく異なりますが，1回の治療で主根管内の細菌を量的に減少させることは，それほど難しくはありません．

統計学的には有意な差はありませんが[3]，1回法は2回法よりもわずかに予後が良く，術後疼痛が少ないという報告があり[4]，1回法を否定する報告はありません．この結果は，「根管貼薬不要論」にもつながります．

IV 2回法

2回法の生物学的な利点は，アポイントの間に抗菌剤の作用によって根管内細菌の量的減少を図れることと考えられています．しかし，臨床データは根管貼薬剤を使用するメリットを支持していません．

細菌により根尖性歯周炎が発症するというKakehashiらの研究から，「根管の細菌検査」が導入され，かつて「根管の無菌化」が根管充塡の指標にされた時代がありました．確かに根管から細菌が検出されないほうが望ましいのですが，細菌検査が陽性でも治療予後は良好なことから，現在では細菌検査の意義と重要性が必ずしも支持されていません．

バイオフィルム感染症を前提とした新しい根管の細菌検査システムが構築され，EBMに基づいた新しいパラダイム・シフトが起きない限り，現状では根管の細菌検査は普及しないでしょう（診断編1参照）．

参考文献

1. Whitten BH, et al. : Current trends in endodontic treatment : report of a national survey. J Am Dent Assoc. 1996. 127 : 1333-41.
2. Qualtrough AJ, et al. : Preclinical endodontology : an international comparison. Int Endod J. 1999. 32 : 406-14.
3. Wahl MJ. : Myths of single-visit endodontics. Gen Dent. 1996 : 44 : 126-31.
4. Albashaireh ZS, Alnegrish AS. : Postobturation pain after single- and multiple-visit endodontic therapy. A prospective study. J Dent. 1998 : 26 : 227-32.

Clinical Edition 14

根管充填法

I 重要なのは根管形成

　根管充填法には，側方加圧充填法と垂直加圧充填法の2つがあります．Franklin Weine は側方加圧充填を支持し，一方 Schilder は側方加圧の問題点(図2-14-1)を指摘して垂直加圧充填法を開発しました．卒前教育で習った方法は比較的簡単に習得できる側方加圧充填法でしょう．

　ほとんどの根管に対しては，正しく根管形成されていれば，側方加圧充填法と垂直加圧充填法のいずれの方法でも緊密な根管充填が可能です．つまり充填法の違いよりも，感染源を除去することと根管充填しやすい根管形成ができていることが重要です(Cleaning and Shaping)．

　根管充填をしなくても治癒している症例さえ報告されています[1]．「根管に何を入れるか」よりも「根管から何を取り除くか」のほうが重要なのです．

　根管系の複雑さを勘案した場合，垂直加圧充填法は主根管以外の側枝の充填にも優れ，根未完成歯，内部吸収を有する患歯および樋状根にも対応できるので，両方の根管充填法を使い分けられることが理想です．

II 側方加圧充填法

　側方加圧充填法では，メインポイントの試適によりアピカルシートまでガッタパーチャが挿入でき，「タグバック」を確認でき，スプレッダーの先端がアピカルシートの1～2mm手前まで挿入できていれば，オーバーあるいはアンダーな根管充填を起こす危険性が低い優れた方法です[2]．

　しかし，側方加圧充填法は学生実習で習った術式で，広く普及している割には必ずしも良好な結果が得られていません．それは，繰り返しになりますが，根管形成が適切にできていないからです．

　側方加圧充填法では，シーラーを併用し，スプレッダーで側方加圧するわけですが，スプレッダーで緊密な側方加圧充填をするためには，5～6°程度のテーパーが必要です(図2-9-1参照)．なお7°が望ましいとする研究報告もあ

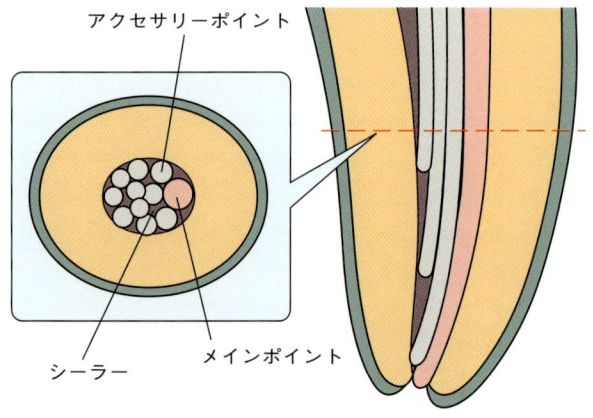

図2-14-1　側方加圧充填の問題点．根管内に入れたガッタパーチャ間の空間はシーラーで満たされるが，シーラーが溶出したら死腔ができて再感染が起こる[3]．

根管充填法

●根尖部がシングルポイント充塡になっている症例

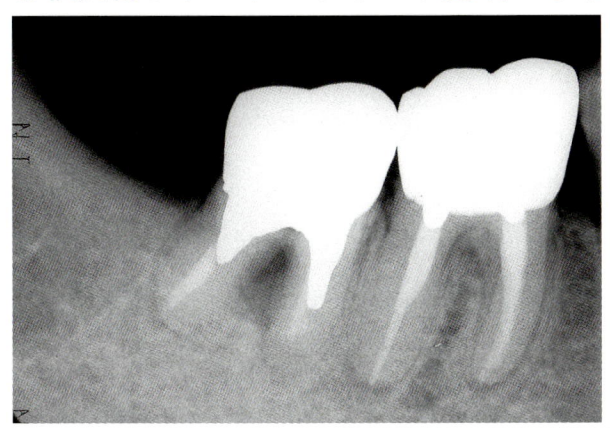

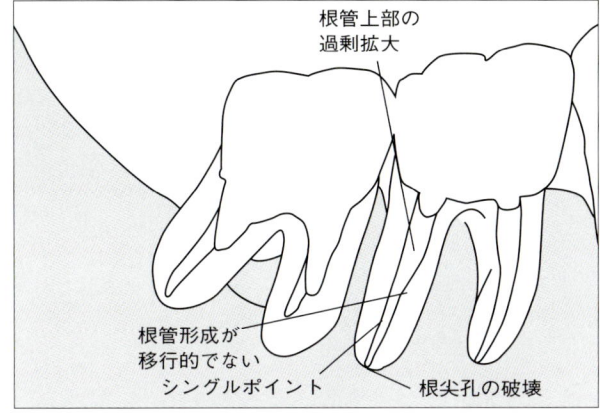

図2-14-2a，b　患者は56歳の男性．2年前に下顎右側第一大臼歯の抜髄と補綴治療を受けた既往がある．

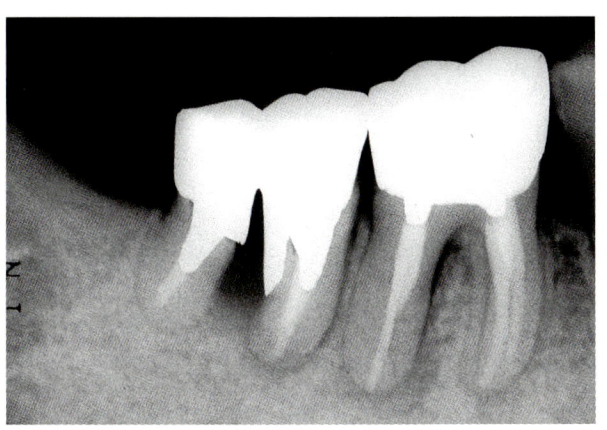

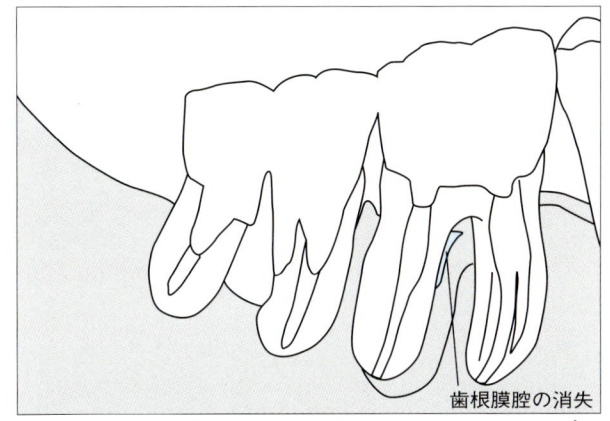

図2-14-2c，d　2年後（初診時）に歯肉の腫脹と咬合時の違和感を主訴に来院．遠心根中央に狭くて深いポケットがあった．

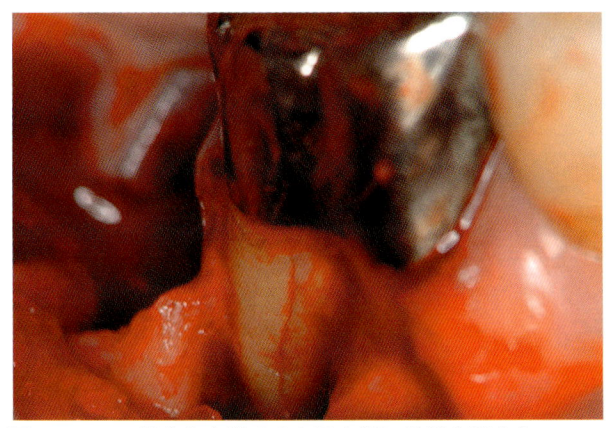

図2-14-2e　歯肉弁を開けると遠心根に破折を認めた．

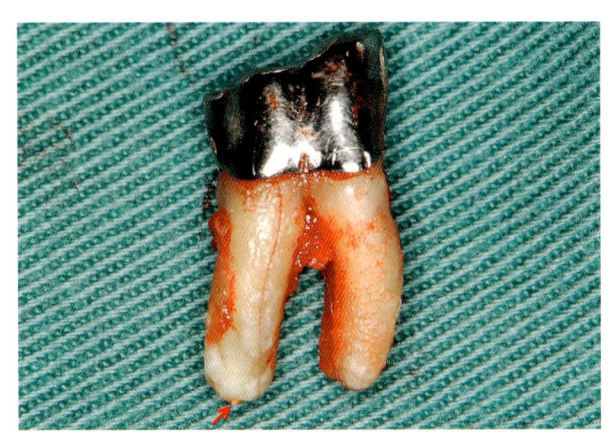

図2-14-2f　抜歯された患歯．根尖孔が破壊され，ガッタがオーバーしていることがわかる．X線写真では，ガッタパーチャの先端がX線学的根尖と同じで，根尖孔が破壊されていることから治療中の痛みもあったと想像される．

ります．フレアー形成が不十分な場合には，アピカルシートの1〜2mm手前までスプレッダーを挿入できないので，根尖部の根管充塡は「シングルポイント根充」の状態になり（図2-14-2），直線的な根管では問題は出ませんが，弯曲根管では根尖孔が破壊されるので，根尖部の封鎖性が低下します．

したがって，側方加圧充塡法の成功のカギは，

第2部　治療編

135

第2部　治療編

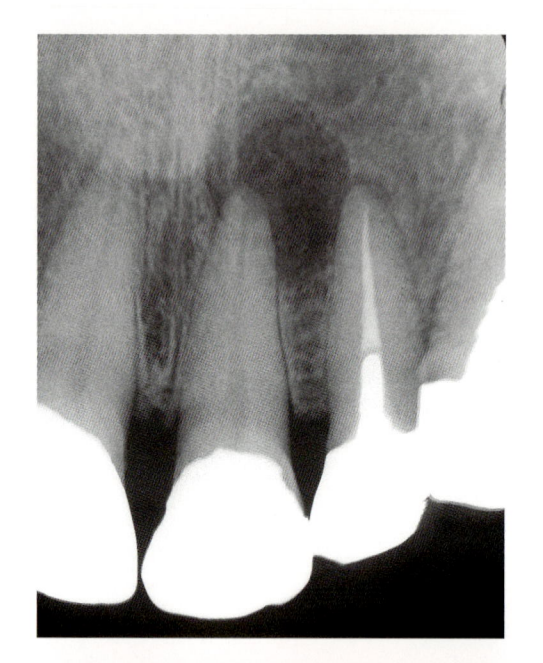

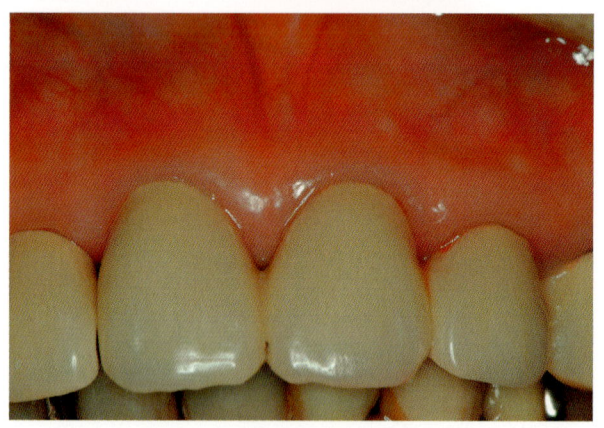

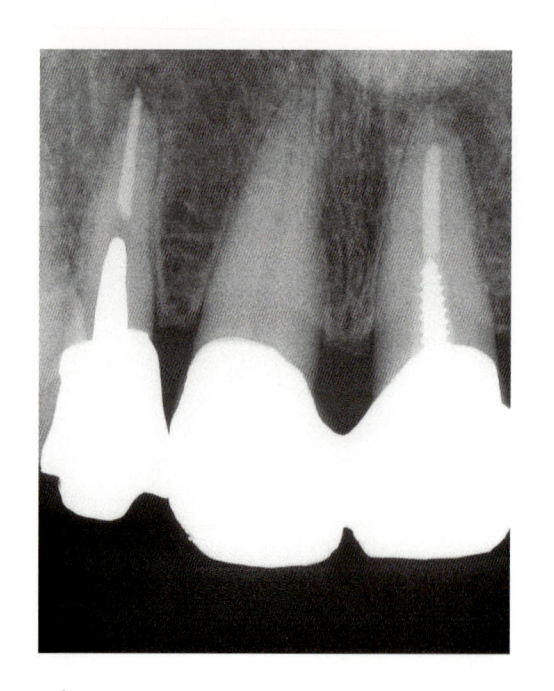

図2-14-2g　上顎左側中切歯．根尖周囲に透過像を認める．感染根管治療を行った．
図2-14-2h　シングルポイント根充になっているが，とくに問題はない．根管が比較的直線だからであろう．
図2-14-2i　口腔内写真．

　スプレッダー先端がアピカルシート付近まで到達し，「くさび効果」によってガッタパーチャポイントを根管壁に側方および垂直方向に圧着できるような根管形成が行われていることです．

　垂直加圧の場合でも同様です．現実には根尖部1/3の拡大・形成が不適切なため，スプレッダーによる加圧が適切に行われていない場合が多いと思われます．

　また，スプレッダーのテーパーが大きかったり，ステンレス製の硬いスプレッダーでは弯曲根管に追従しない場合があります．

　ニッケル-チタン製のスプレッダーにストッパーを付けて作業長に合わせ，スプレッダーがアピカルシートの1〜2mm手前に到達していることを確認する習慣をつけると失敗はなくなると思います．逆に，そうならなければ，自分が実践している根管形成法の改良が必要です（図2-14-3）．

　日頃，側方加圧充填しているなら，一度根管充填時にガッタパーチャポイントを入れて，自分の使用しているスプレッダーを根管に挿入して加圧した後にガッタパーチャを根管から抜いてガッタパーチャの先端部1mm手前までスプレッダーの圧痕が付いていれば大丈夫です．もし数mm手前までしか到達しなければ，根管形成法の術式の見直しが先決です．

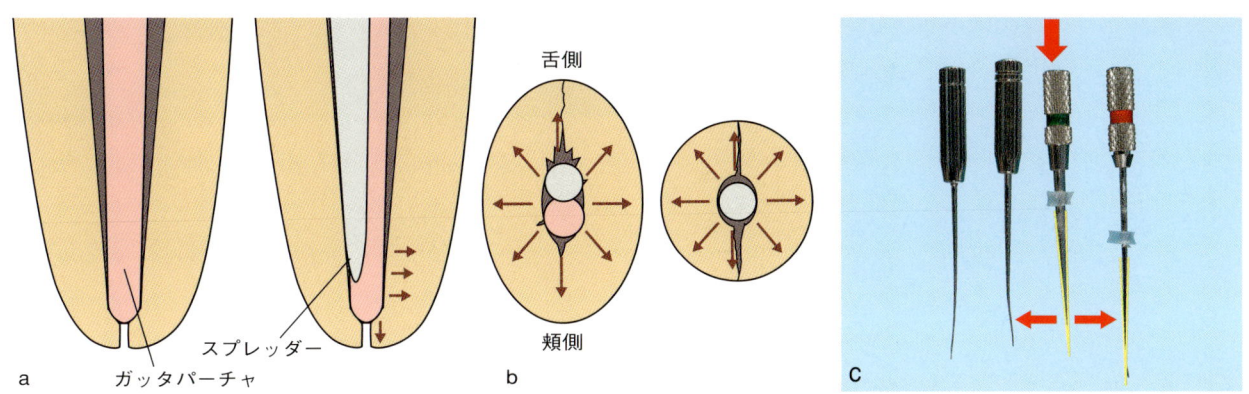

図2-14-3a〜c　スプレッダー先端の位置と歯根を破折させない根管充填法．歯質の薄い舌側にスプレッダーを入れたり，根尖孔からスプレッダーが突き出たら，歯根を破折させてしまう．スプレッダーにはストッパーを付けるべきである[3]．　a|b|c

● 垂直加圧根管充填が適する症例1（歯髄炎から難治性根尖性歯周炎へ移行した）

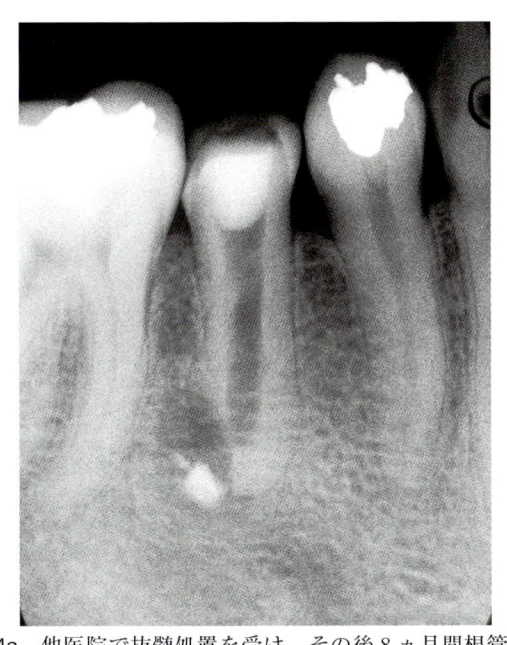

図2-14-4a　他医院で抜髄処置を受け，その後8ヵ月間根管治療を受けるが治療が終わらないので不安になり来院した．マイクロスコープで観察すると，根尖部は大きく破壊され，肉芽が観察された．

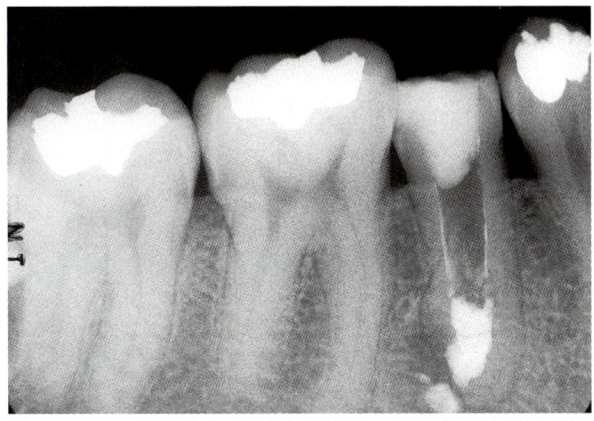

図2-14-4b　根管壁を可及的に清掃し，即日根管充填を行った．

III　垂直加圧充填法

　垂直加圧充填法は，Schilderによって1967年に「ウォームガッタパーチャ法」として紹介され，その後も改良が重ねられています．根管を三次元的に緊密に封鎖できるので，内部吸収や側枝が疑われる場合，根未完成歯，樋状根管あるいは穿孔のある場合には，側方加圧充填法より垂直加圧充填法が優れています（図2-14-4，5）．

　一方，垂直加圧充填法の短所としては，便宜

第2部 治療編

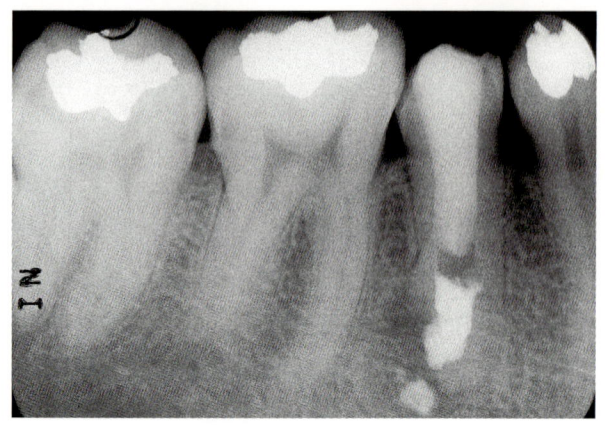

図2-14-4c レジン築造.

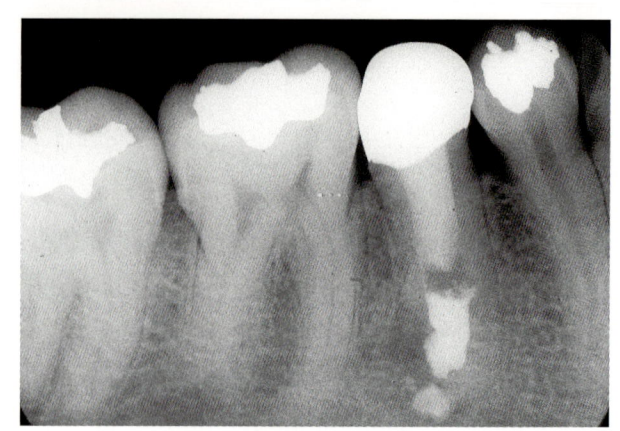

図2-14-4d その後，歯冠修復を行った.

● 垂直加圧根管充塡が適する症例2（内部吸収と根尖性歯周炎が合併した）

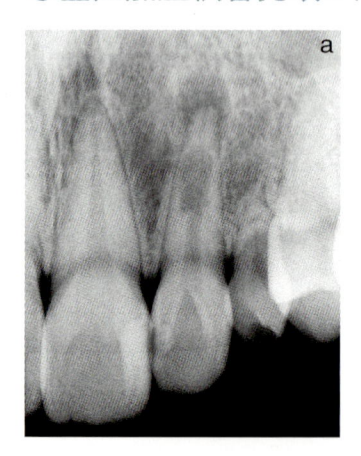

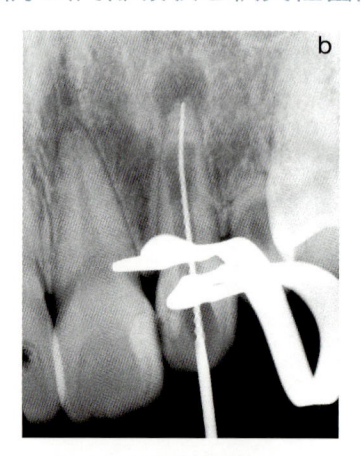

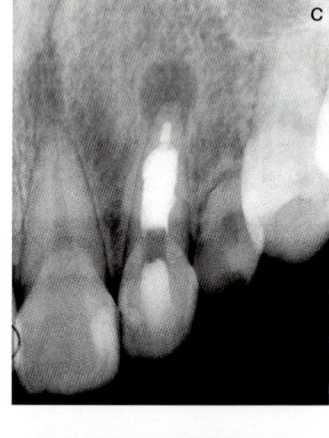

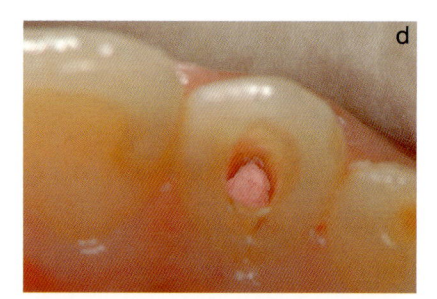

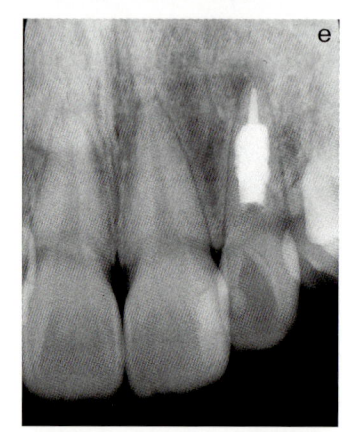

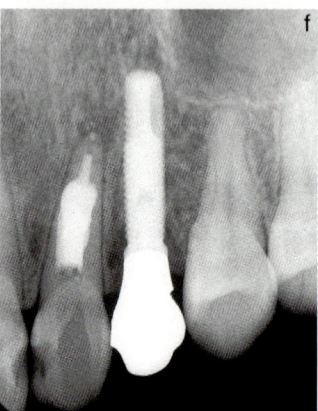

図2-14-5a〜e a：初診時のX線写真．患者は19歳の女性．3年前に交通事故に遭い，上顎前歯部をぶつけた既往がある．上顎左側側切歯に違和感を主訴に来院した．b：テストファイルを挿入．c, d：JHエンドシステムで拡大形成し即日根管充塡を行う．e：4ヵ月後のX線写真．透過像が縮小している．f：その後，歯根吸収している上顎左側乳犬歯を抜歯後インプラント埋入を行った．最終補綴により上顎側切歯の咬合負担の軽減を図っている．2年後，側切歯の経過は良好である．

的な歯質の切削量が多いこと，根尖孔が破壊されている場合，根尖孔外へのガッタパーチャの溢出のコントロールが難しく過剰根管充塡（図2-19-2参照）になりやすく，術式の習得に熟練

を要します．

とくに，根尖部の充填が大切なので，充填直後に X 線写真を撮影して確認できる治療環境であれば実践しやすいでしょう．

参考文献

1. Szajkis S, Tagger M. : Periapical healing in spite of incomplete root canal debridement and filling. J Endod. 1983 : 9 : 203-9.
2. Rice RT, Weine FS. : The position of finger spreaders during lateral condensation. Compend Contin Educ Dent. 1986 : 7 : 452-455.
3. 平井　順，高橋慶壮：第 7 章 JH エンドシステムによる根管充填法．臨床歯内療法学―JH エンドシステムを用いて―．東京．クインテッセンス出版．109-132 : 2005．

Clinical Edition 15

根管充塡後のリコール時のチェックポイントと補綴治療における留意点

I リコール時のチェックポイント

　歯周治療では，歯周外科を行った患者に対して再発防止のために3ヵ月ごとのリコールを勧めます．「開放巣」である歯周ポケットに比較して根尖病変は「閉鎖巣」なので，根管や根尖病変への再感染のリスクは低いと考えがちですが，歯内療法の予後は，「抜髄」「根尖病変のない感染根管」「根尖病変のある感染根管」「根尖病変のある感染根管の再治療」など症例のリスク度によって異なります．

　根尖病変のある症例では，骨再生を確認するのに時間がかかります．経時的にX線写真を撮影するとともに，臨床症状の変化を観察します．もし瘻孔が消えないとか歯肉膿瘍が生じた場合には，再感染が生じているので，治療が失敗した理由を調べる必要があります．

　通常は，未治療根管の存在，歯根破折，歯周疾患の併発などの場合を除いて，短期間に再発することはありません．

　根管充塡後には，歯冠側からの微小漏洩による根管の再感染が考えられるので，なるべく早期に根管上部を支台築造によって封鎖するように心がけます．さらに，プロビジョナルレストレーションで咬合させることで，対合歯の挺出や隣在歯の傾斜を防ぎ，歯根膜に適度な刺激を加えることが可能です．経過観察後に最終補綴を行います．

II 補綴治療への留意点

　病変がある場合には，支台築造後にプロビジョナルレストレーションを行い，病変が縮小することを確認したうえで最終補綴に移行します．仮封の状態で長期間経過を診るのであれば，微小漏洩を防止するためにグラスアイオノマーセメントで仮封します．

　歯根破折が生じない限り，問題は出ないでしょう．垂直的な咬合が安定していれば良いのですが，大臼歯の治療時には，すでに顎位が変位していることがあるので，最終補綴を行う前に，プロビジョナルレストレーションで経過観察し，顎運動に問題がないか，また顎関節症症状がないかについて経過観察します．このような患者は，潜在的にクレンチングしている場合が多いと思います．

　歯質への接着性が向上し，金属料金が上昇していること，診療回数が減ること，残存歯質にアンダーカットがあっても支台築造が可能なことから，メタルコアはなるべく避け，ファイバーポストかレジン築造を行います．

　メタルコアだと印象採得のために歯質を過剰切削するので，ストリップ・パーフォレーションや歯根破折するリスクが高くなります．なお，接着性レジンを使用する際には可及的にラバーダム防湿を行います．

　前歯部の根管治療を行う際には，患者の審美的要求から，ポストテックを使用することがあ

りますが，微小漏洩が生じやすいのでなるべく避けます[1]．どんなガッタパーチャポイントで根管充填しても，26日以内には細菌が漏洩してしまうのがその理由です．

III 根管治療の予後評価

治療後に早期に現れる失敗，すなわち，急発，歯の動揺，腫脹などは症状が出るので根管治療が問題の原因だと気がつきますが，潜在化した根管治療の失敗は，患者がリコールに来院してX線写真を撮り根尖部に透過像を認めるまでわかりません．

Seltzerによれば，技術的に根管治療がパーフェクトでなくとも，臨床的な症状が出ておらず患者が満足して歯を維持できていれば，適切に臨床的に機能していると解釈しています[2]．

治療成功の判断は評価レベルによって異なり，研究レベルではPeriapical Indexで判断されますが，臨床的には，患者に自覚症状がない，X線写真上で根尖部に透過像がない，などが成功の指標になっています．

概念としての「成功」とは，根管系のほとんどすべての細菌が除去されるか，もしかりに残存していても，効果的な根管充填により象牙細管内に封鎖されている状態をいいます．

この成功に影響を及ぼす因子は，根管形成と根管充填です．もし再治療を行う必要があるとしたら，失敗の理由を診断すべきです．そして，垂直破折が原因であれば，抜歯はまず避けられないでしょう[3]．

参考文献

1. Fox K, Gutteridge DL. : An in vitro study of coronal microleakage in root-canal-treated teeth restored by the post and core technique. Int Endod J. 1997 : 30 : 361-8.
2. Seltzer S : Root canal failture. In : Endodontology : Biologic Considerations in Endodontic Procedures, 2nd edition. Philadelphia : Lea and Feibiger. 1988 : 439.
3. Moule AJ, Kahler B. : Diagnosis and management of teeth with vertical root fractures. Aust Dent J. 1999 : 44 : 75-87.

第2部　治療編

Clinical Edition 16

根管形成のトラブル1
〜根管形成の失敗とプレカーブの付与・トルクコントロール〜

I 根管の直線化とストリップ・パーフォレーション

　根管治療がうまくいかない場合には，症例ごとに理由があります．以下に，根管治療において，陥りやすい失敗と解決法を紹介します．失敗例では，たいてい根管からの逸脱あるいは根管の直線形成が行われています．

II 根管が直線化してしまう

　ファイリング操作あるいはリーミング運動を行っている場合に生じます．大きなストロークで根管拡大する癖がついている場合，ストリップ・パーフォレーションを起こしやすいでしょう．

　また切削効率を重視してHファイルを常用する場合も，ストリップ・パーフォレーションを起こしたり，起こさないまでも，根管上部のみが直線的に拡大され，根尖部付近は十分なフレアー形成ができないため，根管口付近は大きく拡大されて，根尖部付近はシングルポイント根充に近い根管形成になります（図2-10-4cならびに図2-14-2a，b参照）．

　ファイルの不適切な使用，滅菌および管理方法に問題があるとファイル刃部の切れが低下するので，「切削効率」を重視してHファイルを使用するケースが多いように思います．

　新品のファイルを使用したときの切削感を感覚的に習得しなければ，ファイル本来の切削力と限界がわかりませんし，根管形成が上達することはありません．

　自覚はなくとも経験的に行っているファイル操作のストロークが大きいので，ハンズ・オン付きのセミナー（図2-16-1）に参加して，自分の根管形成を再確認すると良いでしょう．繰り返しますが，根管形成におけるファイル操作は，微分の概念を頭において，わずかな動き（ねじれとかき上げ運動，ラスピング運度）で行ってください．

　ファイルに過度のトルクをかけたリーミング運動を行う場合，根管はファイル号数が上がるごとに直線化するので，根管も直線形成されます．しなり度が低いファイルを使用している場合あるいはファイルにプレカーブを付与しない場合なども同様です．

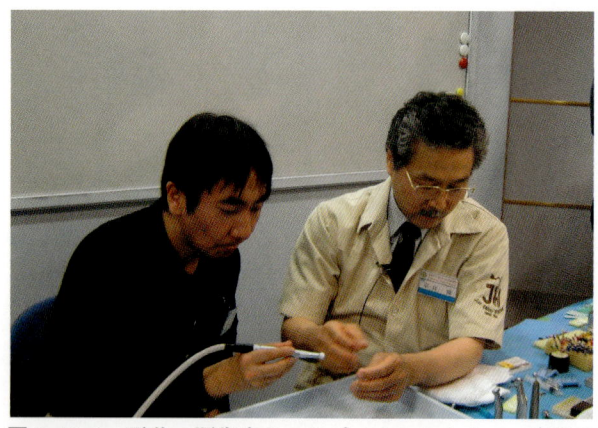

図2-16-1　平井　順先生のハンズ・オンセミナー．自分の根管形成を見直す良い機会になる．

表 2-16-1　根管治療の注意点 1

①咬合面を削らない	ファイルのしなりを利用できない．歯根膜に適度な刺激を与える必要がある．歯が動く
②根尖孔の穿通	ラスピング運動．ファイル先端を 0.5 mm 程度押し出す（ファイルの刃部は先端から 0.5 mm 上部にあるため）
③作業長の決定	通常の歯の解剖の知識，X 線写真，歯髄腔の消失するポイントまでを観察．根管長測定器．指先の感覚．解剖学的根尖から 1〜2 mm 短い
④根管貼薬	基本的には，貼薬で治すのではない．水酸化カルシウムを微小漏洩時の感染防止に使用する．
⑤仮封	水硬性セメント，ネオダイン，グラスアイオノマーセメント

表 2-16-2　根管治療の注意点 2

①ファイル操作	ラスピングとねじれとかき上げ運動のみ，K ファイルのみ
②根管洗浄	物理的に洗い流すのなら，水でも良い．殺菌を期待するなら NaOCl
③根管充填	根管拡大後に根管が乾燥していれば，なるべく早くする
④側方加圧	ニッケル-チタン製スプレッダーを根管の外弯側に挿入し，アピカルシートの 1 mm 上方まで到達することを確認
⑤軸壁形成	ファイルが根管にスムーズに入るようにする．う蝕などで，近心根の根管口付近が極端に狭窄している場合には，オルフィスバーで根管口付近をある程度拡大する．ただし，根管部まで削らないように注意する．

III　ストリップ・パーフォレーションを起こしてしまった

　基本的には，非外科的に封鎖を試みます．マイクロスコープが設置されていれば，Internal Matrix Technique で封鎖できます．ただし，通常の根管治療でストリップ・パーフォレーションを起こすとすれば，H ファイルを好んで使用し，しかも大きなファイリング運動で根管拡大を行っている術者に多いと思われます．はじめから歯質が薄い症例を除けば，通常は決して起きない失敗です．

　ストリップ・パーフォレーションを起こさないまでも，根管上部の歯質を根管から逸脱して切削しているため，補綴後に歯根破折を起こすリスクが高いといえます．まずは，自己流で行っている術式を見直す必要があるでしょう．

　なお表 2-16-1〜3 に根管治療の注意点を挙げておきましたので参考にしてください．

IV　根管が同心円から逸脱してしまう

　ファイルの先端で根管壁を切削すると根管が同心円から逸脱してしまいます．これを避けるためには，ファイルが根管の中心に位置するのが理想です．

　そのためにファイルにプレカーブを付与します．ここで右カーブを想定してみると，スピードを出してコーナーに進入する車は左のガード

表2-16-3 根管治療の注意点3

根管治療でやってはいけないこと	通常はやらなくても良いこと
①軟化象牙質の取り残し，②咬頭の削合，③根管を乾燥して拡大する，④根尖孔外への押し出し，⑤ファイリング操作，⑥90°のファイルのねじり，⑦回転切削器具の根尖方向への使用，⑧根管拡大を繰り返すこと，⑨細胞傷害性の強い薬剤の使用，⑩ストッピング仮封	①NCとOXの交互洗浄 ②根管貼薬 ③根管口の拡大 ④根管の直線形成

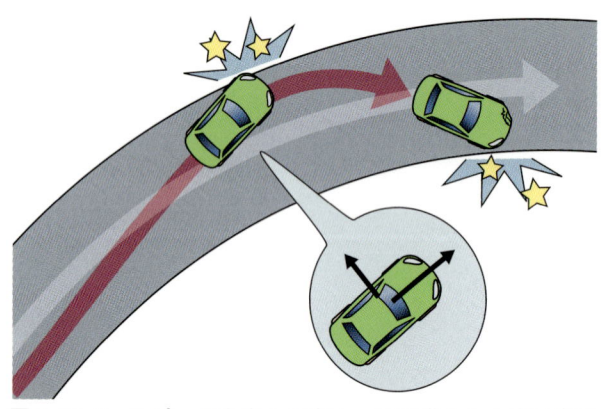

図2-16-2 スピードを出して右カーブに進入した車は左のガードレールに振られてしまう．

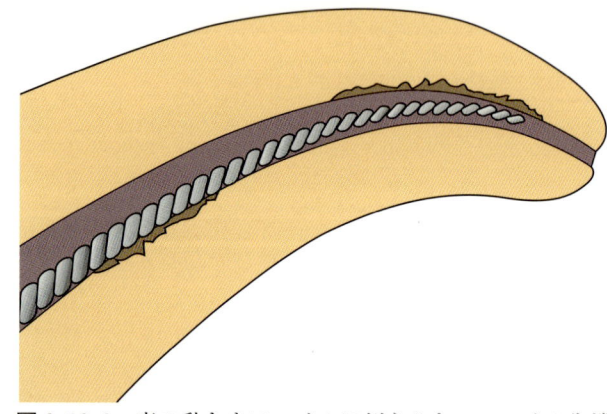

図2-16-3 車の動きをファイルに例えると，ファイル先端部は外弯側を，中央は内弯側を削り過ぎてしまう．

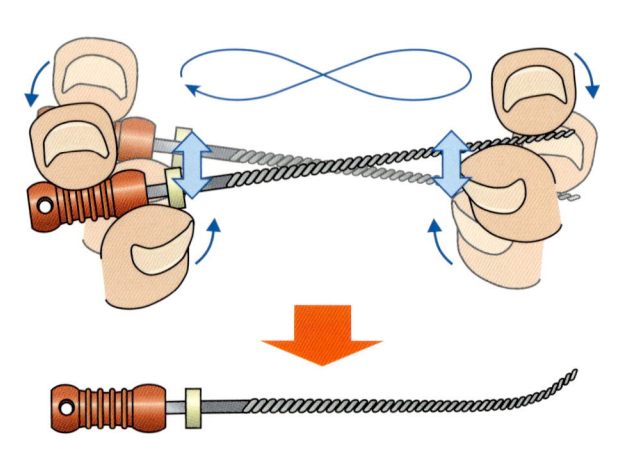

図2-16-4 プレカーブの付与の仕方．両手の親指と人差し指の4本を使い，4点固定で8の字を描くつもりでプレカーブを付与する．

レール側に振られます（図2-16-2）．
　ファイルに例えると，ファイル先端部は外弯側を，ファイル中央は内弯側を過度に削除してしまいます（図2-16-3）．こうならないためには，プレカーブを付与したファイルを小さい動きで操作し，ファイル先端部で根管壁を切削する感覚を身につけます．
　Weineは，ファイルの外弯側をやすりがけして刃をなくしたうえで，ラスピング運動により根管拡大を行いました．外弯側の過剰切削を防止するためです．彼の工夫はよく理解できます．

根管形成のトラブル1〜根管形成の失敗とプレカーブの付与・トルクコントロール〜

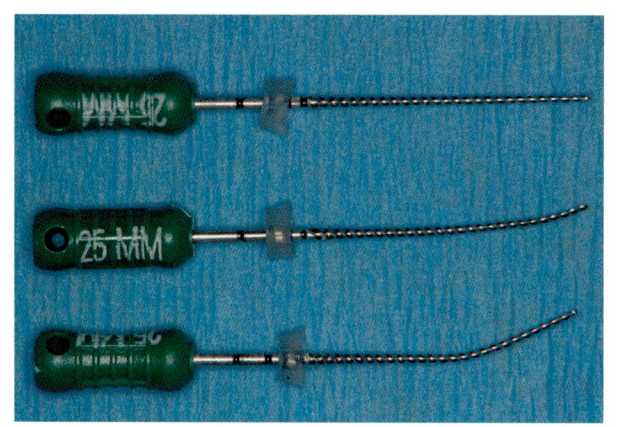

図2-16-5a　プレカーブを付与したKファイル．上から順にプレカーブなし，正しいプレカーブが付与されたKファイル，曲げすぎのファイル．

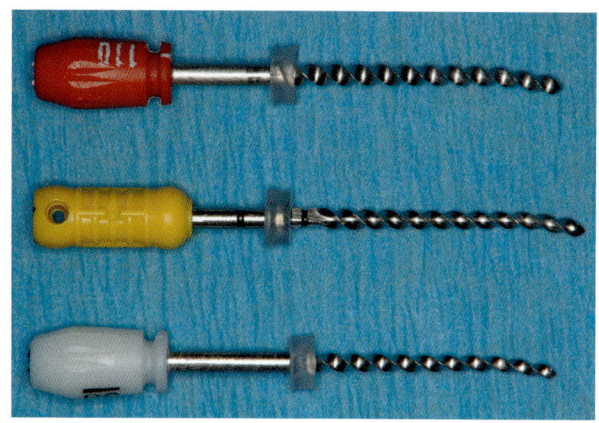

図2-16-5b　90〜110号のファイルに付与したプレカーブ．

V　プレカーブの付与

　ファイルにプレカーブを付与する際には，根管の三次元的弯曲に模したカーブをファイルに付与するのですが，これは，15号か10号で根尖孔穿通を行った際，根管からファイルを抜いた後のファイルがどのように曲がっているかを観察することで「根管の本来の形態」を把握し，その弯曲度合いを参考にしながら使用するファイルに弯曲を付与します．

　このように細いファイルに印記されたファイルの三次元的な弯曲を頭に入れ，同じような弯曲をファイルに付与することを「プレカーブの付与」といいます．通常，根管の根尖部1/3が弯曲しているので，ファイルのプレカーブも先端付近に付与します（図2-16-4，5）．

　多少の誤差は生じますが，根尖部1/3の形成にとって非常に重要なステップです．

VI　トルクコントロール

　「リーマーだこ」ができないうちは歯内療法に熟練したとはいえないという誤った考えが未だにありますが，そもそもリーマーだこができるほどトルクをかけてファイルをねじれば，ファイルが破折するか，歯根膜に過度な力を加えるので，歯根膜炎による術後疼痛や咬合痛を生じます．

　ファイル号数が上がれば，オリジナルの根管への追従性は低下し，切削効率は上昇するので，「1/4回転のリーミング操作」を繰り返すと簡単にレッジやジップを形成します．

　この「90°回転させる」という説明に根拠はなく，以前の根管拡大の研究論文に根管拡大の方法として「ファイルを90°回して引き抜く運動」と記載されていることが勘違いして使われていると思います．早く訂正されるべきです．トルクコントロール下で操作すればファイルを折れ込むことはありません．

　JHエンドシステムでは，しなり度の高いジッペラー社のKファイルをトルクコントロールして（ファイルをねじる角度で調整する）操作することによりオリジナルの根管からの逸脱を防いでいます．

　最近になって，ファイル操作における「トルクコントロール」の重要性が認識されるようになり，術者の器具操作を評価するために回転トルクを数値化する機械も開発されています．

第2部　治療編

Clinical Edition 17

根管形成のトラブル2
〜レッジ，ジップの形成と穿孔の発生〜

I　レッジの形成

　根管にファイルを入れて力任せにねじればファイルが折れるか，さもなければ根管壁にレッジを形成します．弯曲部の外弯側にファイルが進もうとする摩擦力を感じないまま，無理やりファイルをねじってしまうと，根管から逸脱してしまい，根管の弯曲部の外弯側にレッジやジップが形成されます．

　術者自身でレッジを形成してしまうのは，①トルクコントロールが実践できていないからか（回転度数が大きい），②弯曲がかなりきつい，③ファイルにプレカーブを付与していない，④使用しているファイルのしなり度が低い，などが理由として考えられます．したがって，弯曲が極端に強い根管は例外として，上記の改善により，レッジ形成を防止できます．

　通常は，レッジを形成した部位の逆方向にオリジナルの根管が存在します．再感染根管治療の症例で，レッジが形成されている場合には，ファイル先端を曲げてオリジナルの根管を探索し，ラスピング運動で根管の外弯側を少しずつ移行的に形成し，オリジナルの根管に戻るように努力します（図2-17-1）．もっとも，リカバリーできない場合も多々あります．

　レッジが形成されていると，ファイル先端が歯質に当たるので，「コツコツ」と根管壁に当たる感覚があります．一方，オリジナルの根管にファイルが入っていると，根管にファイルが食い込んでいるので，ファイルを引くときに，引っかかりあるいは粘るような感覚があり，根管を捉えていることを確認できます．

　根管がすでに大きく拡大されている場合，細いファイルを入れると，ファイルが根管壁に支えられていないので，先端部が容易に曲がるた

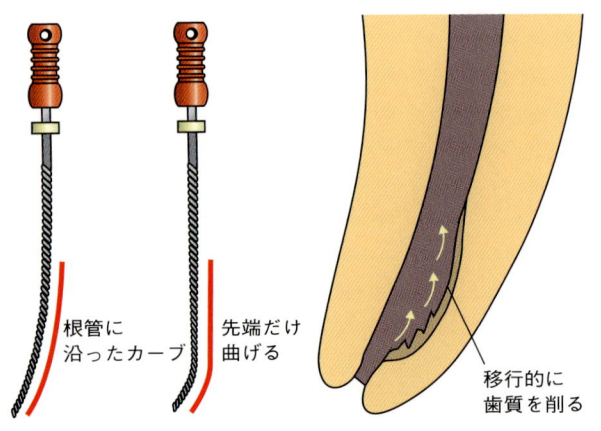

図2-17-1　レッジのリカバリー．

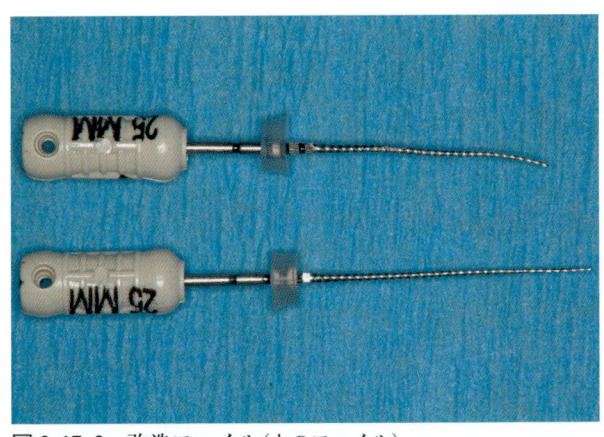

図2-17-2　改造ファイル（上のファイル）．

146

表2-17-1 穿孔の原因と対処法

穿孔	対処法
自分でした	軟化象牙質除去時→しかたない→封鎖をトライ ファイル操作中に穿孔した→ファイリング運動しているか ファイル操作の見直しが必要→練習必要
穿孔がすでにある	マイクロスコープあれば精査する．軟化象牙質除去，Internal Matrix Technique を適用する
	意図的再植
	抜歯あるいは抜根
	破折のリスクは高い
	止血：炭酸ガスレーザー，エキスパジルを使用

めオリジナルの根管を捉えることは困難です．

そのような場合には，以前に使用した先端部が曲がって使用できないファイルの先端を爪キリでカットしてヤスリガケした「腰の強い改造ファイル」（図2-17-2）を使ってラスピング運動のみで根管を探ります．ファイルの径が太いので，力を加えても曲がりにくく，オリジナルの根管を捉える確率が上がります．

II ジップの形成

トルクコントロールの意識がないままファイルをねじると外弯側にレッジができますが，そのまま力任せにファイルを回し続ければ，根管の弯曲部にジップが形成されます．

もっとも，このレッジとジップの区別は概念的で，目でみることはできないので明確ではありませんし，根管から逸脱した程度によって名前がつけられています．原因は術者の知識不足と過剰な力です．

III 穿孔の発生

穿孔にもいくつかのタイプがあります．う蝕が進行している症例で，エキスカベーターを用いて軟化象牙質を除去時に穿孔した場合には，軟化象牙質は細菌の塊なので，徹底的に除去し，その結果穿孔したとしても，やむ負えないでしょう（表2-17-1）．

この場合は軟化象牙質を完全に取りきって，止血と封鎖を試みます．ただし歯質が薄ければ，長期に機能することが困難なので，抜歯する可能性が高いことを術前に患者に説明しておく必要があります．

根管形成中に穿孔したのであれば，自分の術式を見直すのが先決です．穿孔を起こすと，穿孔部周辺の歯周炎を惹起します．また，歯周ポケットと交通すれば穿孔部から根管内に細菌感染が生じます．

一方，根管充塡材の除去時に穿孔したとすれば，ダイヤモンドバーやピーソーリーマーを根管内で乱暴に使用したためです．もっとも穿孔を

第 2 部　治療編

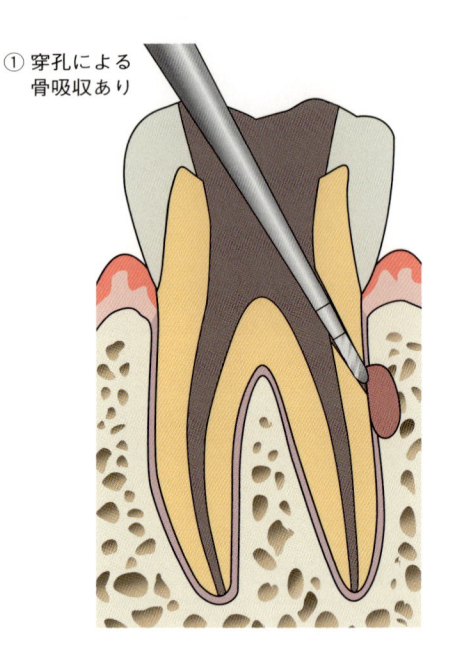

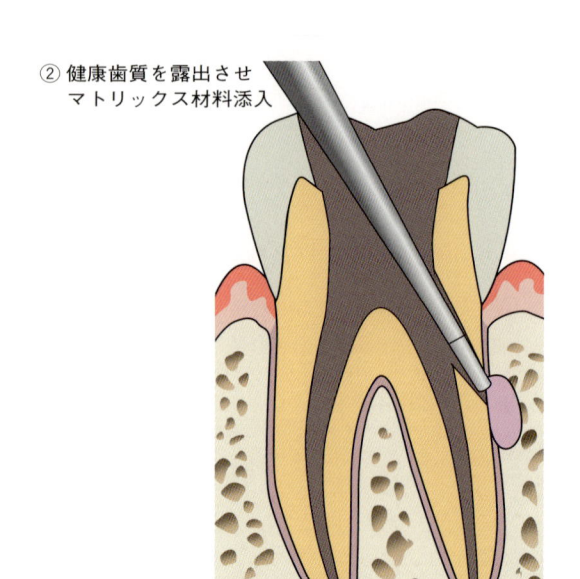

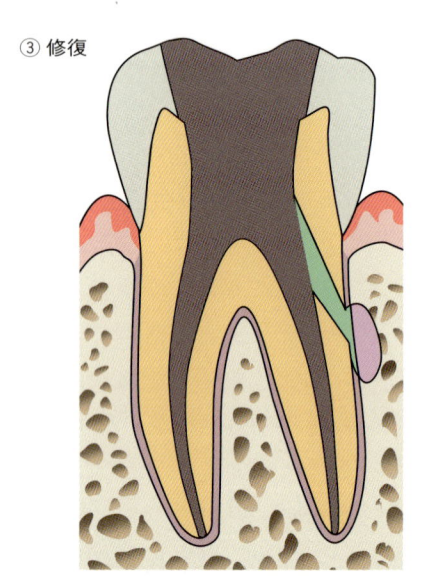

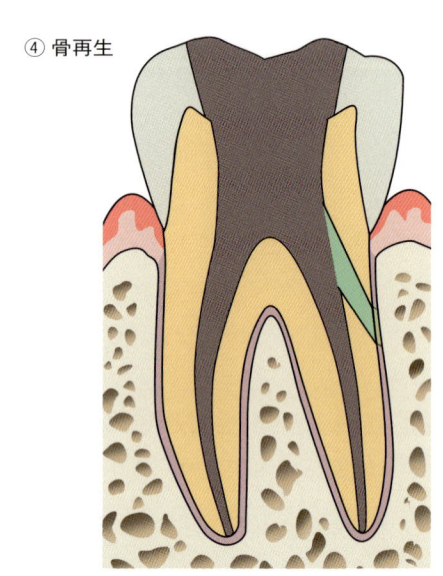

① 穿孔による骨吸収あり

② 健康歯質を露出させマトリックス材料添入

③ 修復

④ 骨再生

図 2-17-3　Internal Matrix Technique．穿孔部に根管内から処置すると「内開き」，根管外から処置すると「外開き」の人工根管ができる．内開きの場合，充填物が根管外へ外れないので，長期間高い封鎖性が期待できる．マトリックス材料としては，コラーゲン性材料（コラテープ，サージセル）を使用する．止血が行えれば，Super EBA セメント，Mineral Trioxide Aggregate（MTA），アマルガム，光重合レジンを用いることが可能である．

起こしやすいのが，根管充填後のコア形成時に根管充填材を回転切削器具を使用して除去するときでしょう．したがって，穿孔を起こさない秘訣は，ガッタパーチャの除去にタービンやエンジンを使用しないことです．

　メタルコアの印象採得には 1 mm 程度の直径が必要なので，根管上部のガッタパーチャを太目のプラガーで焼き切った後に，直径が 1 mm 程度の細めのプラガーで根管中央部あたりまでガッタパーチャを除去しておけば，ファイバーポストの試適かコア印象を行う際に，歯質の内面に付着したシーラーを除去するだけで良く歯質を削って穿孔するリスクを回避できます．

　根管の断面形態が円でなく楕円や板状の場合には，根尖部に 5 mm 程度のガッタパーチャを残し，上部を除去します．

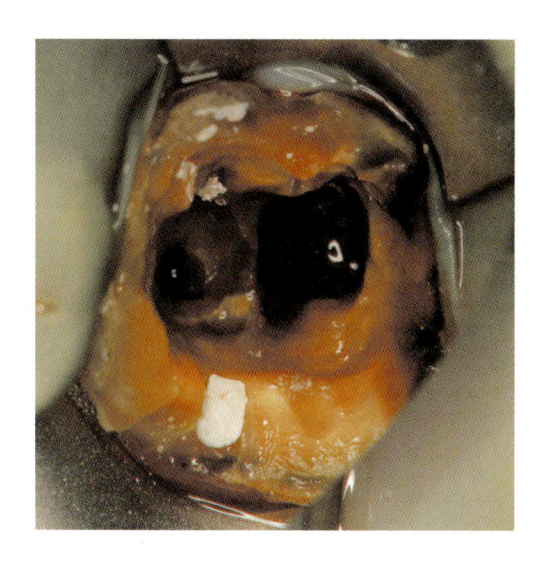

根管形成のトラブル2〜レッジ，ジップの形成と穿孔の発生〜

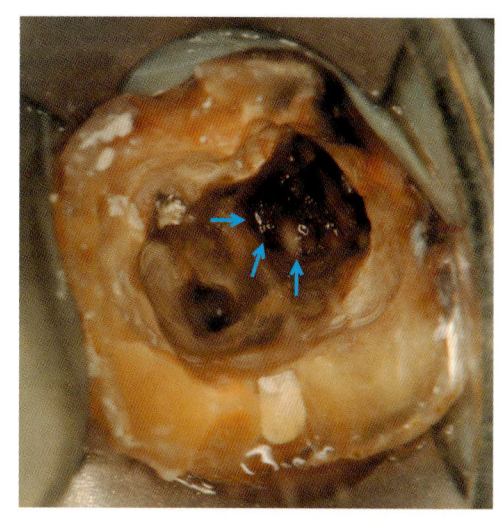

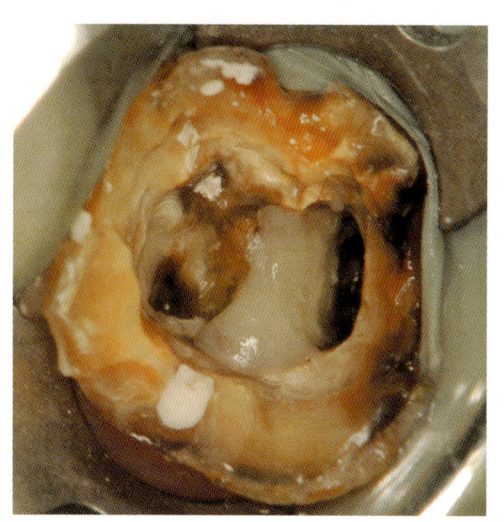

図2-17-4a〜c　a：浸潤麻酔，感染歯質の除去．b：穿孔部（矢印）の化学的洗浄．c：マトリックスの添入．その後，充填材で封鎖し，最終補綴をする．

IV　穿孔部の治療

すでに穿孔している場合では，マイクロスコープを使用できれば，Internal Matrix Techniqueで封鎖します[1,2]（図2-17-3）．炭酸ガスレーザーを使用できれば，患部の肉芽を蒸散させて細菌を除去しても良いでしょう．もっとも健全歯質を出さないと接着性材料で確実な封鎖はできません．

穿孔部が陳旧化している場合，根尖孔の拡大した一種の人工根管と考えれば良いのですが，汚染された歯質を一層削り，新鮮な歯質を出さないと接着性レジンやMTAで確実な封鎖ができないので，はじめに歯質の状態を観察します．

器械的除去と化学的洗浄（次亜塩素酸ナトリウム）により感染歯質を除去し，止血後に緊密な封鎖を行います．止血が難しい場合には，浸潤麻酔，炭酸ガスレーザーあるいはエキスパジル（塩化アルミニウム：歯科印象採得補助材料：白水貿易）を使用します（図2-17-4）．

参考文献

1. Lemon RR.: Nonsurgical repair of perforation defects. Internal matrix concept. Dent Clin North Am. 1992. 36 : 439–57.
2. Ruddle CJ.: Micro-endodontic nonsurgical retreatment. Dent Clin North Am. 1997 : 41 : 429–54.

第 2 部　治療編

Clinical Edition 18

根管形成のトラブル 3
〜根尖部の目詰まりや残髄とオーバー・インスツルメンテーション〜

I　残髄がある

　抜髄後 2 回目に来院時に器具挿入時痛がある場合，オーバー・インスツルメンテーションでなければ残髄炎でしょう．この場合，通常，根管の外弯側が過剰に削られているので，内弯側に残髄しています（図 2-16-2，3 参照）．これは根管が弯曲しているのに根管を直線的に形成したためです．

II　目詰まりを起こしている

　目詰まりした場合，アピカルシート下に切削片が押し込まれているので，根尖孔の穿通を試みますが，#15，10，8，6 の順に細いファイルで根尖方向にラスピング運動とねじれとかき上げ運動で穿通を試みます（図 2-18-1）．

　小臼歯のように根管中央部が頬舌的に広く，根尖部数 mm の根管が弯曲しながら狭くなっている場合では，細いファイルを入れると，ファイルに腰がないので容易にファイルが曲がるため，ファイル先端に穿通力が伝わりません．リカバリーが難しい根管といえます．

　そうした場合には，ファイル先端を数 mm カットしてファイルの穿通性を高めて，さらにプレカーブを付与して使用します（改造ファイル：図 2-17-2 参照）．

　この改造ファイルを使用する場合には，ラスピング運動を主体にして行い，ファイルを不用意にねじらないようにします．何とか穿通でき

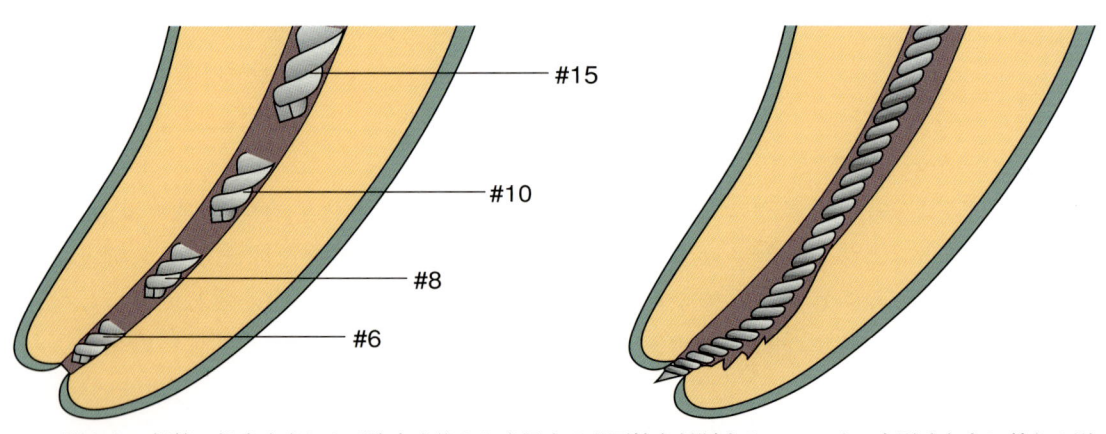

図 2-18-1　開かない根管．根尖病変および臨床症状から穿通する必要性を判断する．ファイルを引くときに粘りや引っかかりを感じたらオリジナルの根管を捉えているので，ファイル号数を下げてラスピング運動で穿通を試みる．コツコツと硬い壁に当っている感じがした場合は，レッジが形成されているので，ファイル先端を曲げてオリジナルの根管を探る．通常は弯曲部の内弯側にオリジナルの根管がある．

ても，根尖外へ押し出した切削片が原因でフレア・アップが起こることもあります．患者には術後疼痛の生じる可能性を説明し，投薬（消炎鎮痛剤）をします．

III オーバー・インスツルメンテーションの原因

　オーバー・インスツルメンテーションをしたか否かの判断は，歯の解剖の知識，患者の訴える痛み，ファイル先端に付着する血液，ポイント・トライアルしたX線写真の読影から判断します．

　オーバー・インスツルメンテーションを頻繁に起こすとしたら，アピカルシート形成時にファイルで根尖孔を毎回拡大していることを意味しています．

　筆者の経験上，しなり度の低く，硬いファイルを使用し，根尖孔から 0.5 mm 上方にアピカルシートをつくろうとする術式では，根尖孔を破壊してしまうリスクは高いと思います．

　卒前教育で習った「根尖孔の上方 0.5 mm」という数字には解剖学的平均値が根拠になっていますが，普遍性のある根拠ではありません．

　感染根管治療を行う際に根尖孔が破壊されていたり，外部吸収で根尖部が脆くなっていれば，アピカルシート下の 0.5 mm の歯質などすぐに削られてしまい，アピカルシートの意味をなさなくなります．

　難治性根尖性歯周炎では例外なく根尖孔が大きく破壊されています．根尖孔を大きく拡大しないことが歯内療法を成功に導きます．

IV アピカルシートの位置を上げる

　アピカルシートを生理学的根尖孔の 0.5 mm 上方に設定することがゴールド・スタンダードに考えられていますが，決してそうではありません．0.5 mm の設定自体，根尖部が外部吸収していたり，ストッパーが少しずれたら，それで意味をなさなくなります．

　JHエンドシステムでは，アピカルシートは根尖孔の 1 mm 上方に設定しており，アピカルシートから生理的根尖孔までの約 1 mm を再帰ファイリングして清掃すれば，アピカルシートを破壊するミスは確実に減ります．1.5 mm でも別段大きな問題は生じないでしょうし，根尖部の弯曲が極端に強い症例ではレッジやジップをつくるより，よほどマシだと思います．

　根尖孔の外は歯根膜と骨であり，オーバー・インスツルメンテーションをするということは，歯根膜を挫滅し，骨を削っているので，術後疼痛が出ても当たり前です．

V 治療の目安を持つ

　歯の解剖学的知識とX線写真の読影から，電気的根管長測定器を使用せずとも根管長を 2 mm 以内に予測できる程度の知識は欲しいものです．ISO 規格ではファイルの刃部の長さは 17 mm なので，根管治療の際のひとつの目安に使えます．

VI オーバー根充したら

　側方加圧充填法では，アピカルシートを形成すれば，オーバー根充にはなりませんが，垂直加圧充填法では，根尖孔が大きく破壊されているとオーバー根充になることがあります．

　根管外にオーバーしたガッタパーチャは取れません．バイオフィルム形成の足場にならないことを期待しつつ経過観察し，外科療法を選択するか否かの判断をします．

第2部　治療編

Clinical Edition 19

再治療におけるトラブル
〜補綴物が除去できない，歯に亀裂が生じている〜

I クラウン（ブリッジ）が除去できない

　通常のクラウンやブリッジであれば，除去用バーで切削すれば除去できます．コバルト・クロムのような硬い金属では除去に時間がかかりますし，タービンを使用すると振動が大きくバーが折れやすいので，5倍速エンジンを使用すると良いでしょう．

　コアとクラウンが一体で鋳造されている場合には除去に時間がかかります．金属と歯質の境界を歯軸に垂直に削り，溝をつくりカコのプライヤーやマイナスのドライバーを入れてこねて除去を試みます．

　ただし，歯質が薄く，歯根破折する危険がある場合には，時間をかけて歯冠部を削り，コア部を明瞭にした後に，歯質と金属の境界に対し，金属を削る意識で境界に沿って丁寧に削り，時々超音波スケーラーでセメントを破壊しながら時間をかけて慎重に行います．患者には治療前に，治療によるリスク（破折，穿孔）について説明しておく必要があります．

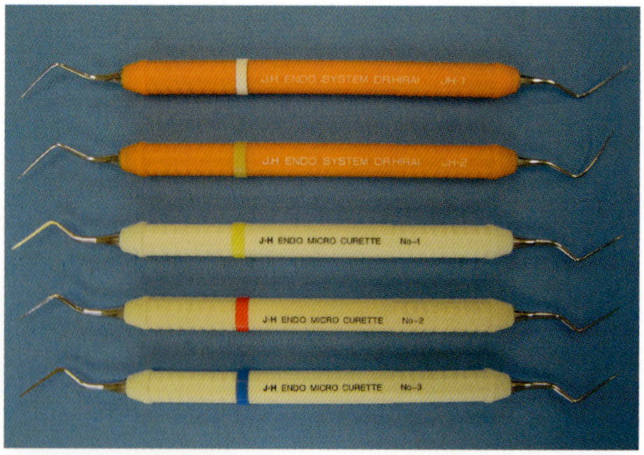

II ポスト（コア）あるいはファイルが除去できない，破折してしまっている

　ポストが太くて長い場合には，ポスト除去に伴う歯根破折や穿孔を起こすリスクが高いため，意図的再植を併用して根尖方向から根管拡大を行うか，歯根端切除後に逆根管充塡を行います．

　X線写真から歯質と金属間に明瞭なセメントラインが観察できる場合には，先端の尖ったダイヤモンドバーをコアと歯質の境界に挿入し，歯質を削合しないように注意深くコア上部のセメントを除去しながら，時々超音波スケーラーをコアに当てて振動でセメントを破壊して除去を試みます．

　もしも，根尖部1/3にファイルが破折している場合，マイクロスコープと超音波スケーラー（診断編：図1-10-3a 参照）があれば，直接観察しながら，ファイル周辺の歯質を削ってゆき，除去を試みます．

　設備がない場合には，外科的歯内療法の選択を考慮しますが，臨床症状がなく，X線写真上で根尖部に透過像がみられない症例では，将来的に根尖性歯周炎が生じる可能性は非常に低いので，コア上部までの根管壁を器械的に拡大・清掃して根管充塡し，経過観察後に最終補綴を行います．無理にコアを除去しようとして，歯

図2-19-1　根管用探針（JHエンドシステム）．

●ガッタパーチャを除去した症例

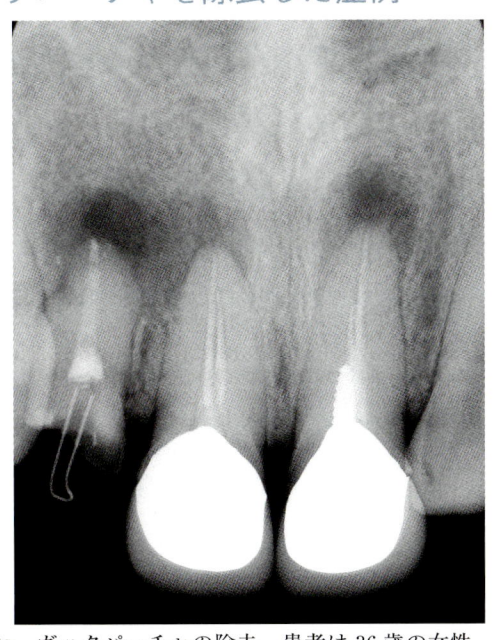

図2-19-2a　ガッタパーチャの除去．患者は36歳の女性．上顎右側側切歯の根管治療を1年以上繰り返しているが治癒しないため依頼された．X線写真から上顎両側中切歯の病変が側切歯の病変と交通している可能性が考えられた．

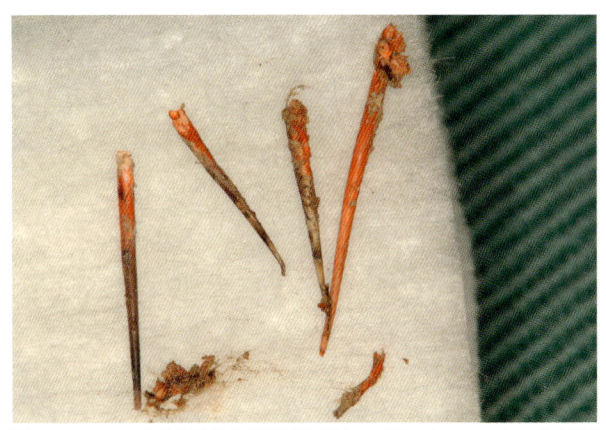

図2-19-2b　上顎両側中切歯根管内のガッタパーチャを根管用探針で除去した．根管充填がルーズなケースでは，本症例のようにガッタパーチャが一塊で除去できる．

質が薄くなったり，穿孔したりすると，予知性が低下します．

III　ガッタパーチャ，シーラー，セメントの除去方法

　再根管治療に際しては，根管内に充填されたガッタパーチャを除去しなければなりません．ガッタパーチャは根管壁に接着しないため，除去は比較的容易です．根管用探針（図2-19-1）などで，根管壁から剥がすようにして除去します．根管径の大きい根管上部の残存物は，根管用器具で器械的に，また超音波チップで除去します．シーラーは接着性レジンでなければ，除去は容易です．もっとも，イスムスや側枝に入ったガッタパーチャの除去は難しいです．

　再根管治療を行うケースでは，図2-19-2に示したように，たいていの場合，根管形成も根管充填も不良であり，ガッタパーチャが根管壁に圧着されていないので，鋭利な器具で簡単に除去できます．ルーズに根管充填されたガッタパーチャはX線写真からも容易に判断できます．

　いきなりファイルを根管内に入れてかき回すのは避けるべきです．ガッタパーチャポイントを除去する際にも，最初から根管に溶剤を注入し，ドロドロに溶かしてしまっては，根管壁に付着して除去する時間がかかりますし，溶剤が象牙細管内に残存すれば，根管充填後にガッタパーチャが溶解してしまう危険もあります．

　ただし，根尖部に残ったガッタパーチャを溶剤で軟化させて除去するのは有効です．このときには，ワイン・オープナーをコルク栓にねじ込むような要領で，ファイルをリーミング運動でガッタパーチャにねじ込み，できるだけ一塊でガッタを取り出します．

　X線写真の読影から判断しますが，穿通力のある40号か50号のファイルから挿入したほ

第2部　治療編

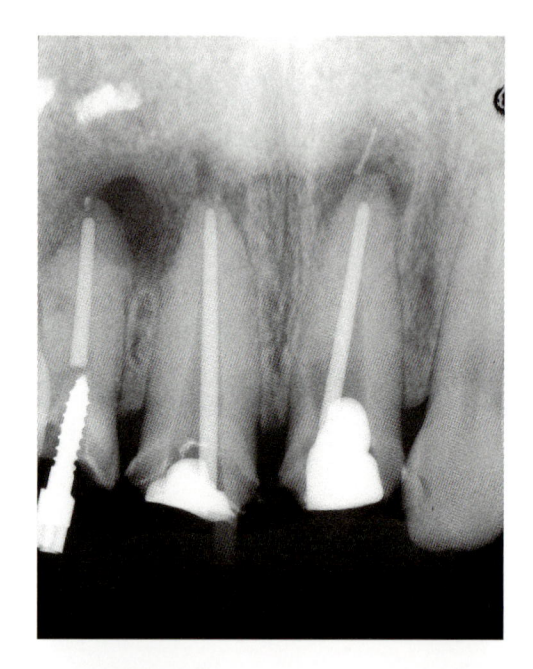

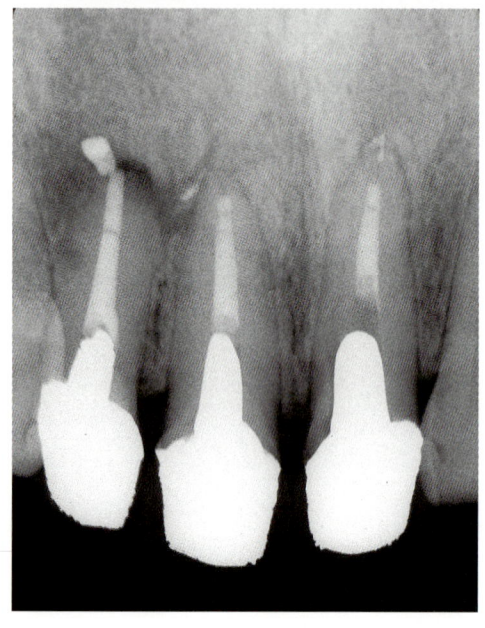

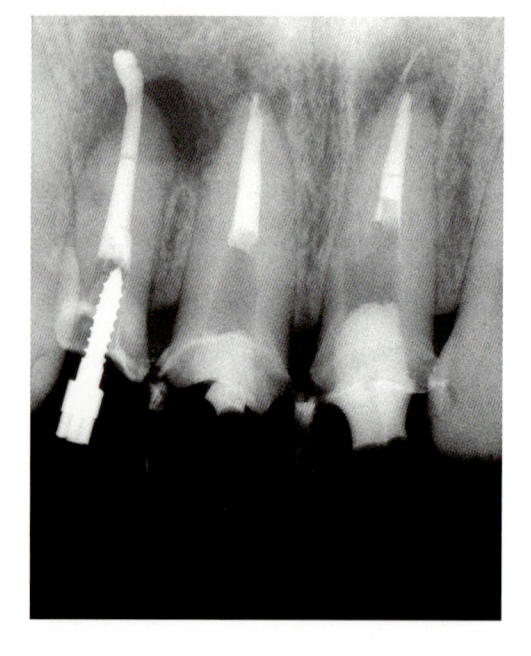

図2-19-2c　JHエンドシステムで根管拡大後，根尖孔は破壊されていたため，アピカルシートの土手が形成されたことを確認するためにポイント・トライアルした．
図2-19-2d　2回目の来院時に垂直加圧充填法で根管充填した．側切歯は根尖孔が#90まで破壊されていたため，根管充填材がオーバーした．
図2-19-2e　最終補綴後2年．臨床症状はまったく認めない．根尖部の透過像も縮小している．

うが除去効率は良いと思います．リーマーをガッタパーチャにねじ込んだ程度ではファイルは破折しませんが，必要以上に力をかけないように注意します．

IV　歯に亀裂（亀裂歯）が生じている

痛みを訴える患歯を精査すると，う蝕などの実質欠損はないものの歯に亀裂を認める場合があります．通常，大臼歯に多いです．しかし，亀裂はあってもとくに問題のない場合もあります．

結局，歯の亀裂があること単独で歯髄症状や痛みの原因を探るのは困難です．透照診でも亀裂がエナメル質に限局しているのか，象牙質あるいは歯髄へ波及しているかを判断しにくいものです．診断がつかない場合には，経過観察し

154

ますが，咬合の問題，非歯原性疼痛の可能性をつねに考える必要があります．

V 細菌感染による歯髄炎・根尖性歯周炎の可能性

亀裂から細菌感染が生じ，歯髄炎あるいは根尖性歯周炎が発生する可能性も否定できませんから，温度診，電気歯髄診，打診および X 線写真などから病態を診断します．

亀裂が深い場合の治療(破折防止)としては，全部鋳造冠で患歯を被覆して破折を防止します．歯を削った際に亀裂の深さを観察しておくと良いでしょう．

第2部　治療編

Clinical Edition 20

治療器具の根管内での破折・残留とフレア・アップ

I ファイル破折の原因

　トルクコントロールとフレアー形成をして根管形成すれば，ファイルの破折はまず起こりません．

　もしも，根管内で器具が破折してしまった場合，その原因として考えられるのは，①トルクをかけてねじり過ぎたために金属疲労で折れた，②ファイルの使用回数が多く金属疲労で折れた，③歯質への切削力が低下しているにもかかわらず，使用し続けた，ためでしょう．

　複数の歯科医師が同じファイルを使用する治療環境の場合，自分は注意していても，知らないうちにファイルの金属疲労が蓄積している可能性があるので，スタッフ間での器具管理の情報共有が必要になります．またファイルが伸びているものは廃棄します．

II 根管内でファイルが破折している

　自分がファイルを破折させなくとも，前医による根管内のファイルの破折を認めることがあります（図2-1-3参照）．この場合，通常，ねじって破折しているために刃部が歯質に食い込んでいるので，簡単には除去できません．

　根管上部であれば除去は比較的容易ですが，この部分でファイルが折れることはまずありません．非常に困難なのは根尖付近で破折したファイルの除去です．

　通常は，ファイルは径が細い先端5mmの部分で折れます．ファイルの破折した場所が根管中央部で，マイクロスコープおよび超音波チップを使える環境であれば，折れ込んだ器具周囲を反時計周りにチップの先端でファイルと歯質の境界部を丁寧に削っていき，時計回りにねじって折れ込んでいるファイルに逆回転を与える要領で除去します．

　バイパス形成は手指の感覚を頼りに少しずつ金属を削るので，慎重に進めなければなりません．もっとも，折れ込んだファイルを何が何でも除去しなければならないというわけではありません．

　つまりファイルの残留自体が問題なのでなく（もっともファイルを破折・残留させたことに対する訴訟の可能性や医院の信頼性の問題は別ですが…），折れ込んだファイルを除去しなければ，根管の拡大・形成ができず，そのため根管が感染することが問題なのです．リスクを冒しても除去を試みる理由がここにあります．

　この考え方に立てば，根管内でファイルが破折していても，根尖方向の死腔が（−），根尖病変（−）および臨床症状（−）の症例であれば，ファイル上部までの根管を拡大・清掃し，根管充填して経過観察しても問題が出る確率は非常に低いでしょう．

　一方，死腔（＋），根尖病変（＋）および臨床症状（＋）の患者ならファイルの除去か外科的歯内療法を選択します．ファイルの非外科的除去が

表 2-20-1　フレア・アップの原因と考えられる要因

①感染根管歯
②オーバー・インスツルメンテーション
③交互洗浄時に薬液が根尖孔外に漏れたことによる気腫様の炎症反応
④根尖病変内の細菌叢の変化
⑤上記に伴う炎症反応の急性化（生体応答）
⑥治療前の臨床症状（炎症反応）

困難と判断した場合，病変の有無にかかわらず，臨床症状（−）であれば，まずはファイル上部までの根管拡大と根管充填を行い，経過観察して最終補綴か外科的歯内療法かの判断をします．

III　フレア・アップを起こした場合

フレア・アップは臨床症状の強い，根尖部に痛みを伴う歯髄壊死あるいは治療前に鎮痛剤を服用した患歯に生じやすいので，治療する際の根尖周囲の炎症状態が影響するのかもしれません（表2-20-1）．

感染根管では，根管外に内容物を押し出さないような工夫が不可欠です．根尖病変のある感染根管歯では，フレア・アップが起きる確率が高く，過去の報告では，3〜33％と幅があります[1]．フレア・アップには患者の体調や咬合も関与していると考えられますが，明確なエビデンスはありません[2]．

病変がある場合にフレア・アップを起こしたら根管治療と排膿を試みます．根管開放はしません．また病変部を生理食塩水で洗浄し，細菌と炎症物質の除去と投薬をします．抗生物質の効果は明確ではないので，消炎鎮痛剤（非ステロイド系抗炎症薬）を投薬します．

一方，抜髄後にフレア・アップを起こした場合には，医原性の可能性と非歯原性疼痛の可能性が考えられます．この場合は，咬合調整，根管洗浄，消炎鎮痛剤の投薬を行います．

誰でもフレア・アップを経験することがあると思います．ただし，もし起こす頻度が10％以上であれば，術式に問題がある可能性が高いでしょう．さらに，30％以上であれば，即刻術式の改良が必要です．

参考文献

1. Walton R, Fouad A.: Endodontic interappointment flare-ups: a prospective study of incidence and related factors. J Endod. 1992 : 18 : 172-7.
2. Seltzer S, Naidorf IJ.: Flare-ups in endodontics : I. Etiological factors. 1985. J Endod. 2004 : 30 : 476-81.

第 2 部　治療編

Clinical Edition 21

有病者，小児，妊婦，高齢者に対する歯内療法の配慮

I　有病者の歯内療法

　感染根管を放置することは，「感染源」を放置することなので，健常者と同様に有病者あるいは易感染性宿主にとっても，基本的には根管治療を行うのが正しいといえます．

　献血に行くと，3日以内に歯科治療を受けていないか聞かれます．歯科治療によって菌血症を起こしますから，生体へも影響を与えます．もしも，治療後にフレア・アップを起こしたら，全身レベルの指標として，「発熱」「寒気」「CRP値の上昇」などを参考にします．発熱や寒気を訴えるようなら，菌血症を起こしているので抗生物質を点滴します．

　糖尿病患者の歯内療法の予後は健常者に比較して不良です[1]．糖尿病患者では歯内療法を行う患歯は歯周病を併発している確率が高く，骨代謝を含む生体応答に問題があるのかもしれません．

　歯周病では，歯周ポケットから体内に侵入する細菌により，全身の健康を脅かすことが報告されています．

　根尖性歯周炎では骨髄内に細菌感染が拡大するので，骨髄炎に罹患するリスクを考慮しなければならないでしょう．

　最近では，喫煙が根尖性歯周炎の増悪に関与することが報告されており[2]，患者の生活習慣の改善を促す必要もあります．もっとも，根尖性歯周炎と喫煙とのかかわりはみられなかったという報告[3]もあり，根尖性歯周炎は多因子性の現象なので，単一の因子とはそれほど強い相関関係を見出しにくいのかもしれません．

　また高齢者でかつ有病者には長時間の治療を避けることが必要です．「歯を診て人を診ず」にならないように，患者の全身状態を考慮して治療します．

　なお，この場合も根尖孔外に根管内容物を押し出さない配慮が必要です．

II　抗生物質を処方されている患者の歯内療法（耐性菌の問題）

　医科との連携を図ります．医科的治療が行われていれば，主治医と対診して患者の全身状態，抗生剤の標的細菌の情報，歯科的に投薬する抗菌スペクトルの広い抗生剤の併用の問題点を探ります．

　非外科的な歯内療法が禁忌な患者はまれだと思いますし，口腔内の感染源が原因であれば，積極的に感染源の除去を行います．ただし，感染源を根尖外に押し出して菌血症を引き起こさないように注意します．

　根管治療の原理と原則は，有病者であれ健常者であれ，変わることはありません．歯科治療のリスクは出血が大きな問題となりますが，非外科的歯内療法によって大量出血が起きることはまず考えられません．

有病者，小児，妊婦，高齢者に対する歯内療法の配慮

III 小児の歯内療法の注意点（萌出直前の永久歯・歯列への影響）

　小児の歯内療法では，成人とは異なる形態の歯根と根管を想定して根管治療を行います．また，咬合誘導と永久歯への悪影響を考慮して，治療方針を立て，保護者の理解と了解を得ておくことが大切です．患児のマネージメントも重要です．

　X線診査により歯根の吸収度合いを診査し，感染源の可及的な除去を行います．ただし，歯根の外部吸収が進行しており，根尖孔が大きく開いている場合には，オーバー・インスツルメンテーションを起こしやすく，感染源の除去が困難で妥協的な処置になることも多いでしょう．

　永久歯が乳歯の根尖付近に萌出している場合には，根尖方向へタービンやエンジンを使用しないように気をつけます．根管貼薬にはFCを使用しない傾向にあります．

IV 妊婦の歯内療法の注意点

　妊婦に適した根管形成法や根管充填法があるわけではありませんが，効率的で安全な歯内療法の実践が強く要求されます[4]．

　もし痛みを生じたら何らかの救急処置が必要ですが，可及的に非外科的に対処し，外科的歯内療法は出産後まで延期すべきでしょう．治療における注意事項としては，治療時間の短縮や患者が治療中に苦しくないように体位を変えさせ，妊婦の身体的負担を軽減します．臨月なら長時間の治療は避けます．

　妊婦の根管治療で留意することとしては，X線診査による放射線の被曝，投薬および根管貼薬剤の薬理作用および術後疼痛や急発が挙げられます．

1．X線診査

　根管治療を行うのであれば，できるだけX線診査を行います．例えば，X線診査をしないと下顎第一大臼歯の舌側遠心根を見落とすかもしれません．誤診によって治療が長引いたり，失敗したりすれば，そちらの影響のほうが危惧されます．

　胎児への影響を恐れるあまり，X線診査を躊躇する患者がいますが，妊娠はX線診査の絶対禁忌ではありません．最初の3ヵ月間は胎児への障害あるいは催奇性がもっとも懸念されますが，その後はX線診査による胎児へのリスクは低いといえます．

　全顎的なデンタルX線写真撮影による骨盤領域への放射線量は，0.1 mrad（1 Gy）で，年間に自然に浴びる線量 80 mrad（800 Gy）の約半日分にすぎません．また，デジタルX線写真では放射線量が一桁下がるので今後の普及が期待されます．

　もっとも患者にX線撮影を拒否された場合には，X線診査の有用性と安全性について説明するにとどめます．

2．薬剤

　理想的には，妊娠初期の13週間には薬剤をなるべく飲ませないようにします．また，妊娠安定期は5～8ヵ月ですが，この時期は「一応の安定期」であって「絶対的な安心期」ではありません．

　いかなる薬剤も安全とはいい切れないという姿勢で臨み，歯科疾患による全身および胎児へのリスクと投薬あるいは治療によるメリットとデメリットについて患者に情報を提供し，服用するか否かの最終判断は本人にさせると良いでしょう．産婦人科医と連携して投薬内容を決めてもらえば安心です．

3．根管貼薬

　FCには催奇性があるので，妊婦の根管治療

第 2 部　治療編

図 2-21-1a〜c　a：深いう蝕により歯髄腔が狭窄している．b，c：＃15 から始めて＃10，＃8 とファイル号数を下げつつ，ラスピング運動のみで穿通した．アピカルシートは＃40 まで拡大し，側方加圧充填法で根管充填した．

には使用すべきでありません．ドライコットンか水酸化カルシウムを使用します．出産前に来院した場合，長期間の治療が困難なことがあるので，仮根管充填をしたり，グラスアイオノマーセメントで仮封したりします．

4．根管治療

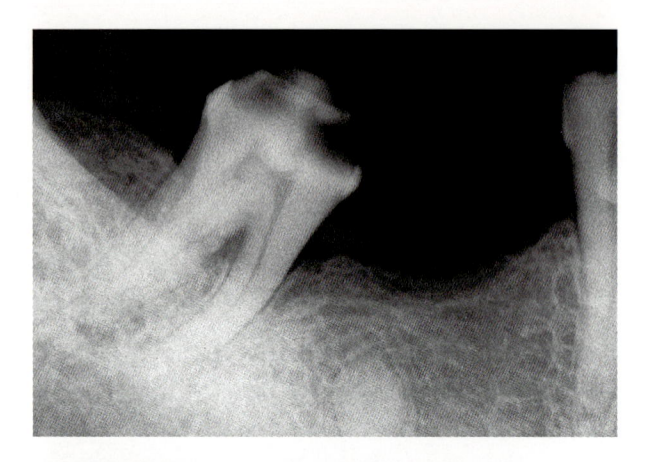

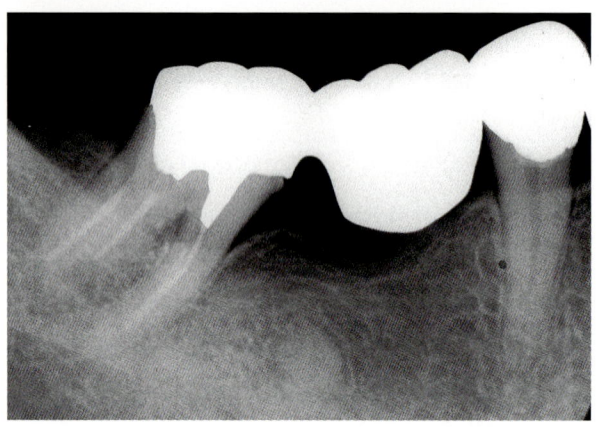

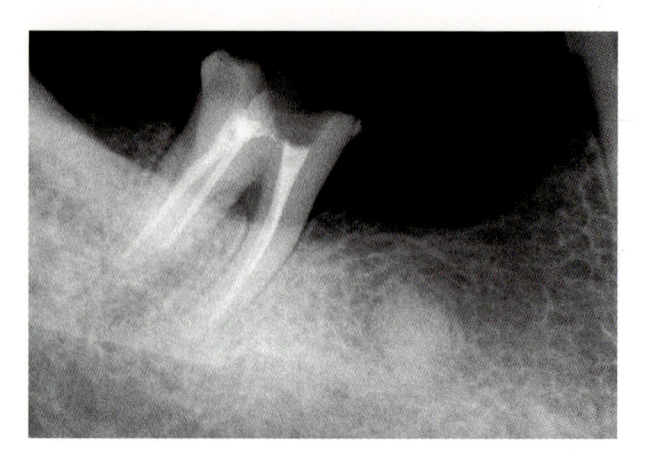

妊婦の根管治療にあたっては，術後疼痛が極力生じない根管治療が求められます．そのために，治療の利点と母体および胎児へのリスクのバランスを勘案したうえで可及的に「生体にやさしい根管治療」を行う必要があります．

V　高齢者の歯内療法の注意点

高齢者の歯髄腔はたいてい石灰化により狭窄しているので，電気歯髄診を行っても反応しないことがあります．また切削している途中に痛みを訴えて，生活歯であることが判明することもあります．

二次象牙質が添加し象牙細管が狭窄しているので，根管治療をする際にはファイル操作がしやすいように根管口付近をはじめにある程度拡大することが推奨されています[5]．ただし，ファイル操作がスムーズに行える程度に拡大します．

すべての根管に対して，ピーソリーマーやゲーツ・グリデンドリルで根管口を拡大する（いわゆる，ロート状拡大）のは誤りです．根管の断面は楕円なのに，ピーソリーマーで拡大すれば，余分な歯質を削ってしまいます．

ファイル操作の邪魔にならなければ，あえて根管口をロート状に拡大する必要はありませんし，むしろファイルが遊んで弯曲根管の形成が

適切にできません．歯根破折のリスクも高まります．

1. う蝕による狭窄

高齢者のう蝕は非常に緩慢に進行するので，生体反応の結果，二次象牙質が添加されて，ますます歯髄反応が低下します．根管口が狭窄してみつけられない場合，むやみにファイルを入れると，細いファイルは容易に曲がってしまいます．

このように，根管口付近が狭窄している場合には根管探索用器具（図2-19-1参照）として，根管用エキスカか，先端をカットして研磨した腰の強い改造ファイル（図2-17-2参照）を使用します．

マイクロスコープがあれば，次亜塩素酸ナトリウムを滴下し，発泡している部位を観察して，超音波チップで周囲を拡大して閉鎖根管を探すことが可能です．

2. 狭窄根管の穿通

まずはじめに，15号のKファイルを根管に入れますが，ラスピング運動のみで根管の穿通を図り，根尖孔までファイルが進まないと判断すれば，順次10，8，6号とファイル号数を下げていき，ラスピング運動のみで根尖孔の穿通を図ります．この方法により，うまくいかなかった狭窄根管の穿通が，かなりの割合で成功します（図2-21-1）．

設備に歯科用CTがあれば撮影します．とりわけ，大臼歯の場合，根管数や頬舌的な弯曲が把握できるので，診断に有効です．

参考文献

1. Fouad AF, Burleson J. : The effect of diabetes mellitus on endodontic treatment outcome : data from an electronic patient record. J Am Dent Assoc. 2003 : 134 : 43-51, 117-8.
2. Krall EA, et al. : Cigarette smoking increases the risk of root canal treatment. J Dent Res. 2006 : 85 : 313-7.
3. Bergstrom J, et al. : Tobacco smoking and dental periapical condition. Eur J Oral Sci. 2004 : 112 : 115-20.
4. 髙橋慶壮：妊娠期の根管治療～妊婦の根管治療の留意点～．妊婦の歯科治療とカウンセリング．滝川雅之，野本知佐編著．東京．東京臨床出版．158-168. 2004.
5. Leeb J. : Canal orifice enlargement as related to biomechanical preparation. J Endod. 1983 : 9 : 463-70.

Clinical Edition 22

根管治療を繰り返すと何が起こるのか

I 繰り返しの意味

　適切な根管治療により根管内の感染源をほとんど除去できれば，それに伴い炎症反応は低下します（図2-22-1〜4）．もし根管治療に反応しない症例ならば，根尖外のバイオフィルム感染あるいは，その他の問題（歯根破折，根管治療の技術的問題）を疑うべきです．再根管治療を行う症例には，根管の本来の形態が損なわれ，外弯側が過剰に削られ，根管の内弯側に感染源が残存していることが多いでしょう（図2-22-5, 6）．

　根管治療によって症状が改善しないからといって，FC（FG）などの細胞傷害作用の強い殺菌剤を繰り返し根管貼薬すれば，腐骨を形成することもあります[1]．このようなことを避けるために，根管治療における優先度をつねに意識しておくことが大切です（表2-22-1）．

　単根管の根管形成に何回の治療が必要かについて考えた場合，即日根管充塡の予後が良いことからすれば，適切に行えば，根管治療は多くの場合1回で終わるはずです．単根管の拡大形成には10分もあれば十分だと思います．根管治療を繰り返しても効果がないとすれば，その理由を考えなければなりません．

　根管治療を繰り返すということは，「根管壁を過剰に削るか，根尖孔をどんどん拡大して，根尖外に感染源を押し出し，炎症反応を増悪させ，殺菌剤で根尖周囲組織を傷害している」可能性が高いのです．

表2-22-1　根管治療の優先度

治療概念	治療項目
感染源の除去	軟化象牙質の除去，適切な根管の拡大・形成法，フレアー形成
オリジナルの根管系を保持した形成	根管洗浄，再帰ファイリング トルクコントロール 物理的な削片の清掃 ＞ 化学的作用 仮封 根管貼薬剤
押し出し禁止	ファイル操作（ラスピング運動，ねじれとかき上げ運動）
死腔の封鎖	根管充塡

根管治療を繰り返すと何が起こるのか

● う蝕由来の根尖性歯周炎の症例

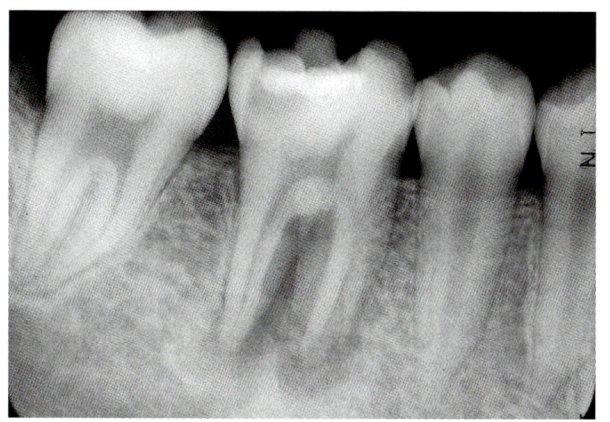

図 2-22-1a　患者は 22 歳の男性．以前から歯痛を覚えていたが，我慢していた．しばらくすると痛みが消失したので安心していたところ患歯の頬側歯肉が腫脹したため，治療を希望して来院した．遠心部に歯髄腔に達するう蝕がある．

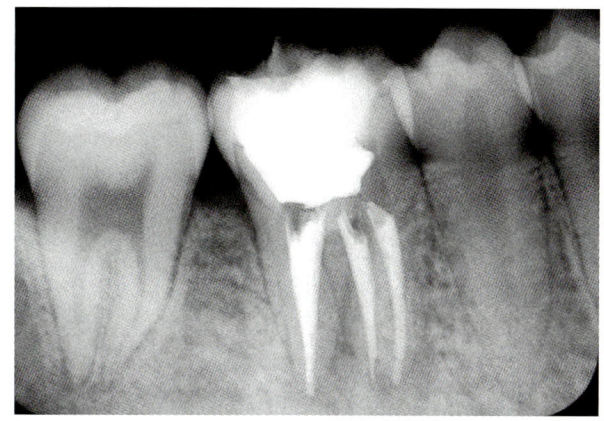

図 2-22-1b　JH エンドシステムで拡大し，垂直加圧根管充填を行った．

● 原因不明で失活した上顎前歯の根尖性歯周炎の症例

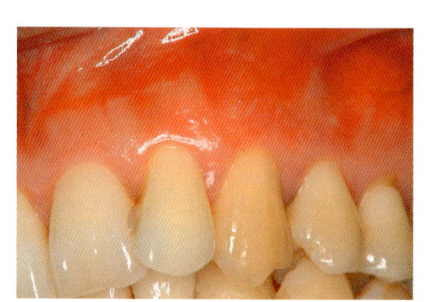

図 2-22-2a　患者は 40 代の男性．上顎左側前歯部根尖周囲の歯肉が腫れて痛いとのこと．

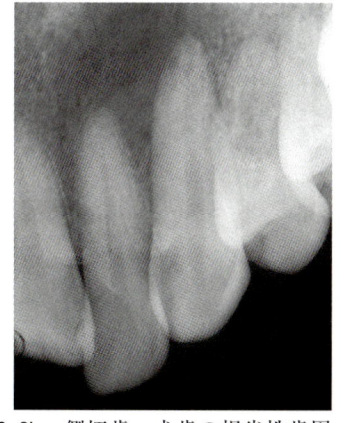

図 2-22-2b　側切歯，犬歯の根尖性歯周炎と判断した．う蝕は認めず，外傷の既応もない．

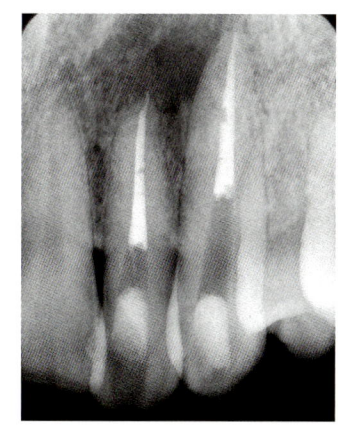

図 2-22-2c　JH エンドシステムで拡大し，垂直加圧根管充填を行った．

d|e

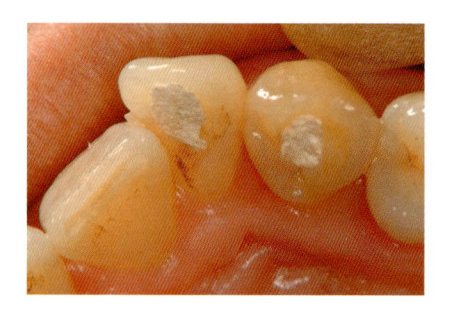

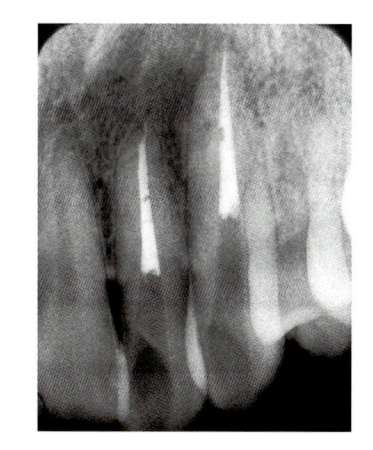

図 2-22-2d　充填時の口腔内所見．
図 2-22-2e　約 1 年後の X 線写真．

第 2 部　治療編

163

第 2 部　治療編

●上顎側切歯の根尖性歯周炎の症例

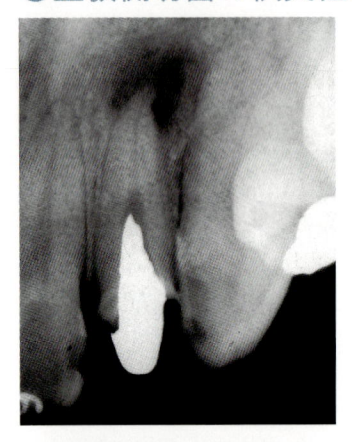

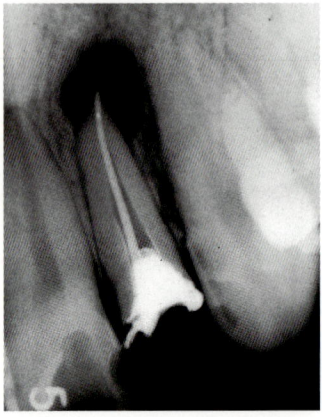

a|b

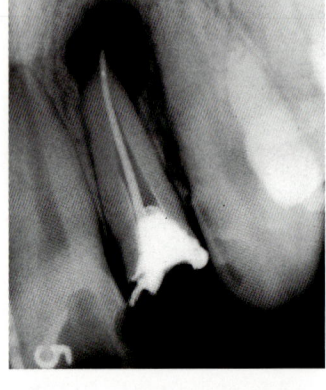

図 2-22-3a　患者は 30 代の女性．数年前に上顎左側側切歯の抜髄および補綴治療を受ける．
図 2-22-3b　ポイント・トライアル．

c|d

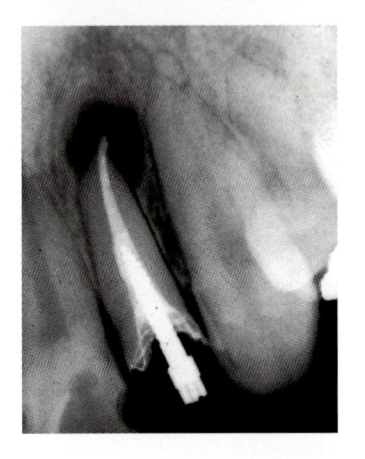

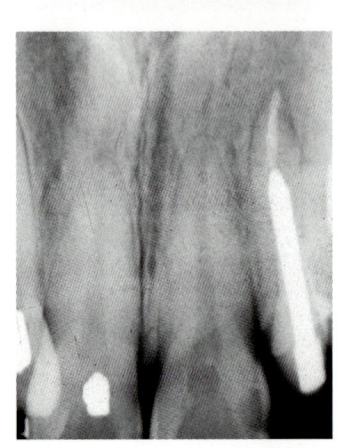

図 2-22-3c　根管充填時の X 線写真．
図 2-22-3d　最終補綴 1 年後の X 線写真．骨の再生を認める．

●上顎側切歯の巨大な根尖病変を認めた症例

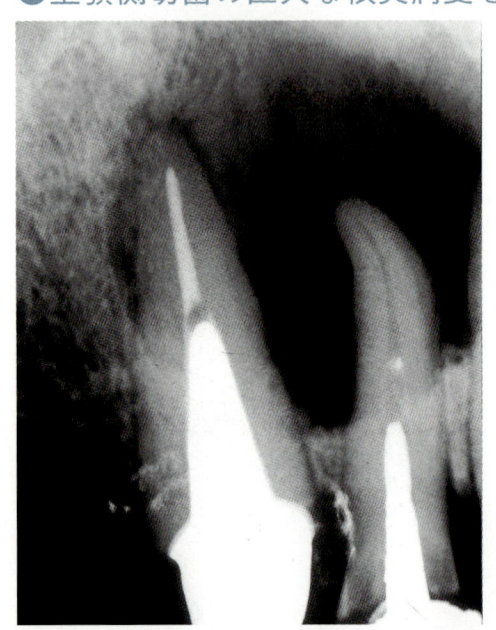

図 2-22-4a　患者は 50 代の女性．上顎前歯部歯肉の違和感と腫脹を主訴に来院した．排膿が止まらず 10 回以上来院してもらい，根尖病変内を生理食塩水で洗浄した．経験の浅い頃(卒後 1 年目)の症例で，根尖孔を破壊した．

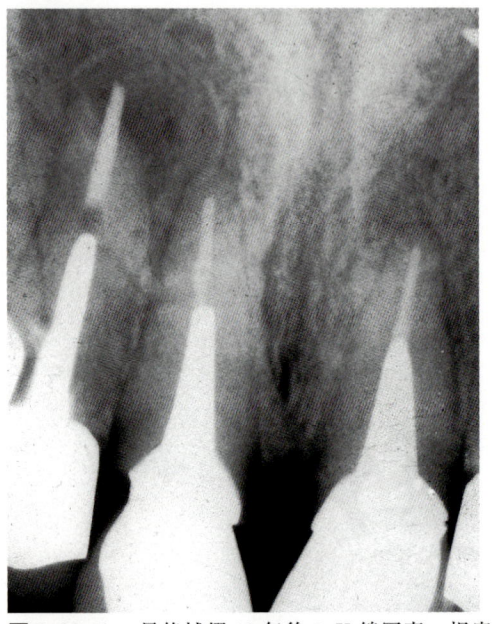

図 2-22-4b　最終補綴 10 年後の X 線写真．根穿孔を逸脱した根管形成によりオリジナルの根管に若干の細菌が残存していると考えられる．なお臨床症状はとくにない．上顎前歯の中で側切歯の根尖病変は巨大化する傾向があり，根管が弯曲しているので，治療の難易度が高い．

根管治療を繰り返すと何が起こるのか

● 上顎前歯の巨大な根尖病変を認めた症例

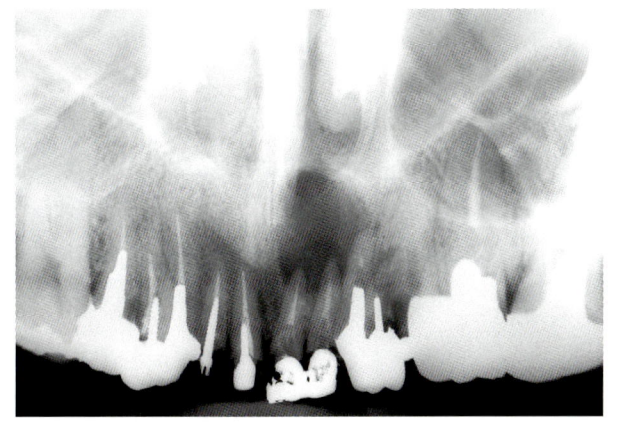

図 2-22-5a　患者は 30 代の男性．上顎前歯部の歯肉の腫脹と軽度の痛みを主訴に来院した．初診時のパノラマ X 線写真．

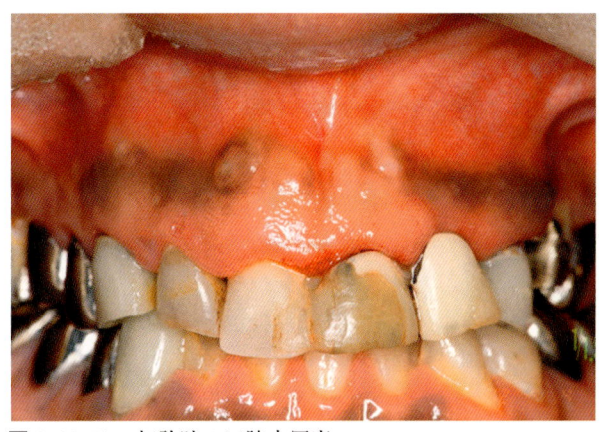

図 2-22-5b　初診時の口腔内写真．

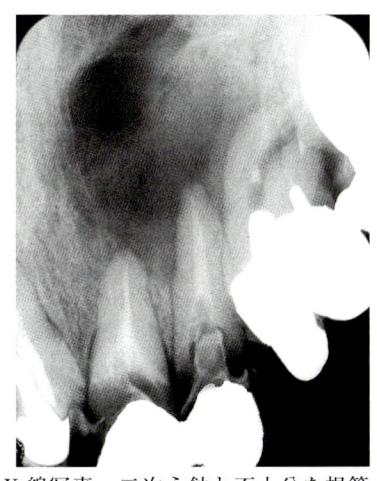

図 2-22-5c　デンタル X 線写真．二次う蝕と不十分な根管充填がなされていることがわかる．

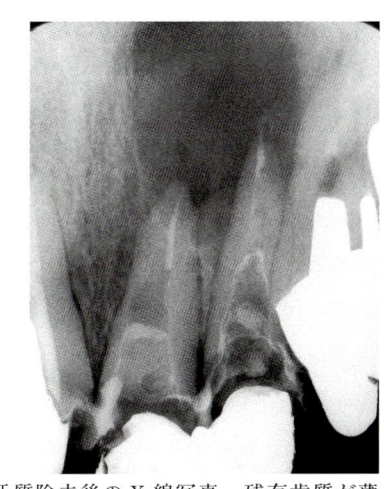

図 2-22-5d　軟化象牙質除去後の X 線写真．残存歯質が薄いのがわかる．

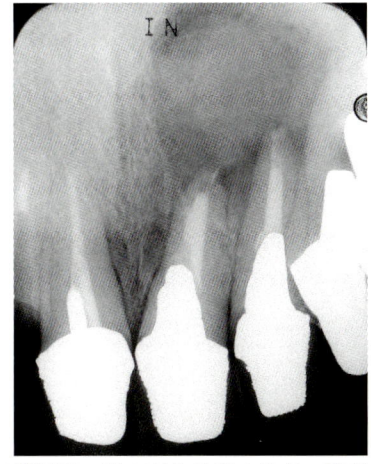

図 2-22-5e　2 年後の X 線写真．骨の再生は認めるが，残存歯質が薄く，歯根破折のリスクがある．

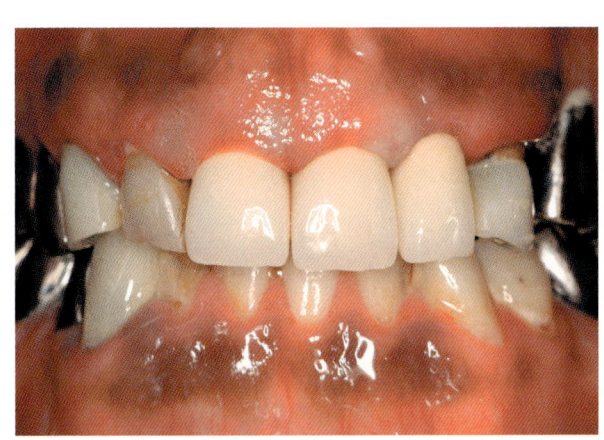

図 2-22-5f　口腔内所見．

第 2 部　治療編

165

第 2 部　治療編

● 上顎小臼歯の大きな根尖病変を認めた症例

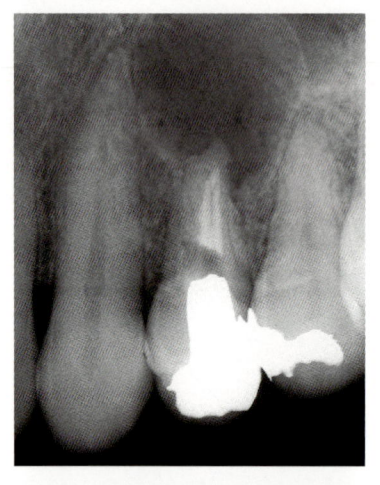

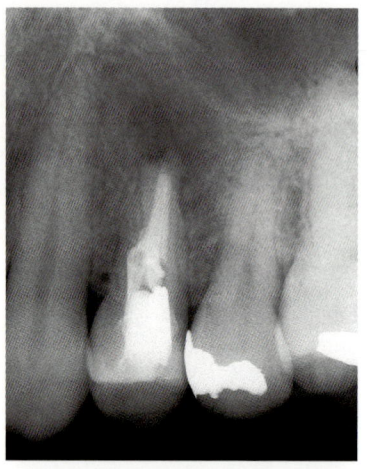

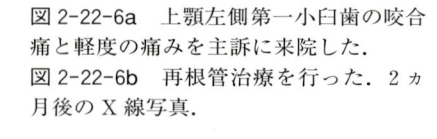

a|b

図 2-22-6a　上顎左側第一小臼歯の咬合痛と軽度の痛みを主訴に来院した．
図 2-22-6b　再根管治療を行った．2 ヵ月後の X 線写真．

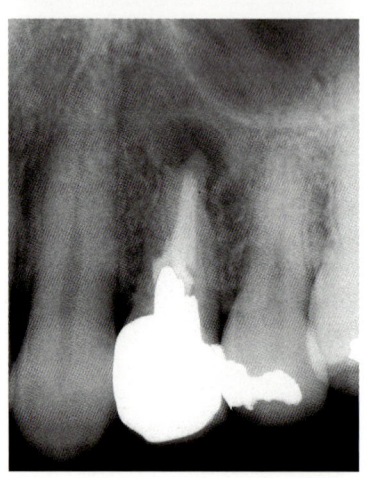

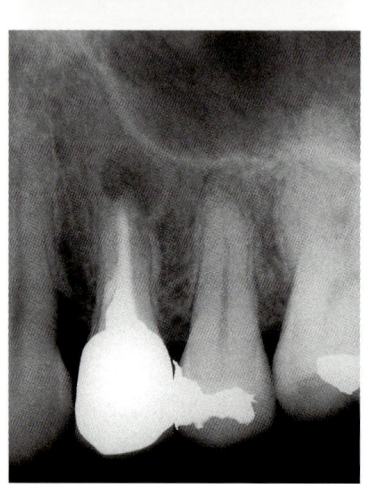

c|d

図 2-22-6c　1 年半後．
図 2-22-6d　4 年後，病変は縮小し，臨床症状は消失している．

II　外科的歯内療法

　非外科的歯内療法を第一選択しますが，根管治療によって治癒の機転を取らない場合や根管からアプローチができない場合には，外科的歯内療法を選択します．

　前医によって長期間にわたり，何度も根管治療が繰り返されている症例では，あらゆる可能性を想定して診断し，治療法を選択します．患者は歯科治療に対して不安を感じていることも考えて，情報提供を行い，治療方針については丁寧に説明することが肝要です．詳細は，第 3 部「外科的歯内療法編」で解説します．

参考文献
1. Cambruzzi JV, Greenfeld RS. : Necrosis of crestal bone related to the use of excessive formocresol medication during endodontic treatment. J Endod. 1983 : 9 : 565-7.

第3部

外科的歯内療法編
(Surgical Edition)

　筆者の学生時代，大学病院の当直医が，夜間に救急来院した患者を「急性化膿性歯髄炎」と診断したにもかかわらず，ブラッシング指導をして帰宅させたという話を聞いたことがあります．その当直医は，抜髄ができなかったそうです．この笑い話の真偽のほどは定かではありませんが，われわれ臨床家は「自分ができる治療法で片付けようとする」傾向があると思います．

　例えば，歯周外科療法で成功体験を積んでいれば，初期治療後に外科療法を行いますが，そうでなければ，効果が上がらなくてもルート・プレーニングを繰り返すかもしれません．もしも，外科的歯内療法ができなければ，効果が上がらなくてもひたすら根管治療を繰り返すのではないでしょうか．しかし，これでは治療がいつまでも終わらず，患者のQOLを低下させます．

　病変のある感染根管や前医によって長期間にわたり何度も根管拡大が繰り返された患歯では，根尖孔の破壊，穿孔，歯根破折，根管外のバイオフィルム感染が生じているため，根管治療では治癒の機転を取らないことがあります．病態が不明確なケースでは，診査と治療を兼ねて外科的歯内療法(歯根端切除術か意図的再植)を行う場合もあります．もっとも，頻度的にはそれほど多くはないでしょう．

　筆者の場合，最近8年間で，自分で根管治療をして，予後が不良なために外科的歯内療法を行った症例はわずかに2例でした．本書に掲載した症例は，他の歯科医師から紹介を受けたものがほとんどです．いずれの症例でも，長期間にわたり，根管拡大や根管貼薬が繰り返されていました．

　歯根端切除術の切開法は少し改良されています．パーチ法は行われなくなり，代わりに歯間乳頭を保存した切開法が普及しつつあります．本編で示したほとんどすべての症例では歯間乳頭を保存した切開法を行っています．また，根尖病変は骨内欠損なので，組織再生の概念からすれば，骨髄からの未分化な間葉系細胞の遊走が期待できるので，環境を整えることで良好な予後が期待できます．とりわけ，骨膜が損傷している症例では遮蔽膜を使用しています．

　外科的歯内療法の治療オプションがあれば，無意味な根管治療を繰り返して患者のQOLを損ない，治療時間を浪費することはありません．結果的に，医療費の削減と医院の治療効率の向上にもつながります．勉強と臨床経験が必要ですが，外科治療のHow Toは，歯周外科療法やインプラント治療でも共通です．

Surgical Edition 1

なぜ外科的歯内療法を行うのか

I 外科的歯内療法で明らかになる原因

リスク診断の項目（診断編6参照）で解説したように，臨床症状および根尖病変のある患歯の感染根管治療はいつも成功するわけではありません．

とくに治療回数が多い場合や経過の長い症例では，医原性の問題も加わり，外科的な対処が必要になる確率が高いと思います．

根尖病変の肉芽を除去した後に歯根を観察すると，根尖孔の破壊，DehiscenceやFenestration，歯根破折が観察されます．

また稀有な例ですが，セメント質の剥離や歯根に歯石様沈着物を認めることもあります．

これらのことから，通常の感染根管治療では治癒しなかった理由が判明します（診断編17参照）[1,2]．

II 外科的歯内療法の分類

表3-1-1に外科的歯内療法の分類を示します．歯根端切除術の適応歯は，一般的には上下顎中切歯から第二小臼歯で，場合によっては，第一大臼歯に行うこともあります（図3-1-1）．

ただし，患部へのアクセスが悪く，操作性にも難がありますから，慎重に治療を進めます．また，オトガイ孔の位置を十分検討して切開線を決めます．再植は単根歯が適応症で，第二大臼歯で根が癒合している症例も抜歯が容易なので適応になります．一方，移植は智歯を大臼歯部に移植する症例が多いと思います．

外科的歯内療法の適応症でないケースは，①全身状態が悪い（高齢者，有病者，妊婦など），②急性炎症がある，③術後の予後が悪いと予測される場合です．治療前の診査では，X線写真の他に浸麻針にストッパーを付け，ボーンサ

表3-1-1 外科的歯内療法の分類

①歯根端切除術
②診断を兼ねた外科処置
③抜根（ヘミセクション，トライセクション）
④意図的再植
⑤移植
⑥抜歯即時インプラント埋入

なぜ外科的歯内療法を行うのか

●第一大臼歯の歯根端切除術

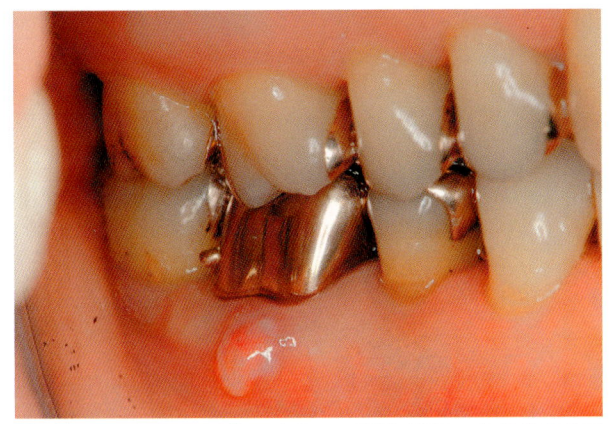

図3-1-1a 患者は51歳の女性．下顎右側第一大臼歯部歯肉の腫脹と咬合痛を主訴に来院した．頰側に歯槽膿瘍を認める．

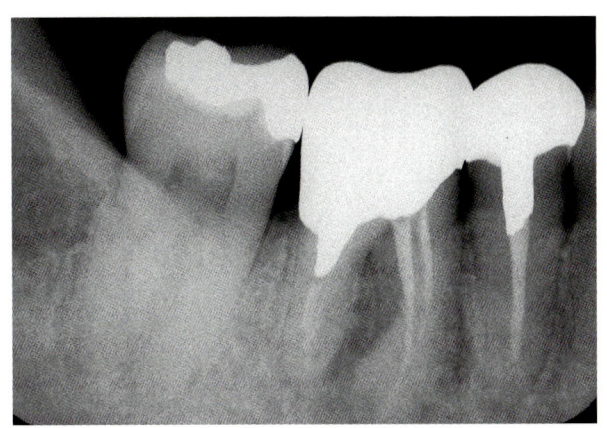

図3-1-1b 近心根根尖周囲に透過像を認める．前医が数回根管治療を行ったものの予後不良とのことで，歯根端切除術を依頼された．

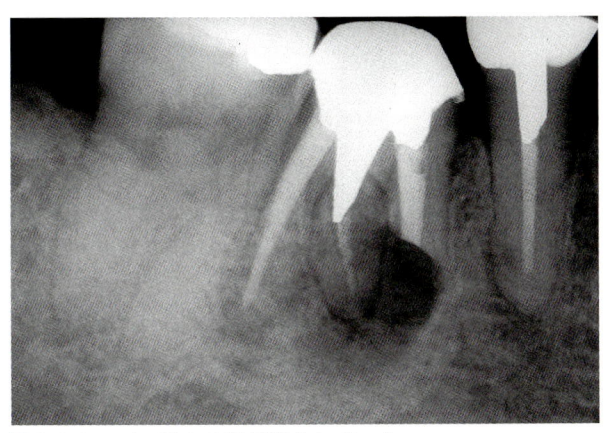

図3-1-1c, d 近心2根が癒合していた．

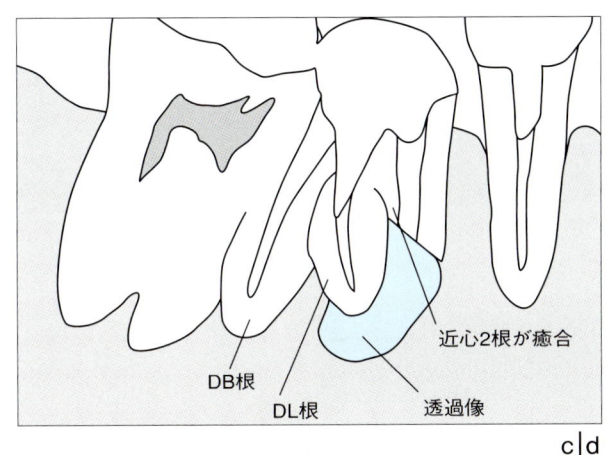

●切開法の決定因子

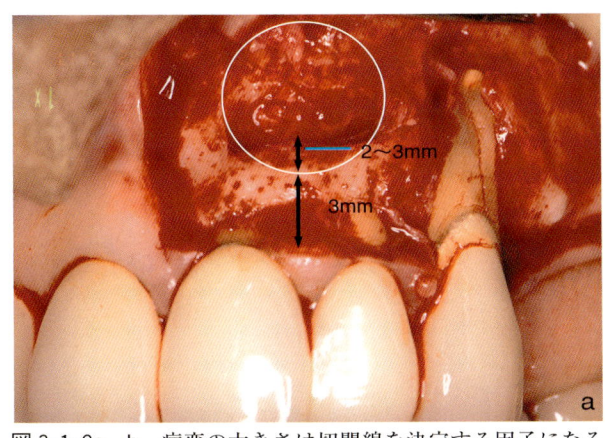

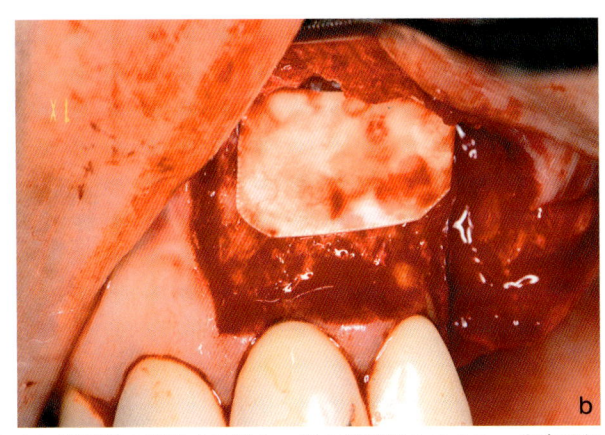

図3-1-2a, b 病変の大きさは切開線を決定する因子になる．とくに遮蔽膜を設置する場合，膜の露出防止のため，歯肉辺縁から3mm手前に設置し，遮蔽膜は病変の境界よりも2mmは大きめに設定する．結局，歯肉縁から5mm程度まで骨吸収が拡大していれば，歯間乳頭を保存する切開を選択することが多い．上顎側切歯では歯肉弁を翻転すると，唇側の骨がなく歯根が露出していることが多いので，遮蔽膜を使用する場合，根尖病変だけでなく歯根上の骨再生を促進することも可能である．

ウンディングを行い骨欠損部の範囲と深さを調べ，健康な骨上の歯肉を切開し，病変上に切開線がこないように配慮します（図3-1-2）．歯科用CTが使えれば積極的に診断に利用します．

第3部　外科的歯内療法編

● 歯根破折が強く疑われた症例

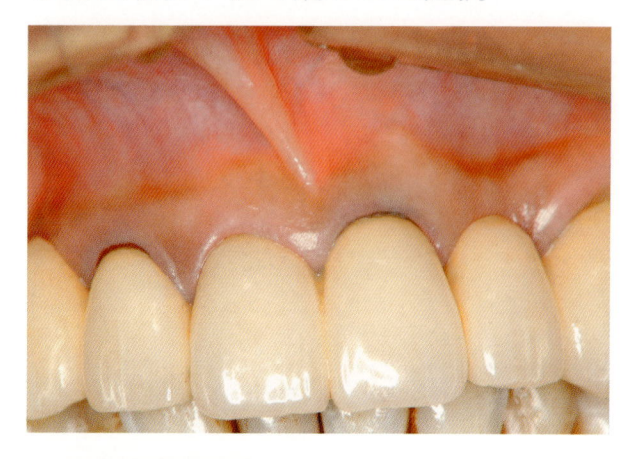

図3-1-3a　患者は34歳の女性．上顎中切歯の精査・加療の依頼を受ける．歯根破折していれば抜歯後にGBRを行って欲しいとの依頼もあった．

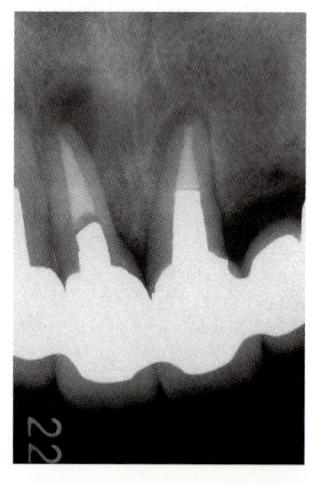

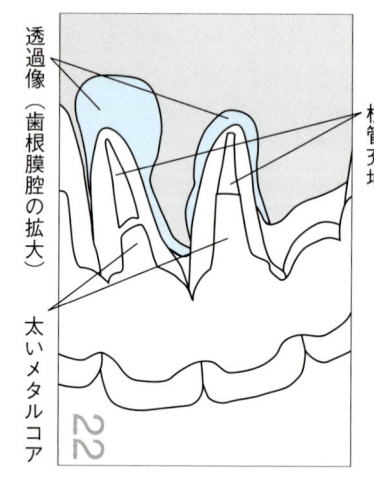

図3-1-3b, c　X線写真からは，歯根膜腔の拡大，太いメタルコアと根管充填材，数回にわたる根管治療を受けた既往から，歯根破折の可能性が高いと予測した．

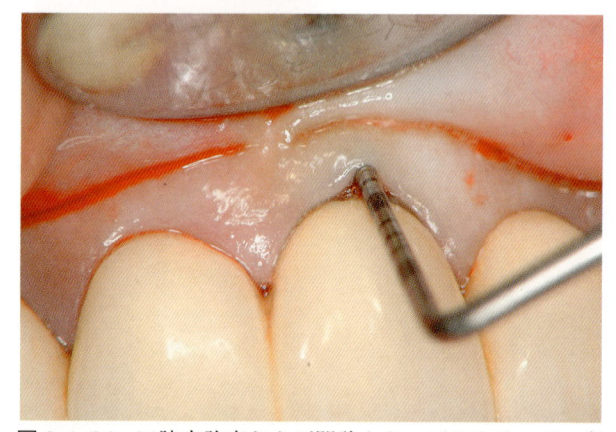

図3-1-3d　口腔内診査および問診から，プラキサーで，左側上顎中切歯の唇側中央に10 mmの歯周ポケット，口蓋には腫脹を認めた．

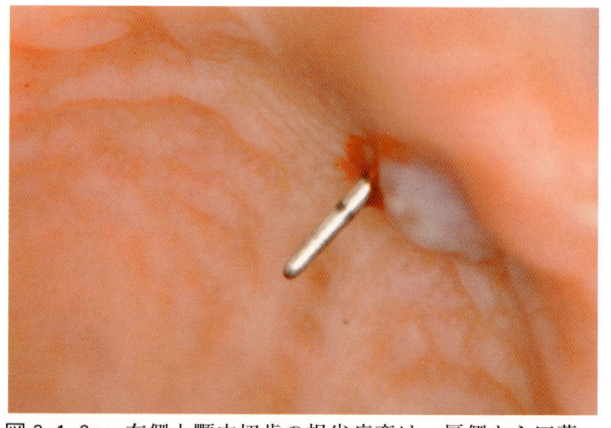

図3-1-3e　右側上顎中切歯の根尖病変は，唇側から口蓋へ交通していた．

III　妥協的な歯の保存

　他医院から紹介された場合，自分の判断だけで治療方針を決定できないことがあります．

　また，抜歯が妥当と思われる症例であっても，患者が納得しない場合には，予後不良と予測しても妥協的に歯の保存を試みる努力をせざるを得ない場合があります．治療方針は患者ごとに異なり，相対的に決まります．

なぜ外科的歯内療法を行うのか

図 3-1-3f〜h　患歯はブリッジの支台歯で，上顎にフルブリッジが装着されており高額な治療費を払っている．破折ライン（矢印）を確認したが，歯根は完全には分離していない．

f | g | h

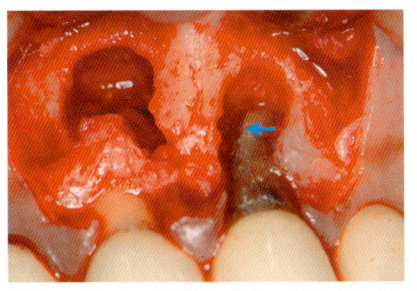

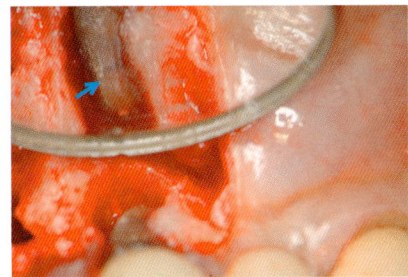

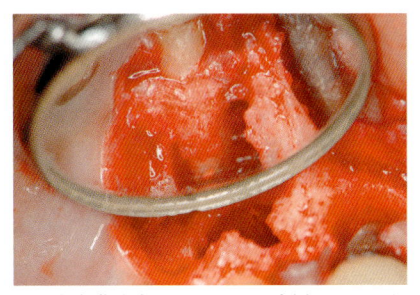

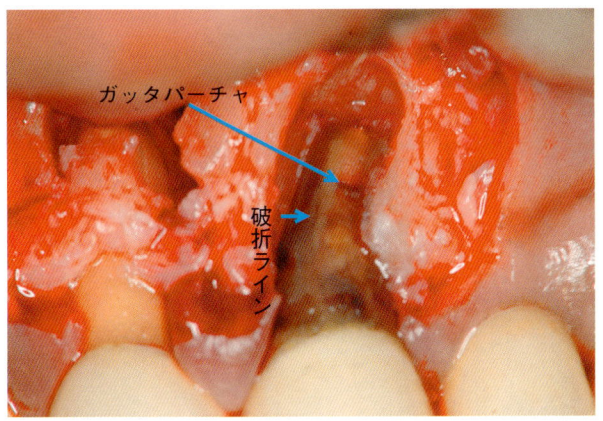

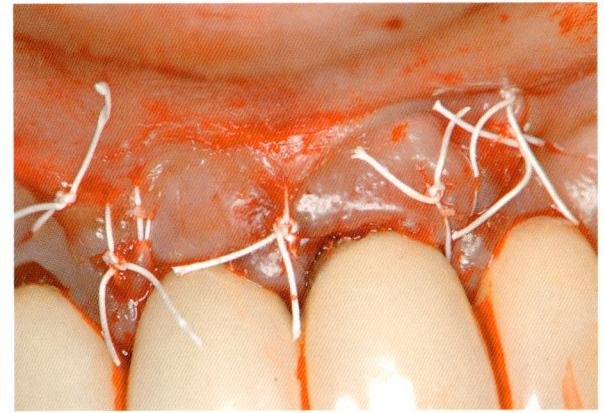

図 3-1-3i, j　i：上顎左側中切歯にはガッタパーチャが透けてみえる．j：患者は強く保存を希望したので，可及的に感染源を除去後，縫合した．

i | j

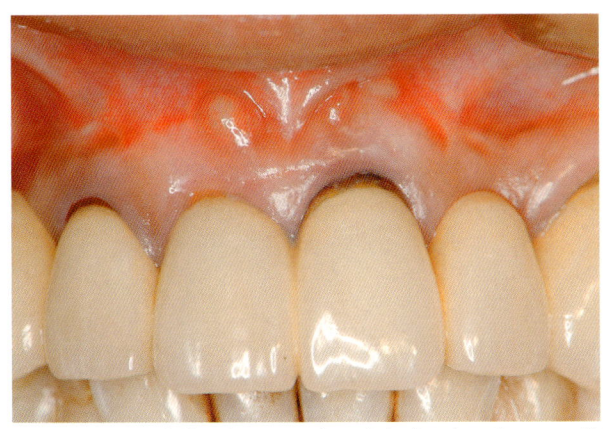

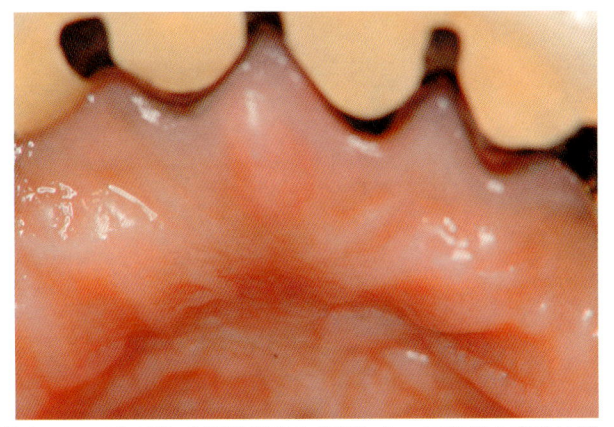

図 3-1-3k, l　術後 1 年では，少し違和感があるものの，仕事が忙しいのでしばらく経過観察を希望した．口蓋側の瘻孔は消失しているので，感染源は減少しているが，いずれは抜歯となるであろう．状況を患者に説明し，理解を得ているからこそできる「妥協的な治療」といえる．

k | l

　図 3-1-3 に歯根破折を認めたものの，妥協的な保存を行った症例を示します．

　また歯科用 CT が普及しつつありますが，このような症例においての診査・診断では，歯根破折の初期には角度によっては，破折を鑑別できないので，古典的に，ポケットプロービングと問診から予測し，外科的歯内療法で確認することもあります（図 3-1-4 参照）．

IV 「疑わしきは除去する」が原則

　実際の臨床の現場では，マイクロスコープを使用すれば側枝は観察できますが，細菌まで観ることはできません．もし「健康な歯根膜」「壊死したセメント質」および「細菌バイオフィルム」を識別できる染色液があれば，バイオフィ

第 3 部　外科的歯内療法編

171

第3部　外科的歯内療法編

●歯根破折が疑われた症例

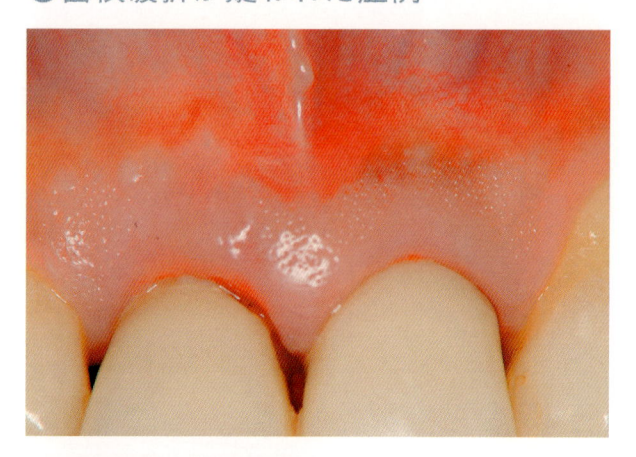

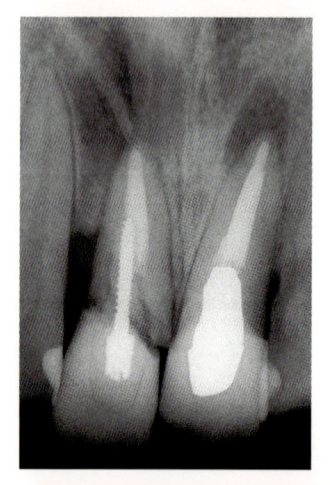

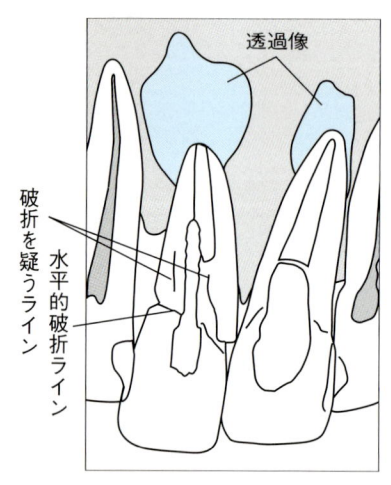

図3-1-4a〜c　43歳の男性．X線写真から，上顎右側中切歯に歯根破折が疑われたため，抜歯を勧めたところ主治医が納得しなかった．

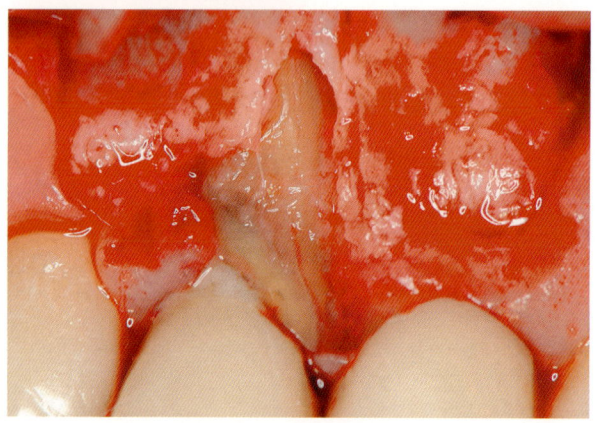

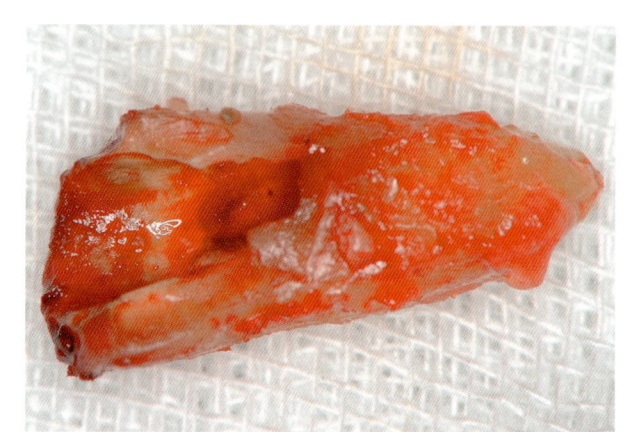

図3-1-4d, e　上顎左側中切歯に根尖病変を認めたので，歯肉弁を開けて，上顎右側中切歯の破折を確認後に抜歯した．d|e

ルムと壊死セメント質のみを除去できますが，実際には，「疑わしきは除去する」という考え方で，側枝の存在する頻度の高い歯根尖2〜3mmを切除し，病変部に露出した歯根部を，スケーラーやペリオ・プレーニング・バーで掻爬します．また必要に応じて逆根管充填を行いま

す．

歯髄保存の原則は，「疑わしきは歯髄を保存する」ですが，外科的歯内療法の場合，「疑わしきは除去する」です．感染源を取り残してしまえば，再発して再手術が必要になります．

なぜ外科的歯内療法を行うのか

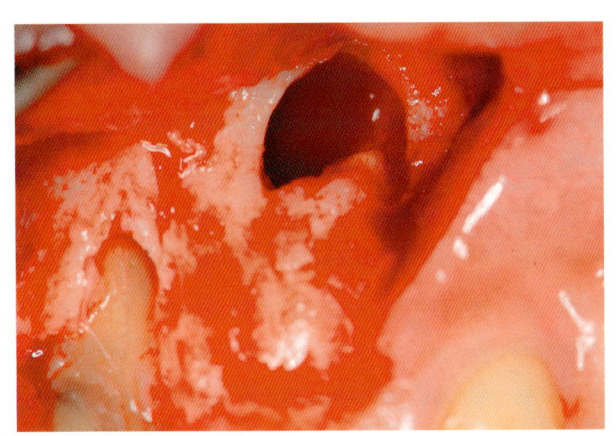

図3-1-4f　同時に左側中切歯の歯根端切除を行った．

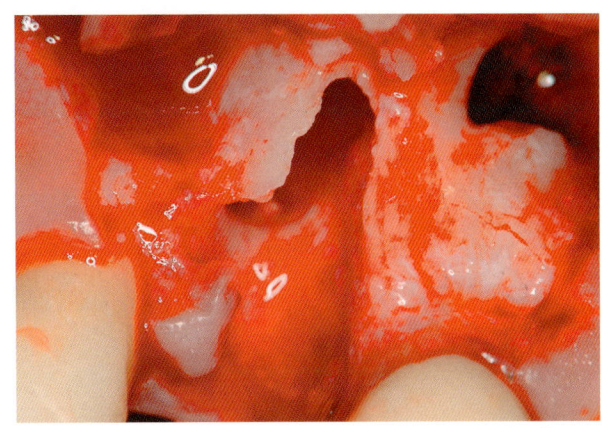

図3-1-4g　右側中切歯をペリオトームを用いて低侵襲的に抜歯した．

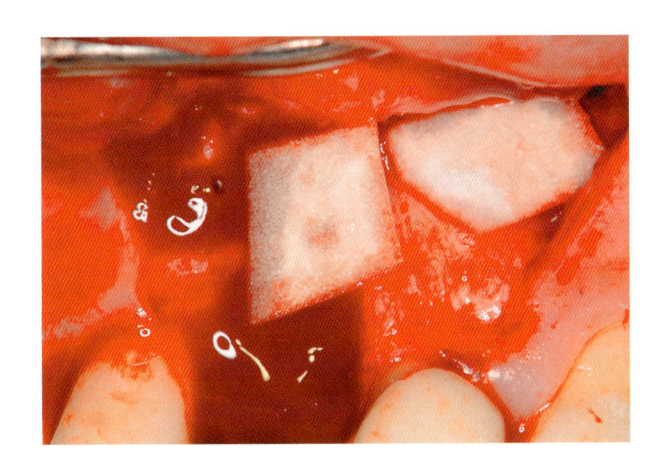

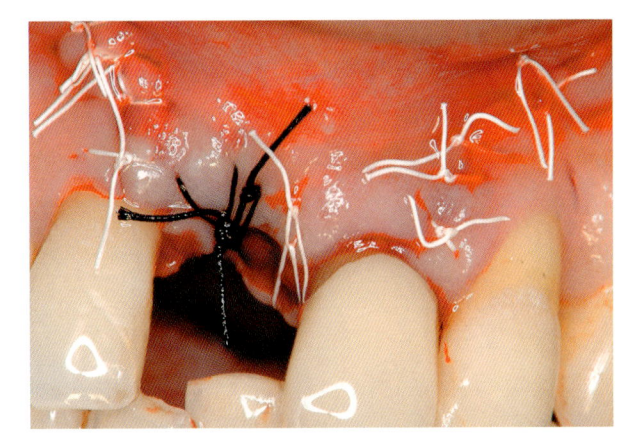

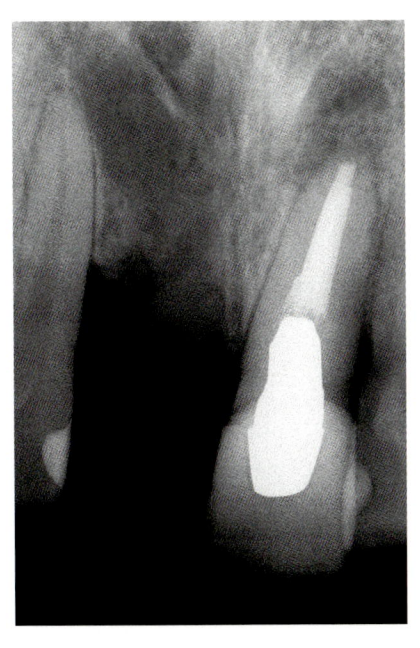

図3-1-4h〜j　縫合と術後のX線写真．h：遮蔽膜を設置した．i：縫合．j：患者はインプラント治療を希望しなかったため，ソケットプリザベーションを行っていない．

参考文献

1. 高橋慶壮ほか：外科的歯内療法における吸収性膜の臨床応用．日本歯内療法学会雑誌．2002：23：115-122．
2. 平井　順，高橋慶壮：第8章外科的歯内療法．臨床歯内療法学-JHエンドシステムを用いて-．東京．クインテッセンス出版．2005：133-156．

第3部　外科的歯内療法編

173

第3部 外科的歯内療法編

Surgical Edition 2

病変部に適した切開法の選択

I 切開法の分類と切開線の決定・選択

歯根端切除術を行う際には，病変部の大きさを参考にして切開線を決定します(表3-2-1)．

切開線のデザインは歯肉縁を含まない切開法(パーチ，ピヒラー，Ochsenbein-Luebke法)，歯肉縁を含む切開法(Wassumund法，Triangular Incision)および歯間乳頭を保存した切開法[1~3]に分類されます．

切開線の決定に際しては，①十分な手術野を確保できる，②健康な骨面に切開線を設定する，③手術による骨欠損部を完全に歯肉弁で被覆する，④歯肉骨膜弁に十分な血液供給が得られる，ことを考慮します．

著者は，根尖部周辺に限局する病変の場合にはパーチの切開（図3-2-1），Ochsenbein-Luebke切開（図3-2-2）を，病変が歯冠側に拡大していたり，歯頸部近くに骨欠損がある場合には，歯間乳頭保存切開（図3-2-3～5）を選択しています．

これは，歯間乳頭が退縮し，ブラック・トライアングルが生じると審美的に問題がありますし，発音にも影響するので患者にとって望ましくないからです．

II 歯内―歯周複合病変への切開法

歯内―歯周複合病変の場合には，辺縁部の骨欠損に対する歯周外科療法を併用するためWassumund法を選択しています．

表3-2-1 切開線の適応例とその長所・短所

	適応例	長所	短所
パーチの切開※（弓状切開）	病変が根尖周囲に限局している	歯肉ラインや歯間乳頭が下がらない	縫合部の瘢痕が残る．術野が狭い
Ochsenbein-Luebke切開	同上	同上	同上
歯間乳頭保存切開	歯周ポケットがなく病変が大きい場合	歯間乳頭が下がらない．術野が広い	Dehiscenceがあると歯頸部の歯肉ラインが多少下がる
歯肉溝切開（Wassumund法，Triangular切開）	エンド-ペリオ病変の場合	術野が十分確保できる	歯間乳頭が下がる

※現在ではパーチの切開はほとんど行われていない．

病変部に適した切開法の選択

● パーチの切開

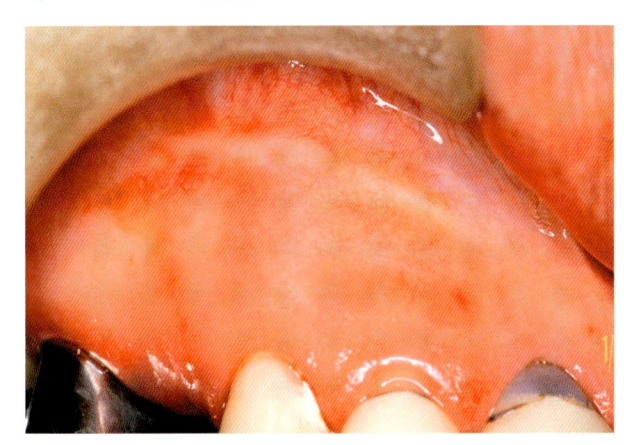

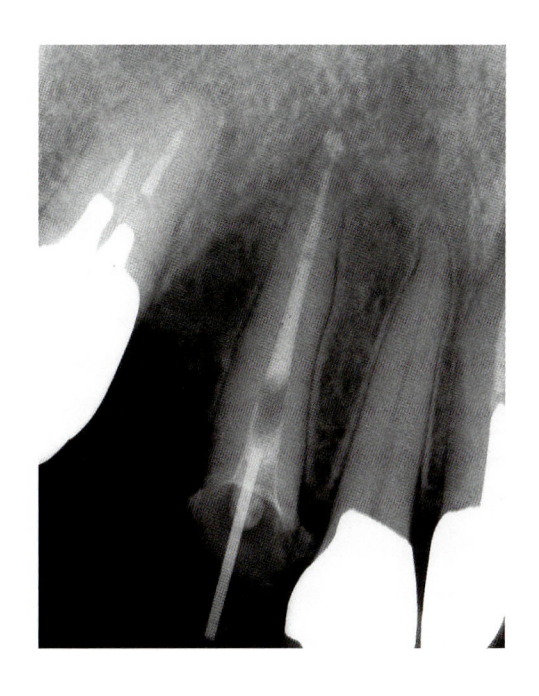

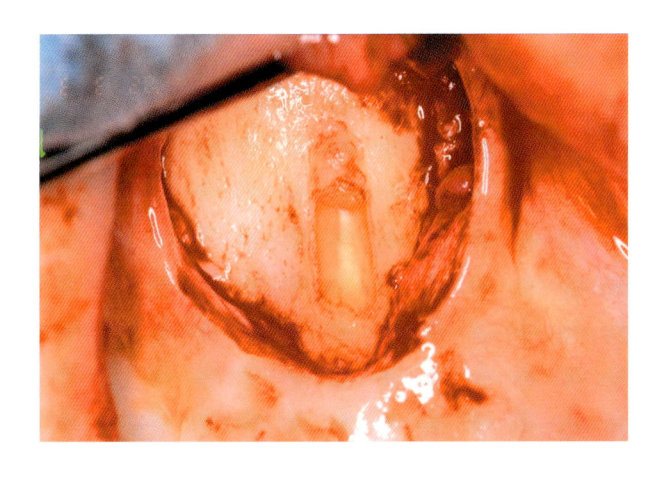

図 3-2-1a～c　上顎左側犬歯の Fenestration を疑う症例で、欠損が根尖部周囲に限局しているためパーチの切開を行った．

● Ochsenbein-Luebke 切開

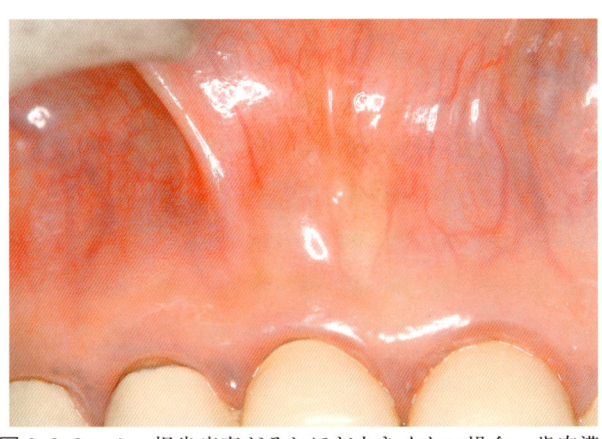

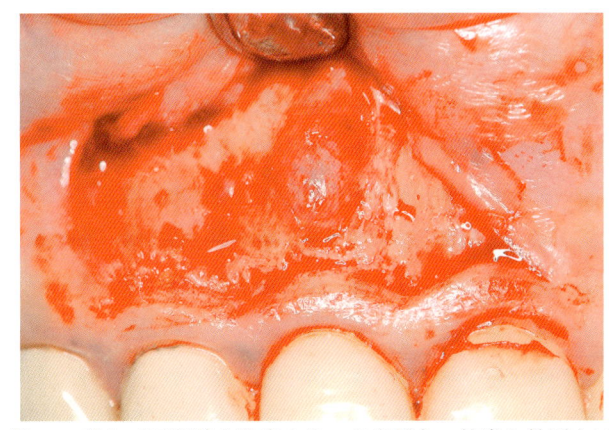

図 3-2-2a，b　根尖病変がそれほど大きくない場合，歯肉溝から数 mm 離して切開線を設定する．本症例も，健康な骨面上に切開線を設定できると判断した．浸麻下でボーンサウンディングを行って，ある程度の予測を立てる．歯科用 CT が使用できる環境であれば，外科的歯内療法前に必ず撮影して診断に利用する．

第3部　外科的歯内療法編

175

第3部　外科的歯内療法編

● 歯間乳頭保存切開

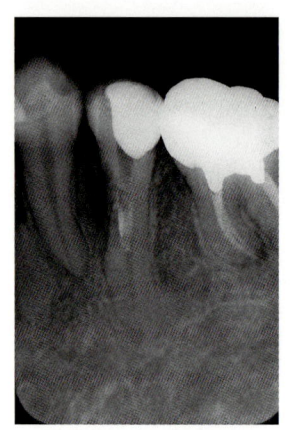

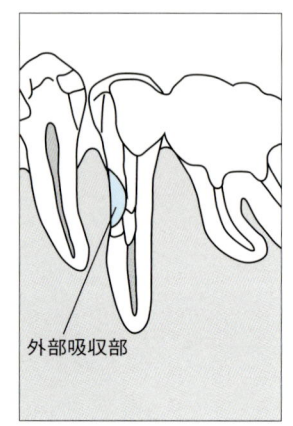

図3-2-3a, b　患者は32歳の女性．矯正治療を受けた既往があり，X線写真から，過度の矯正力に起因する外部吸収を疑った．　a|b

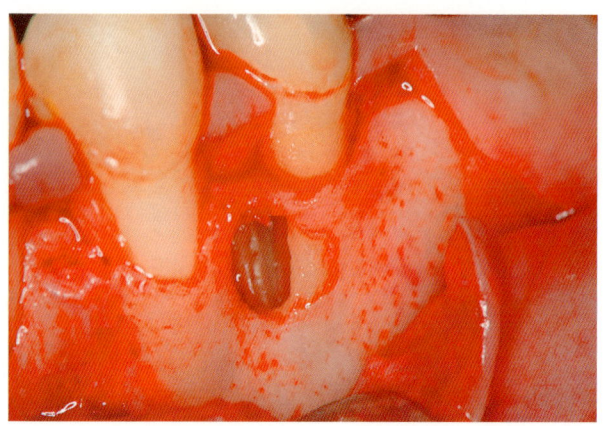

図3-2-3c　診断と治療を兼ねて，歯間乳頭を保存する切開で歯肉弁を剥離・翻転した．歯根の近心側に外部吸収を認めたため，再生療法を行った．

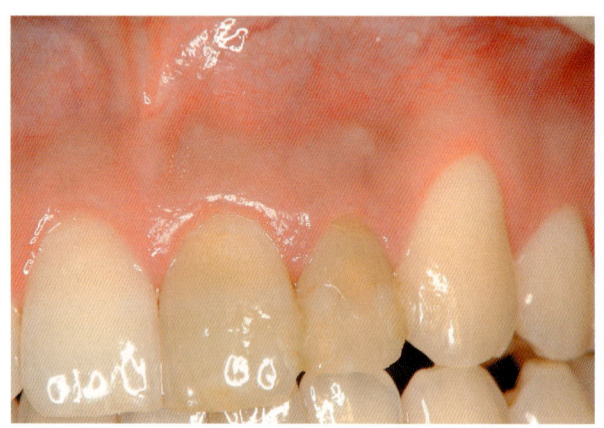

図3-2-4a　患者は30代の男性．歯周疾患には罹患していない．上顎側切歯では，本症例のように唇側の骨が薄いか欠損していることが多い．

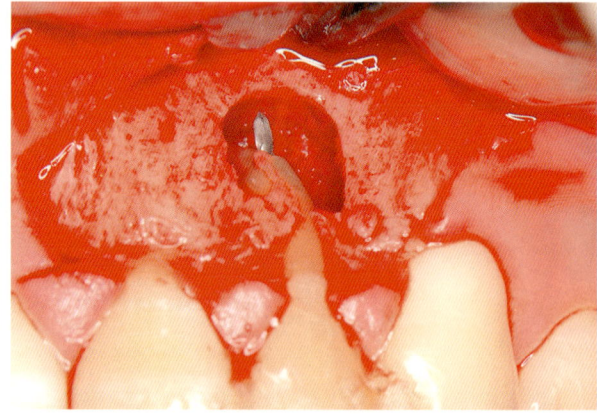

図3-2-4b　病変が歯冠側方向に拡大していたので歯間乳頭を保存する切開で歯肉弁を剥離・翻転した．根尖孔が大きく破壊されていた．

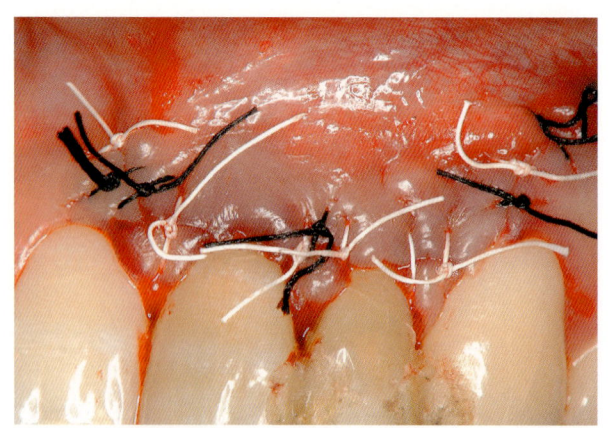

図3-2-4c　歯根端切除後に根面の酸処理を行い，遮蔽膜を設置して骨再生を期待した．

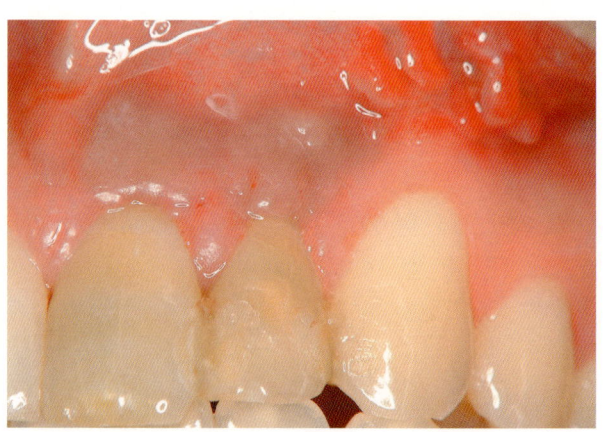

図3-2-4d　術後2週間，歯間乳頭および歯肉の退縮を認めない．

病変部に適した切開法の選択

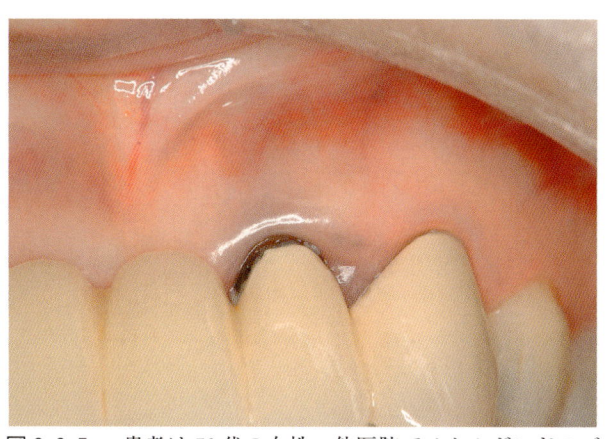

図 3-2-5a 患者は 50 代の女性．他医院でメタルボンドのブリッジが装着されており，上顎左側側切歯の歯肉が痛いという主訴で来院した．

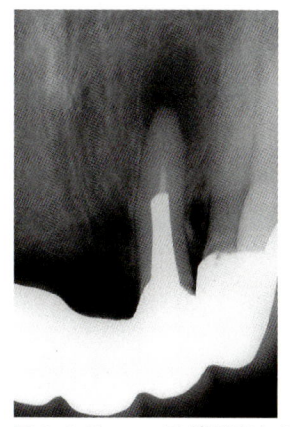

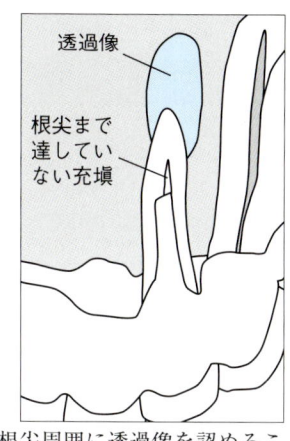

図 3-2-5b, c X線写真から，根尖周囲に透過像を認めること，根管治療が不適切であること，メタルコアが太くて長いことがわかる．患者が補綴物を除去したくないという希望があったので，歯根端切除術を選択した．

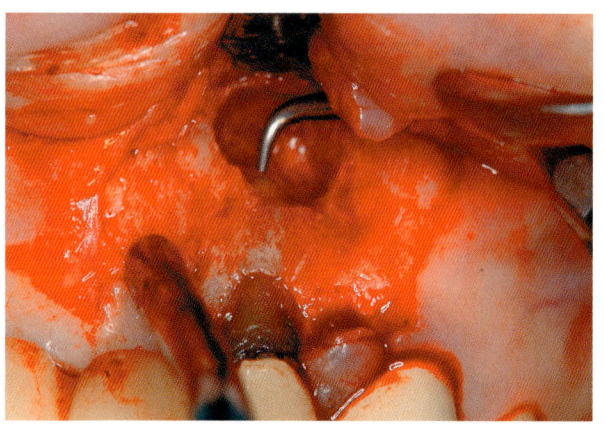

図 3-2-5d, e 歯根端切除後に逆根管充填を行い，縫合した．

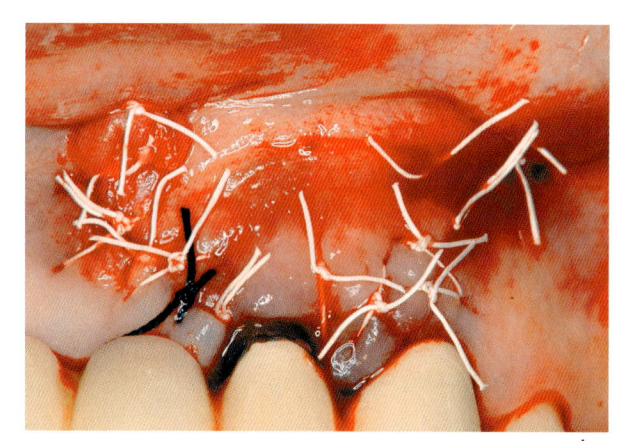

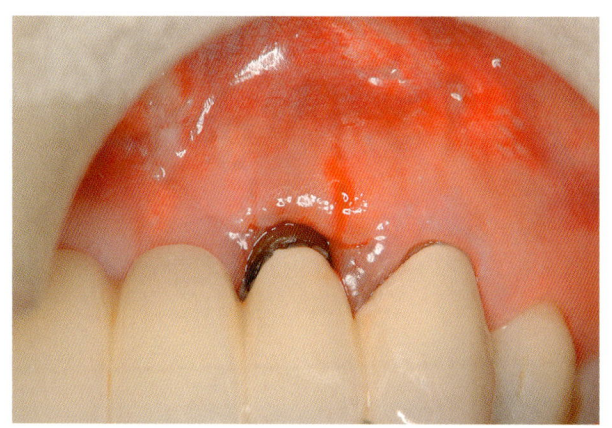

図 3-2-5f 歯頸部の骨が Dehiscence の状態だったので，歯肉が 1 mm 程度下がった．

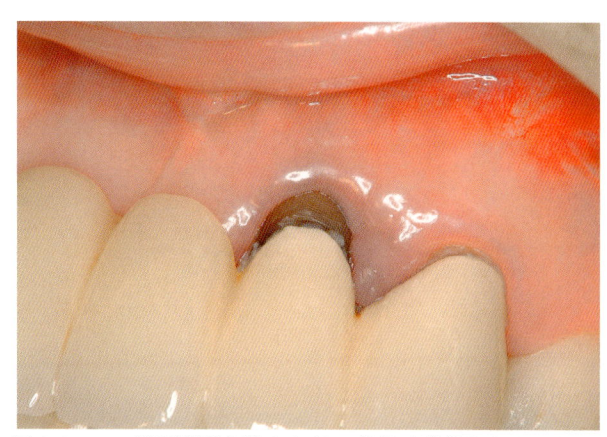

図 3-2-5g 根面被覆を勧めたが，患者は希望しなかった．本症例のような歯頸部に骨欠損がある場合，上皮下結合組織移植を併用しても良いであろう．

第 3 部 外科的歯内療法編

第3部 外科的歯内療法編

● Wassumund 法

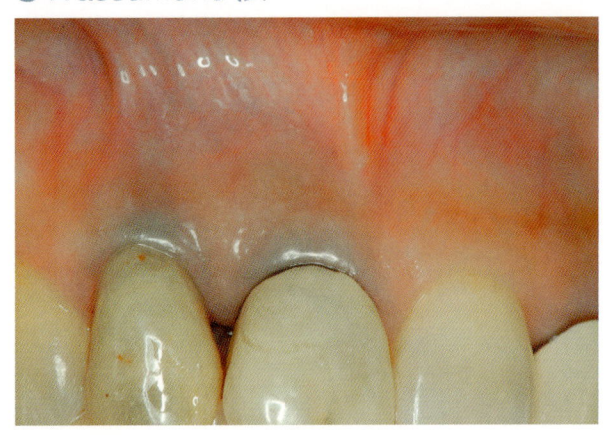

図 3-2-6a 歯内―歯周複合病変．49歳の女性．上顎右側側切歯の近心側に 6 mm の歯周ポケットおよび根尖病変が存在したので，歯間乳頭部の口蓋側寄りに切開を入れ，遮蔽膜の上に縫合面がこないように配慮した．その他の部位は，歯間乳頭部を避けた切開を行った．

図 3-2-6b，c 前医により数回イオン導入法が行われているので，歯根が黒色に染まっている．根尖病変部および歯周ポケットの骨欠損部に吸収性遮蔽膜を設置し縫合した．

b|c

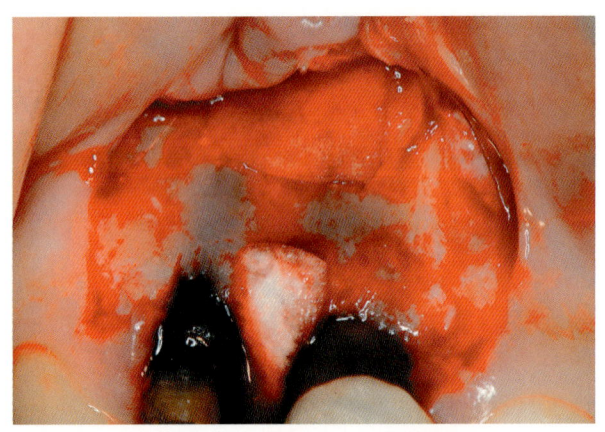

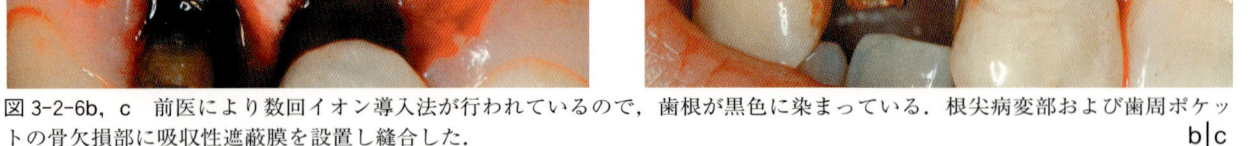

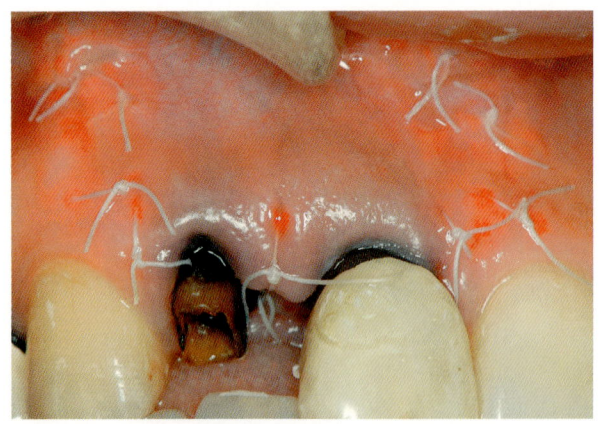

図 3-2-6d 術後1週間でほぼ治癒している．

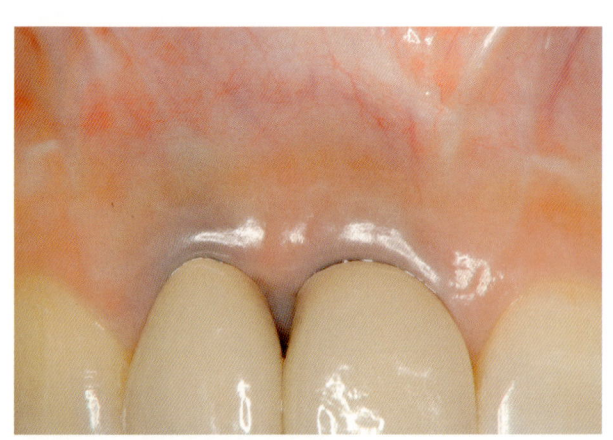

図 3-2-6e 最終補綴後の正面観を示す．

図 3-2-6 は歯内―歯周複合病変が疑われた49歳女性の症例です．この症例の場合，上顎右側側切歯の近心側に 6 mm の歯周ポケットおよび，根尖病変が存在したので，歯間乳頭部の口蓋側寄りに切開を入れ，遮蔽膜の上に縫合面がこないように配慮しました．

その他の部位は，歯間乳頭部を避けた切開を行い，根尖病変部および歯周ポケットの骨欠損部に吸収性遮蔽膜を設置して縫合を行い，術後1週間でほぼ治癒しました．

参考文献

1. 高橋慶壮ほか：リスク評価および組織再生を考慮した外科的歯内療法．日本歯科保存学会会誌．2005：48：637-647．
2. Velvart P.：Papilla base incision：a new approach to recession-free healing of the interdental papilla after endodontic surgery. Int Endod J. 2002：35：453-60.
3. Velvart P, Peters CI.：Soft tissue management in endodontic surgery. J Endod. 2005：31：4-16.

第 3 部　外科的歯内療法編

Surgical Edition 3

病変部の除去

I　歯肉弁と病変部の剥離

　長期間細菌感染による組織破壊が持続し，膿瘍形成の既往があったり，瘻孔が長期に存在するような症例では，解剖学的問題があり，骨膜が破壊されているか，もともと骨膜がないために歯肉弁と病変部の軟組織が癒着しているので，剥離する際に工夫が必要です（図3-3-1）．

　骨膜が存在する場合は歯肉弁の剥離は簡単ですが，骨膜が損傷していると根尖病変は歯肉弁と癒合しているので，メスかオルバンナイフで丁寧に剥離します．オルバンナイフを骨と病変部の境界線に沿って入れ，病変部を骨から剥離するように分離していき，可及的に一塊で除去できるように試みます．軟組織を有鈎ピンセットでつまんで，ややテンションをかけながら骨から剥離するのがコツです．

II　再発した病変部を除去した症例

　図3-3-2の患者は30代の女性．以前口腔外科で，歯根端切除術を受けましたが，再発し，上顎右側中切歯根尖部の腫脹と疼痛を主訴として来院しました（図3-3-2a）．X線写真からは歯根が隣在歯より短いことがわかります（図3-3-2b, c）．そこでOchsenbein-Luebke法に準じて切開し，歯肉弁を剥離し，病変部と骨の境界を明示しました（図3-3-2d）．図3-3-2eでは内圧が高まるにつれて，病変部が膨張してくるのがわかります．

　病変部を一塊で取り出した後（図3-3-2f）に，歯根端切除を行い（図3-3-2g），遮蔽膜を設置（図3-3-2h），縫合し，術後1週間で抜糸を行いました（図3-3-2i）．3ヵ月後にX線写真を撮影すると骨の再生が確認できました（図3-3-2j, k）．

図3-3-1a　歯肉弁の剥離．根尖病変と骨との境界を明示する．

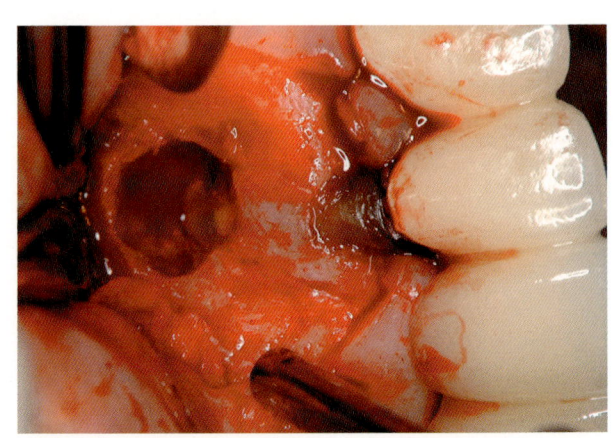

図3-3-1b　骨と病変の境界に沿って，オルバンナイフを入れ，病変を骨面から剥離し，可及的に一塊で取り出す．

病変部の除去

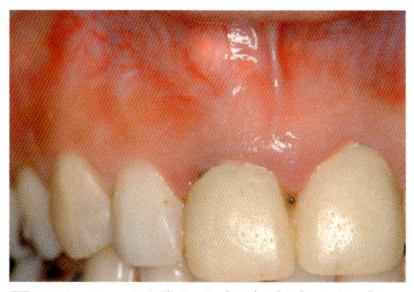

図 3-3-2a 再発した根尖病変の除去．上顎右側中切歯根尖部の腫脹と疼痛を訴えていた．

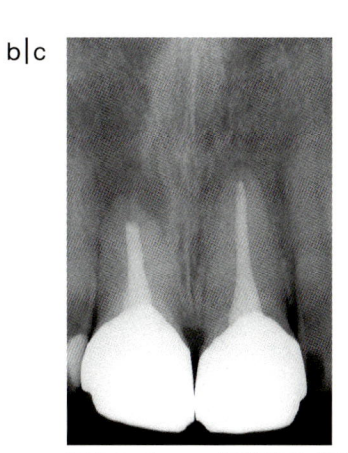

図 3-3-2b，c 初診時 X 線写真．歯根は隣在歯より短い．

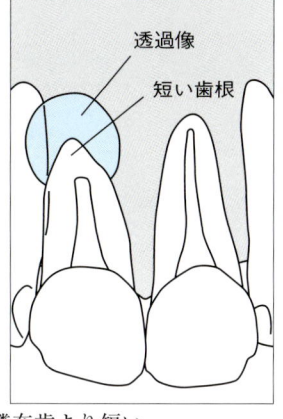

図 3-3-2d Ochsenbein-Luebke 法で切開．歯肉弁を剝離し，病変部と骨の境界を明示．

図 3-3-2e 病変部の膨張．

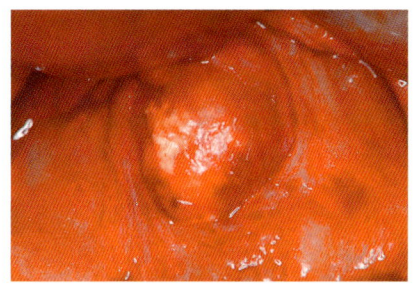

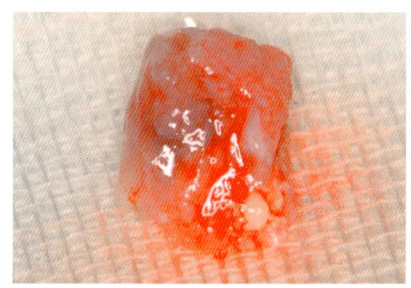

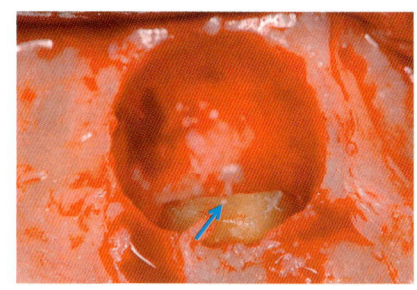

図 3-3-2f 病変部を一塊で取り出す．

図 3-3-2g 歯根端切除．歯軸に対して直角に切除する．前医によって唇側歯質が斜めに削られている．

図 3-3-2h 遮蔽膜の設置．

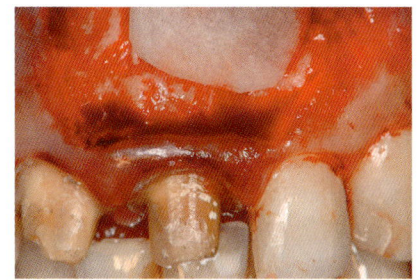

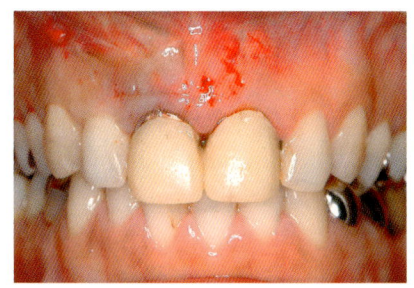

図 3-3-2i 術後 1 週間で抜糸．

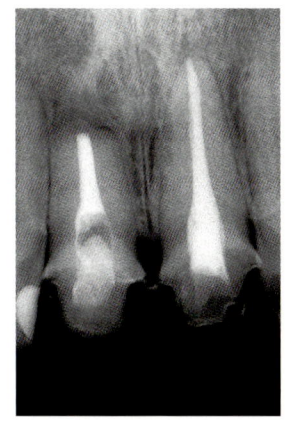

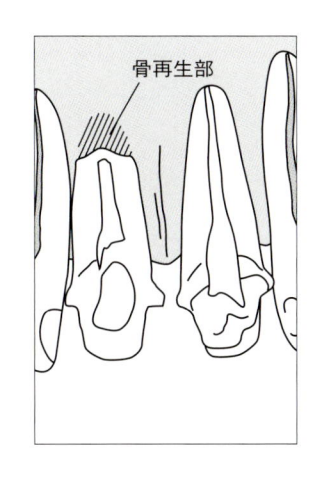

図 3-3-2j，k 術後 3 ヵ月の X 線写真．骨の再生が観察できる．

第 3 部 外科的歯内療法編

第3部 外科的歯内療法編

Surgical Edition 4

歯根端切除からの逆根管充塡と縫合時の注意点

I 根管充塡材の状況を観察する

　根尖部2～3 mmを切除後にバイオフィルムの残存する可能性を考慮すると，口蓋側あるいは舌側の肉芽を完全に除去し，根面も器械的および化学的に清掃する必要があります．

　そこで，歯根の切断後に根管充塡材の状況を観察し，曲げたファイルか超音波レトロチップ（図3-4-1）などを使用して根管の拡大を行うか（図3-4-2），充塡状況が良好であれば根面処理のみを行います．切断面を観察し，ガッタパーチャが緊密に充塡されていれば，あえて逆根管充塡を行っていません．なお，術式の詳細については前著「臨床歯内療法学－JHエンドシステムを用いて－」[1]を参照してください．

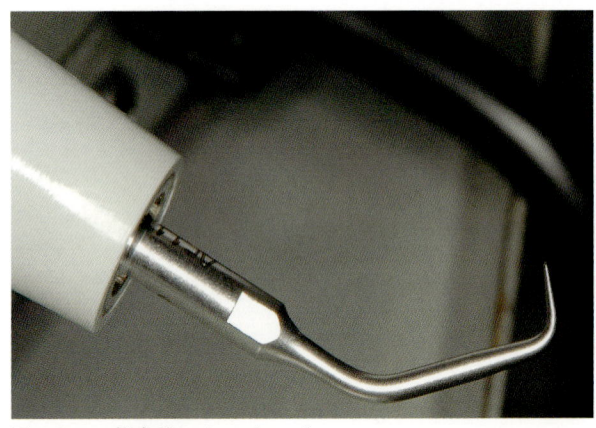

図3-4-1　超音波レトロチップ．

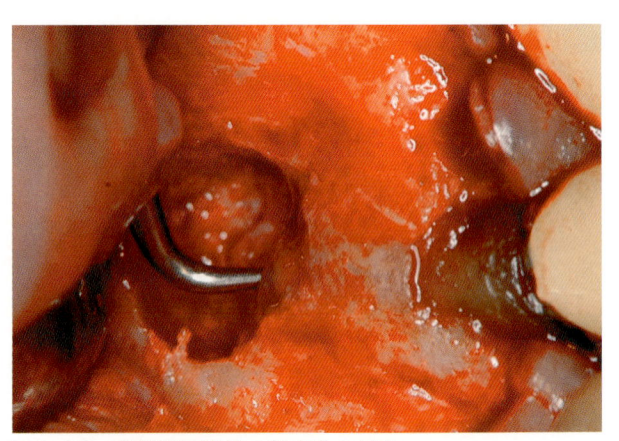

図3-4-2　歯根端切除後の根尖孔の拡大．

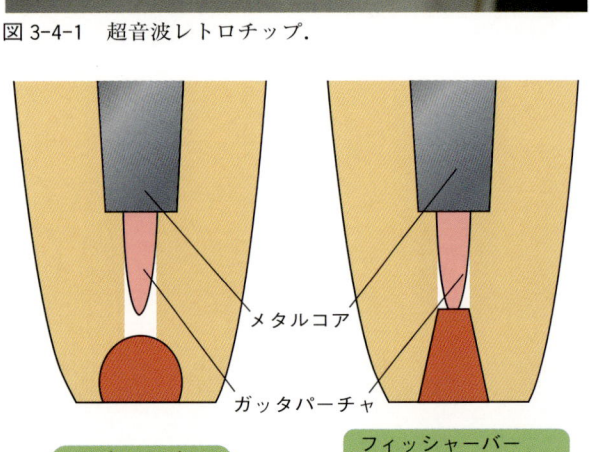

図3-4-3　逆根管充塡のための形成．ラウンドバーとフィッシャーバーで根尖孔を拡大したときの模式図．

図3-4-4　逆根管充塡材の研磨．中央から辺縁へ伸ばすように研磨する．

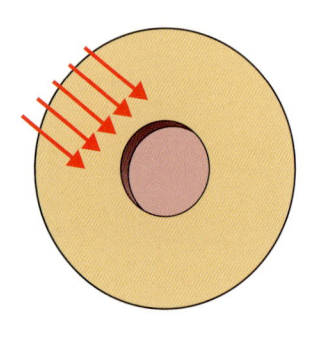

一方向　ギャップが生じやすい

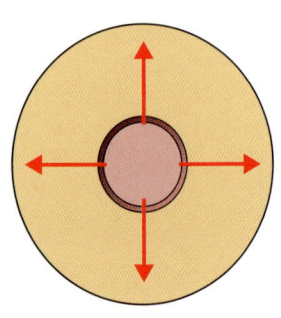

中心から辺縁部へ　微小漏洩が生じにくい

182

歯根端切除からの逆根管充填と縫合時の注意点

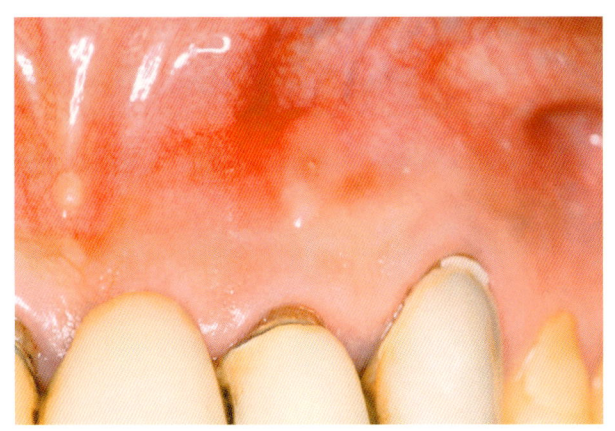

図 3-4-5a　患者は 65 歳の男性．歯根がやや短い．

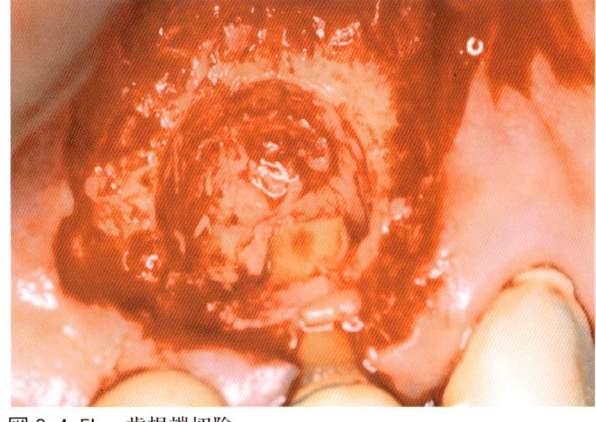

図 3-4-5b　歯根端切除．

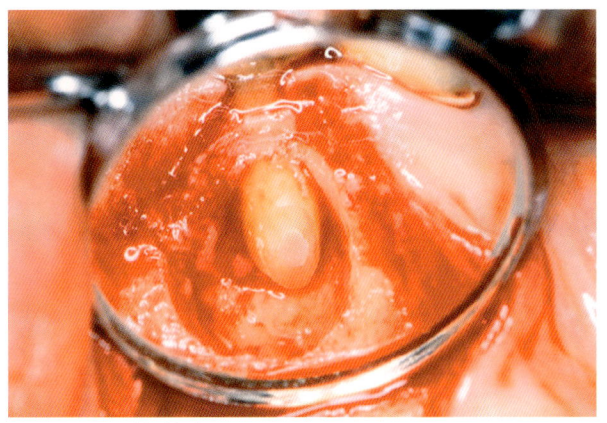

図 3-4-5c　逆根管充填．

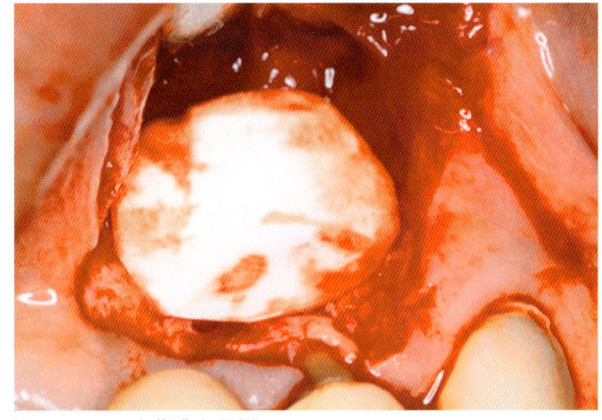

図 3-4-5d　遮蔽膜を設置．

II　逆根管充填

　根尖病変部の廓清時にエピネフリン（ボスミン液）を浸した綿球を骨窩洞内に入れて，数十秒加圧して止血させると術野の確保が容易になります．

　1：80,000 エピネフリン添加のキシロカインでは不十分なときにはエキスパジル®（ピエールローランド社：白水貿易）を 2〜3 分間欠損部に塗布すると高い止血効果が得られます．水洗後に逆根管充填を行います．

　逆根管充填の予後はマイクロスコープ，接着性の材料および術式の改良により 75〜90％まで向上しています[2,3]．

　しかし，超音波レトロチップを使用して根管充填材を除去するのが困難な症例もありますし，

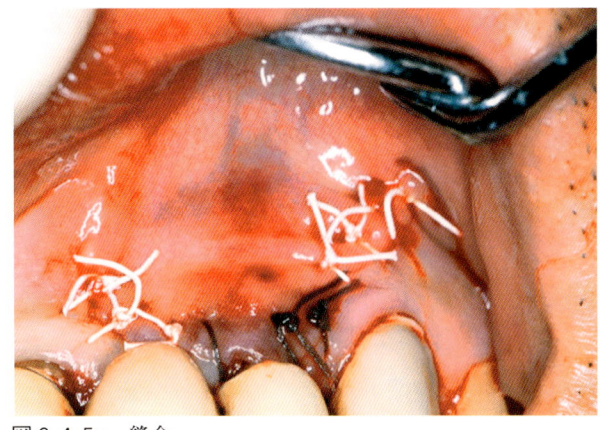

図 3-4-5e　縫合．

防湿が不完全であったり，外開きの形態になるので（図 3-4-3），充填材がはずれる危険もあります．研磨する際には，中央から辺縁に伸ばすように行います（図 3-4-4）．

　図 3-4-5 は上顎左側側切歯の根尖部に瘻孔を認め，歯根端切除を行い，逆根管充填後，遮蔽

第 3 部　外科的歯内療法編

183

第3部　外科的歯内療法編

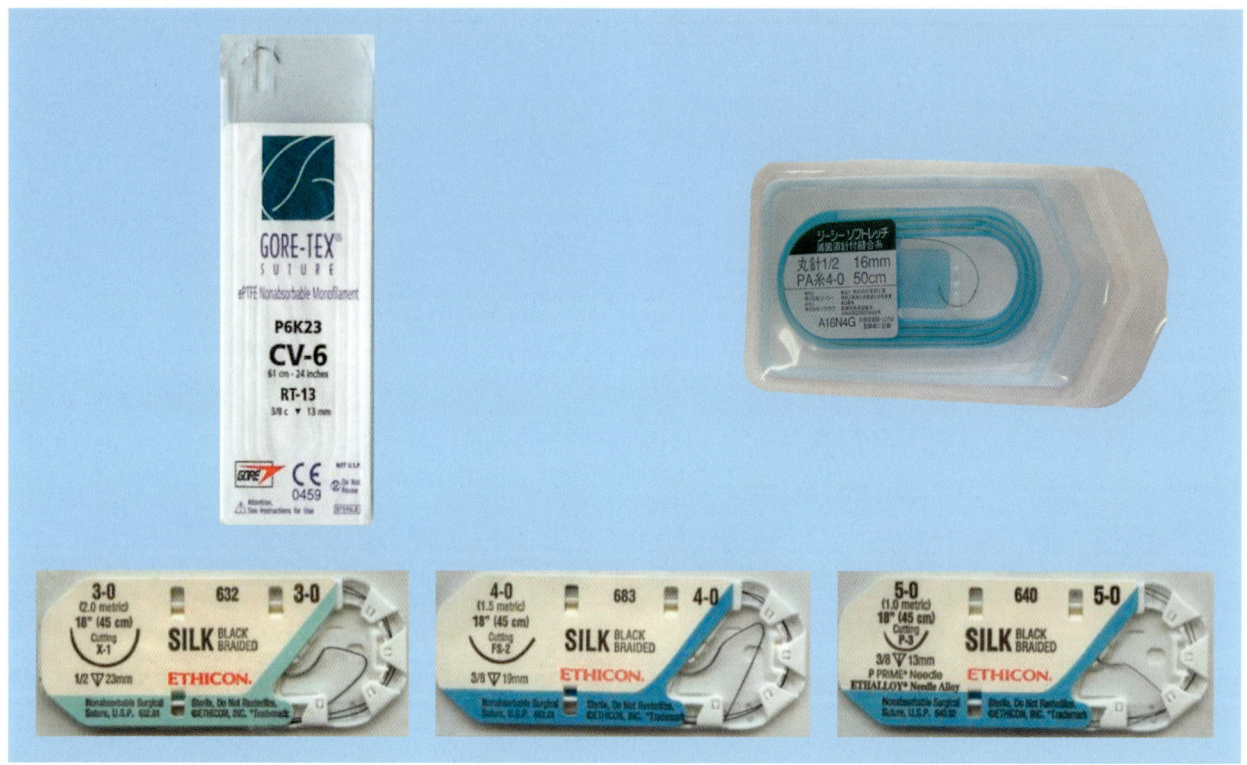

図3-4-6　筆者は高い生体適合性とプラークが付着しにくく，操作性が優れているGORE-TEX® SUTURE CV-6(左上：ゴアテックス)を好んで使用するが，値段が安価なソフトレッチ(右上：ジーシー)やETHICONの針付き縫合糸(下段：ジョンソン・エンド・ジョンソン)も使用する．歯肉弁を何度も通すため，糸に血液が付着してすべりが悪くなるので，毎回，生理食塩水を染み込ませたガーゼで糸の部分をアシスタントに拭いてもらう．

膜を設置した症例です．

III　縫合と縫合糸

縫合には，針付き縫合糸を使用しています．6-0の弱弯が使いやすいので，自費の手術ではゴアテックスのCV-6を使用し，保険の手術では，ソフトレッチかETHICONのシルク糸を使用しています(図3-4-6)．

縫合時のポイントは，きつく縛ると血液の逃げ場がなくなり，腫れるので多少ルーズに縫合することが以前は推奨されましたが，遮蔽膜を使う際には，唾液に触れると分解が進むので，縫合した後には出血が止まっていることを確認します．

参考文献
1. 平井　順，高橋慶壮：第8章　外科的歯内療法．臨床歯内療法学-JHエンドシステムを用いて-．東京．クインテッセンス出版．2005：133-156．
2. Friedman S.: Retrograde approaches in endodontic therapy. Endod Dent Traumatol. 1991；7：97-107.
3. Rud J. et al.: Retrograde root filling with dentin-bonded modified resin composite. J Endod. 1996；22：477-80.

Tea Time ⑤　「言語」の活用と代償

　英国の哲学者フランシス・ベーコンは,「読書は充実した人間を, 会話は機転の利く人間を, 書くことは緻密な人間をつくる」という名言を残しました. いずれも「言語」を媒体にしています.

　人類は地球上で「言語」を使用する唯一の動物です. これまで人間は「言語」を利用して「文明」を築き上げました. しかし,「言語」によって築かれた文明社会に染まると, 本来備わっている「感覚（五感）」が損なわれる危険もあります. 最近よくいわれる「メタボリック症候群」は明らかに「文明病」です.

　さて, 筆者はベストセラー「バカの壁」で有名な養老孟司さんの講演で興味ある話を聞きました. 母親の母乳を染み込ませたガーゼと他人の母乳を染み込ませたガーゼの両方を赤ちゃんの鼻に近づけると, 赤ちゃんは自分の母親の母乳の染み込んだガーゼの方を向くが, 父親に同様の実験をしても, 自分の妻の母乳と他人の母乳とをまったく区別できなかったそうです. われわれは「言語」を使用する代償に, 本来「脳」に備わっている本能的「感覚」を失っているというのです. そのことを,「脳への刺激」の観点から解説していました.

　脳の中で, 手の平の感覚が占める領域が広いことからすれば, 繊細な指先の感覚が要求される歯科医師の仕事は, 脳の活性化に何らかの貢献をしているのかもしれません. 歯科治療においては,「言語」の他に「感覚」（視覚, 触覚, 聴覚, 嗅覚）が要求されます. 大学で働いていると,「研究」「臨床」「教育」を行うわけですが, 教育の現場では, この「治療に必要な感覚」を「言語」で伝えることが容易ではありません. 何か良いブレーク・スルーがあればと思います.

　最近, 都会で暮らした中高年者が「自然回帰」を求めて田舎暮らしを始めたという話をよく聞きます. 高層ビルのエアコンの利いたオフィスでパソコン相手に仕事を続けているうちに, 脳が「危険信号」を発信するのかもしれません.

　仕事柄, 文章をつくる時間が長いのですが, あまり「言語」を使った仕事をする時間が多いと, 歯科医師としての「治療の感覚」が鈍るかもしれないと心配することがあります. この問題を少しでも解消することが本書のテーマになりました.

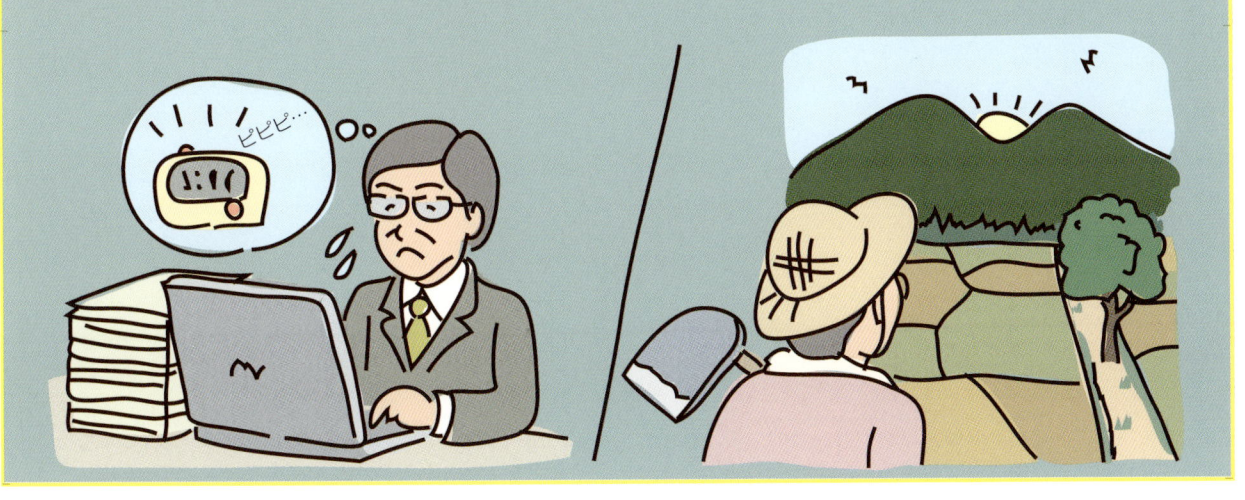

Surgical Edition 5

骨欠損部へ遮蔽膜を用いた組織再生誘導法を試みる

I 組織再生誘導法（Guided Tissue Regeneration Method）の目的

歯周組織再生誘導法が頻繁に行われています。この組織再生には，「細胞」「足場」「シグナル」の3つが必要ですが，欠損部への上皮および結合組織の侵入を防ぎ，未分化な間葉系細胞が定着する足場を確保することがもっとも重要です（図3-5-1，表3-5-1）。

組織再生の概念からすれば，解剖学的問題で歯根が露出している症例では，積極的に組織再生誘導法を適応することが望まれます。

骨膜がない，あるいは壊れている症例では病変部を覆うように遮蔽膜を設置して，骨膜の再生と病変部への軟組織の増殖を阻止することで，病変部の骨再生を促します（次項6参照）。

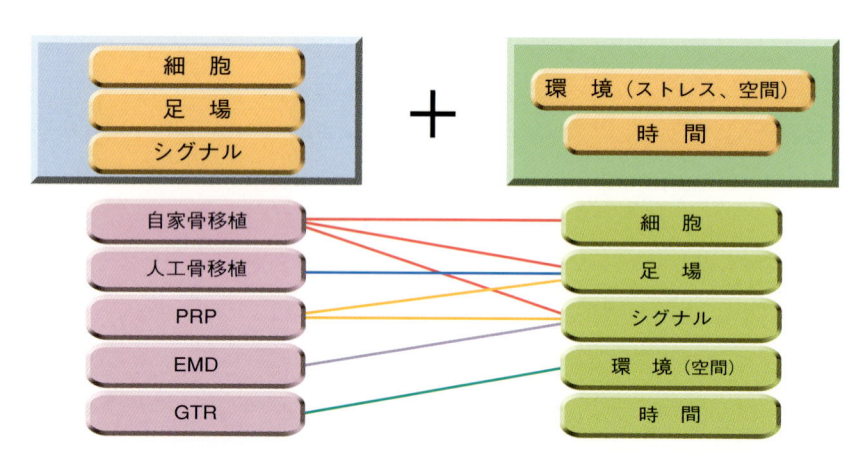

図3-5-1 組織再生誘導法．エムドゲインはシグナル，PRPはシグナルと足場を提供すると考えられているが，根尖病変は骨内欠損なので，遮蔽膜による軟組織の侵入を防ぐことが一番重要なポイントになると考えられる．

表3-5-1 組織再生誘導法の重要因子

要素	方法	材料
担体（足場）	スペース・メイキング	自家骨，他家骨，人工骨材料，硫酸カルシウム，スポンゼル
環境	根面処理	テトラサイクリン，クエン酸，EDTA
	上皮の侵入を防ぐ	遮蔽膜
シグナル（生理活性物質）	細胞増殖因子	エムドゲイン，BMP，多血小板血漿，b-FGF
細胞	歯根膜，骨原性細胞および骨髄の未分化間葉系細胞	

さまざまな材料が開発され，臨床研究が行われている．筆者は，根面の酸処理と骨膜の損傷している症例については遮蔽膜の併用を行っている．筆者の治療した結果からは，エムドゲイン，PRP，硫酸カルシウムの有効性を認めていない（未発表）．

●吸収性遮蔽膜を用いた症例

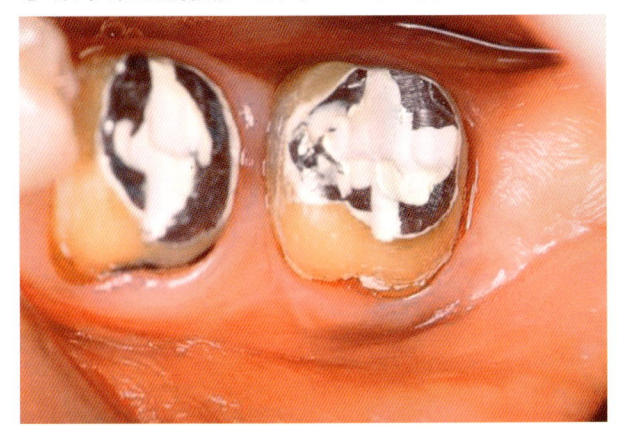

図 3-5-2a　患者は侵襲性歯周炎と診断された38歳の女性.

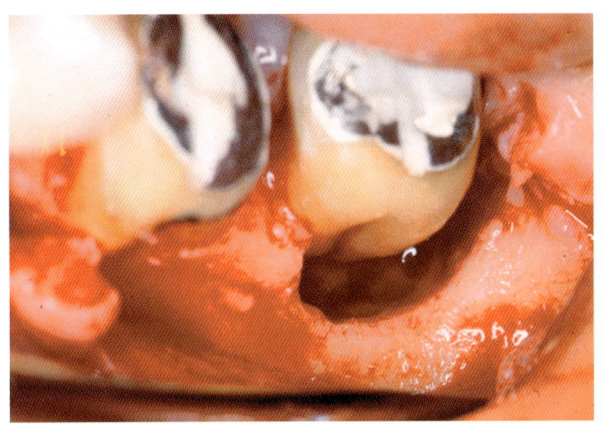

図 3-5-2b　根尖まで及ぶ広範な骨吸収.

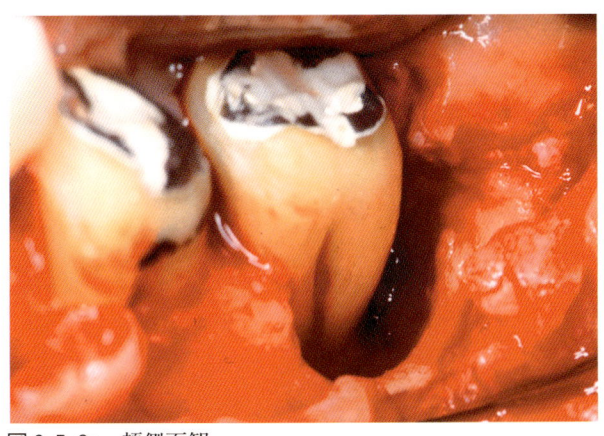

図 3-5-2c　頰側面観.

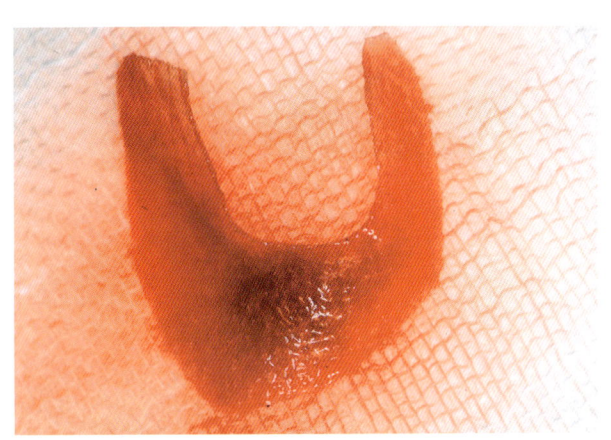

図 3-5-2d　吸収性遮蔽膜(Resolute：ゴアテックスジャパン).

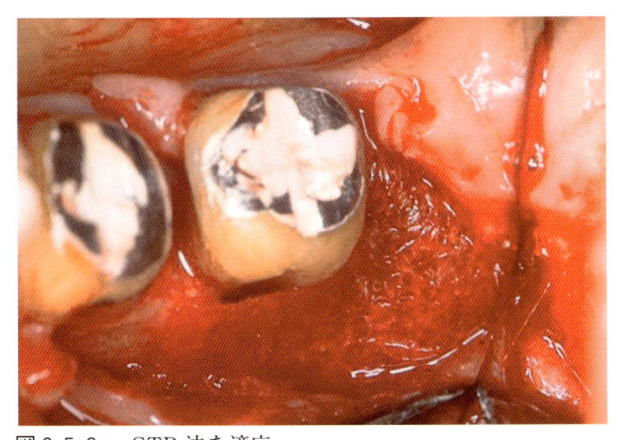

図 3-5-2e　GTR法を適応.

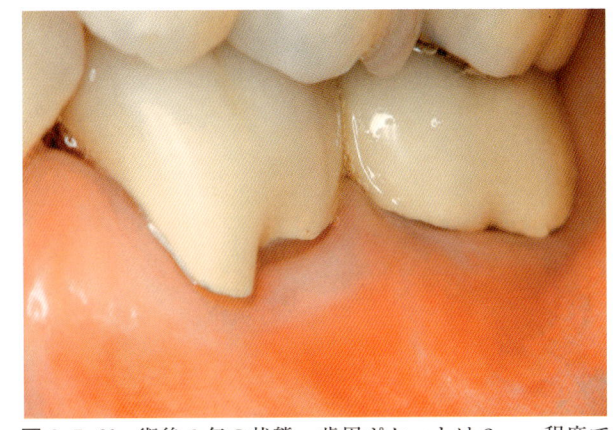

図 3-5-2f　術後6年の状態.歯周ポケットは2mm程度で歯肉も安定している.

II 吸収性遮蔽膜を用いた症例

図 3-5-2 に示す患者は38歳の女性で，侵襲性歯周炎と診断された症例です(図 3-5-2a)．下顎左側第二大臼歯では，根尖部にまで及ぶ広範な骨吸収が生じていました(図 3-5-2b，c)．

軟組織の厚みがあったことから，吸収性遮蔽膜(図 3-5-2d)を用いたGTR法を適応しました(図 3-5-2e)．図 3-5-2fは手術後6年の状態で

第3部 外科的歯内療法編

●非吸収性遮蔽膜を用いた症例

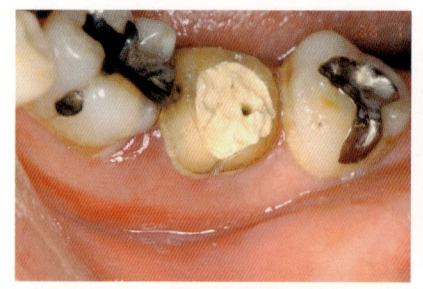

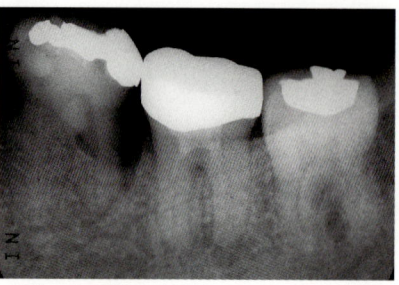

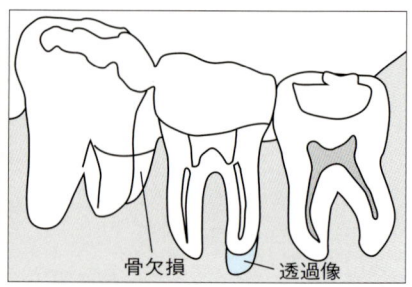

図3-5-3a〜c 患者は56歳の男性．下顎左側第一大臼歯の頰側遠心から第二大臼歯間に骨欠損が存在．a|b|c

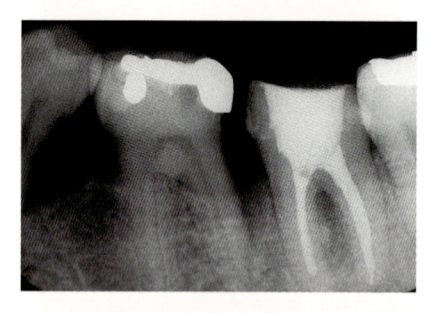

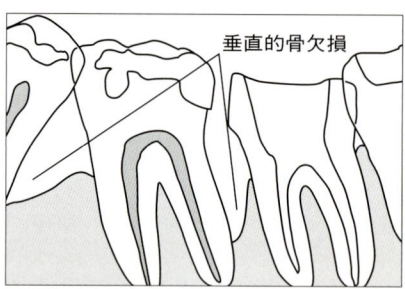

図3-5-3d, e 第二小臼歯の遠心にも骨欠損． d|e

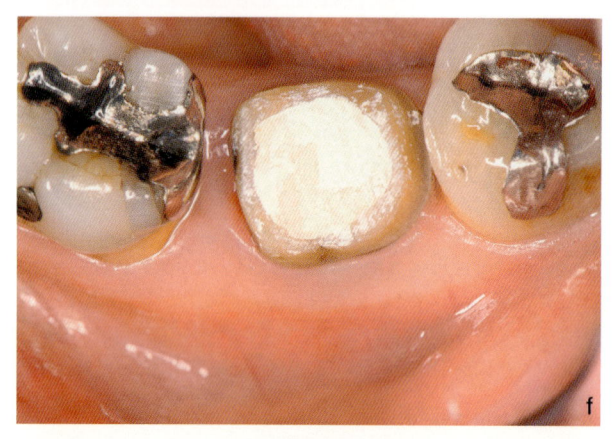

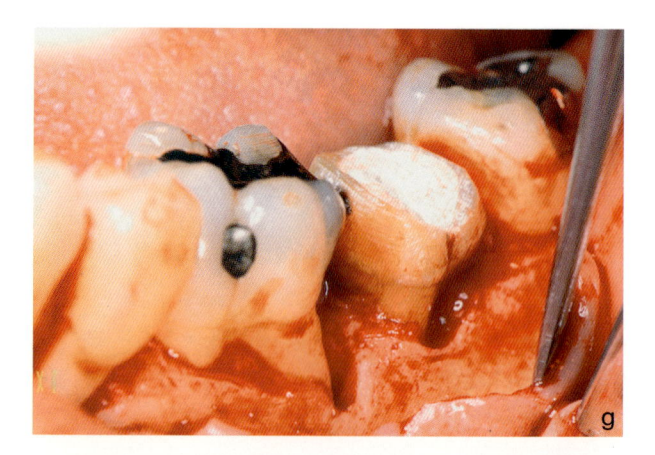

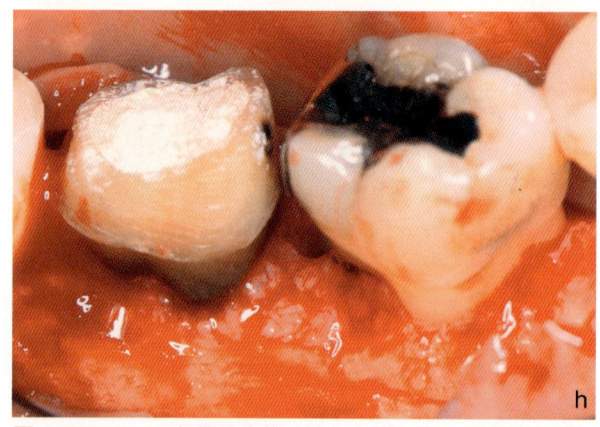

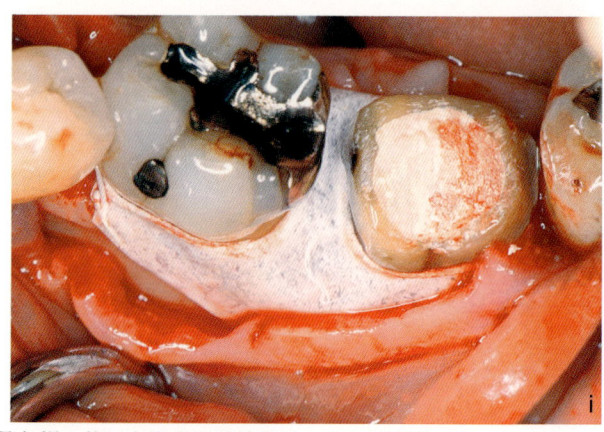

図3-5-3f〜i f：初期治療終了後．g：第一大臼歯遠心には2壁性骨欠損，第二大臼歯の分岐部はクラスⅡ病変であった．h, i：歯周外科を行い，第一，第二大臼歯間に非吸収性遮蔽膜を設置し，組織再生療法を試みた．

すが，歯周ポケットは2mm程度で歯肉も安定しています．

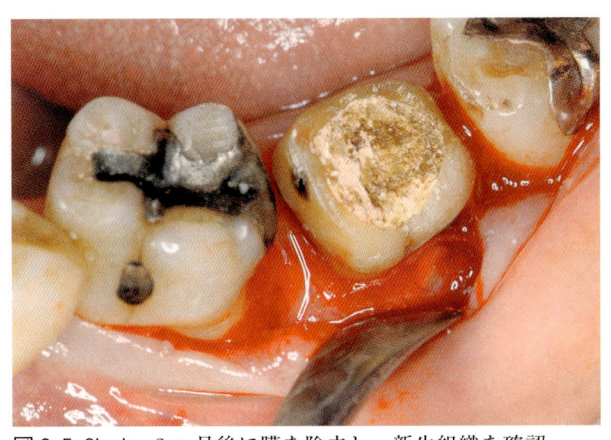

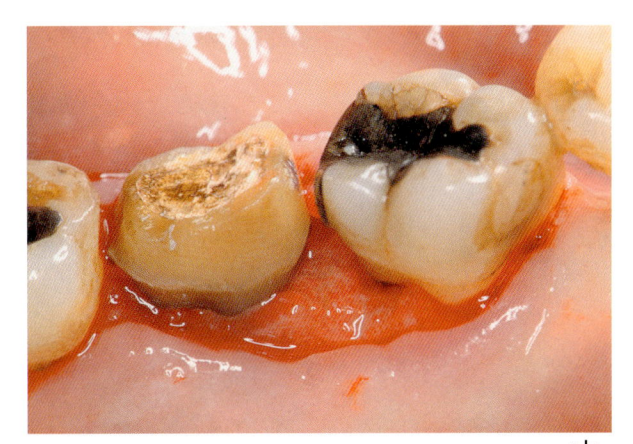

図3-5-3j, k　2ヵ月後に膜を除去し，新生組織を確認．

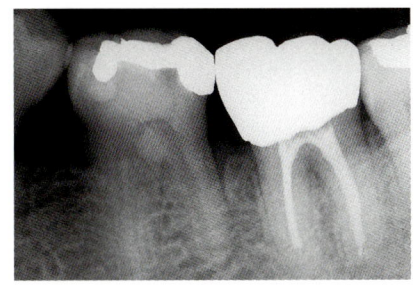

図3-5-3l　術後1年6ヵ月のX線写真． 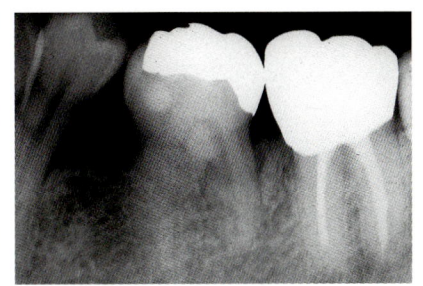 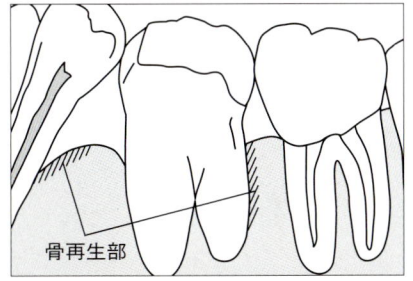　図3-5-3m, n　術後5年のX線写真．骨の再生が認められる．

骨再生部

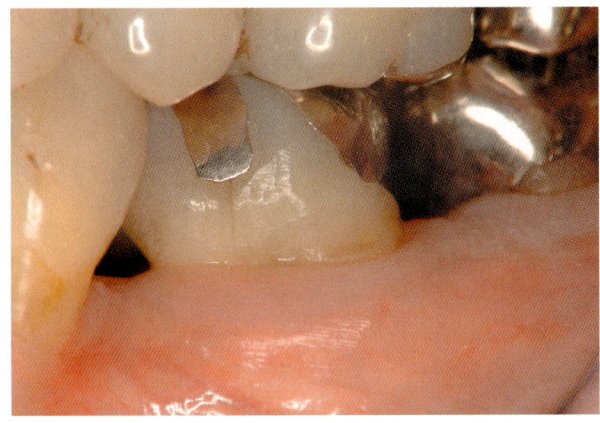

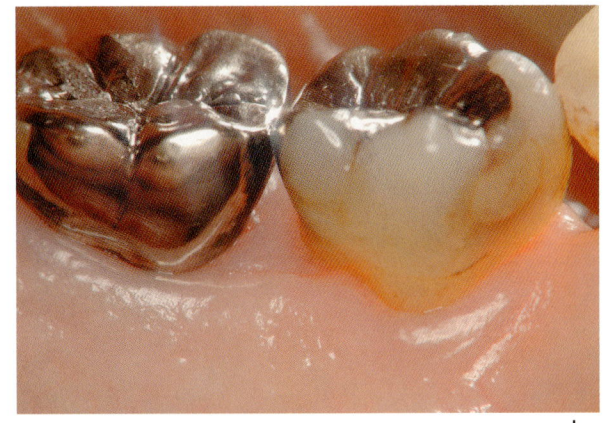

図3-5-3o, p　良好なプラークコントロールである．

III　非吸収性遮蔽膜を用いた症例

　図3-5-3に示した症例の患者は56歳の男性です．下顎左側第一大臼歯の頬側遠心から第二大臼歯間に骨欠損が存在し（図3-5-3a～c），第二小臼歯の遠心にも骨欠損を認めました（図3-5-3d, e）．

　初期治療終了後（図3-5-3f）に，歯周外科を行い（図3-5-3g, h）．第一，第二大臼歯間に非吸収性膜を設置し（図3-5-3i），組織再生誘導法を試みました．2ヵ月後に膜を除去し，新生組織を確認しました（図3-5-3j, k）．また第二小臼歯の遠心には自家骨移植を行いました．

　1年6ヵ月後（図3-5-3l）と5年後にX線写真を撮影し（図3-5-3m, n），骨の再生が認められました．

　図3-5-3o, pに5年後の口腔内所見を示し

第3部　外科的歯内療法編

●PRPとβ-TCPを併用した症例

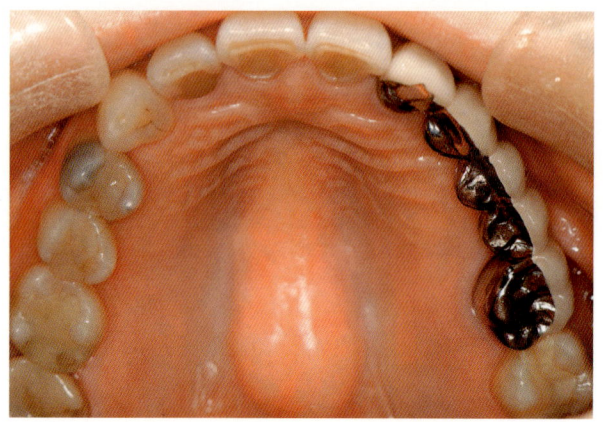

図3-5-4a　患者は55歳の女性．上顎左側側切歯，第一大臼歯支台のブリッジが装着されていた．咬合性外傷がかかわる歯周病により，側切歯が上行性歯髄炎に罹患し，自発痛を主訴に来院．

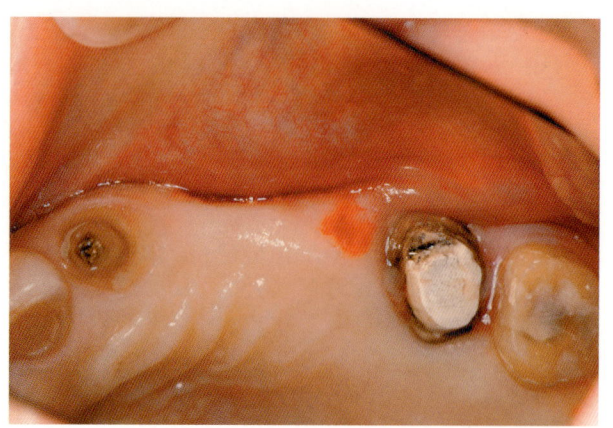

図3-5-4b　側切歯抜髄直後に支台築造し，プロビジョナルレストレーションを行った(267支台)．犬歯，第一小臼歯部にインプラント埋入する直前の所見．

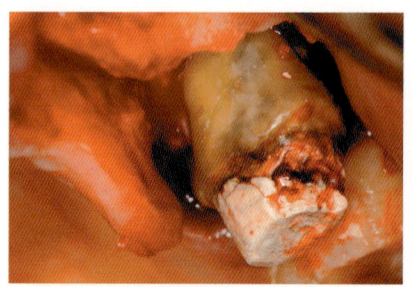

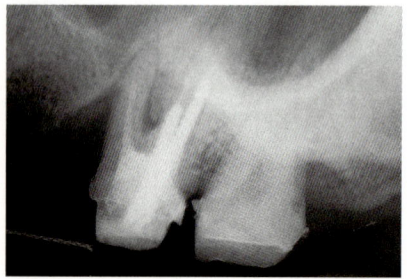

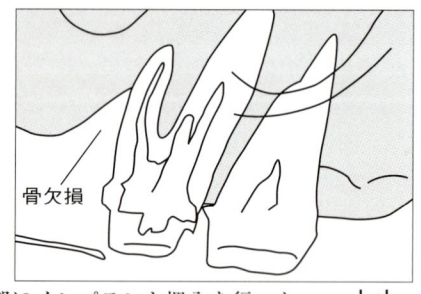

図3-5-4c〜e　第一大臼歯の歯周組織再生誘導法および上顎左側犬歯，第一小臼歯部にインプラント埋入を行った． c|d|e

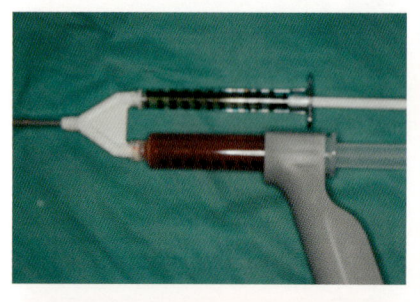

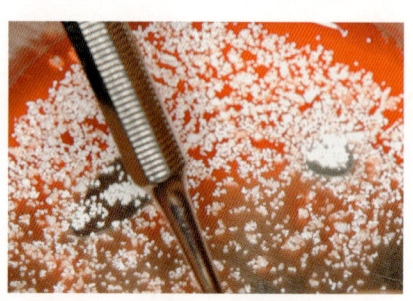

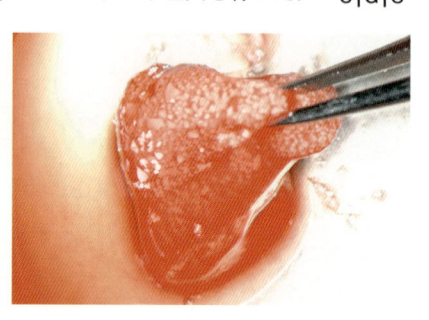

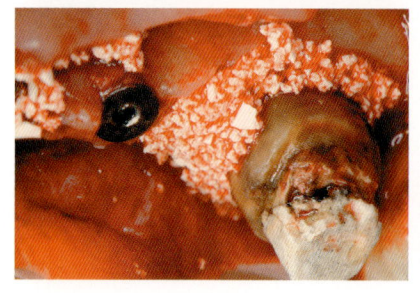

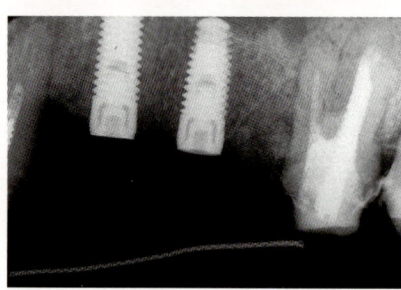

図3-5-4f〜j　f, g：β-TCPは単体では操作性が難なので，PRPを混和する．h：餅状になり操作性が向上する．i：骨欠損部とインプラント周囲に設置．j：術直後のX線写真．

ますが，プラークコントロールも良好であり，患者教育に基づくリスクの軽減と，定期的なリコールに応じることで安定した予後が得られています．

IV　PRPとβ-TCPを併用した症例

図3-5-4に示す症例の患者は55歳の女性で，上顎左側側切歯，第一大臼歯支台のブリッジが

骨欠損部へ遮蔽膜を用いた組織再生誘導法を試みる

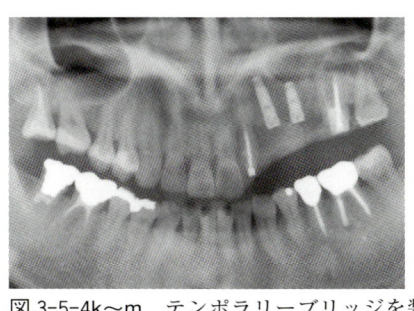

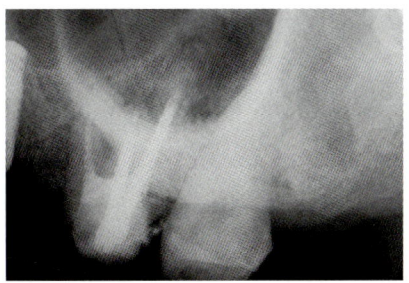

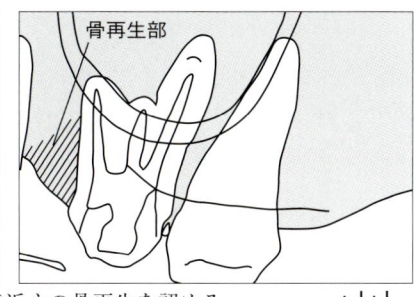

図3-5-4k〜m　テンポラリーブリッジを装着後，約半年後のX線写真．第一大臼歯近心の骨再生を認める．

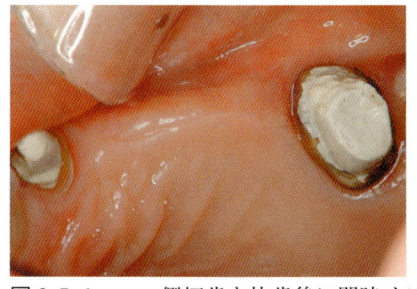

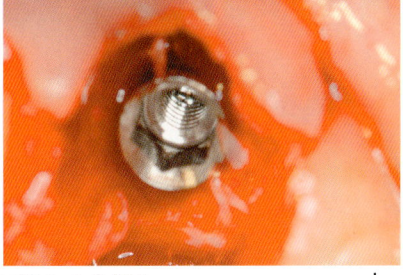

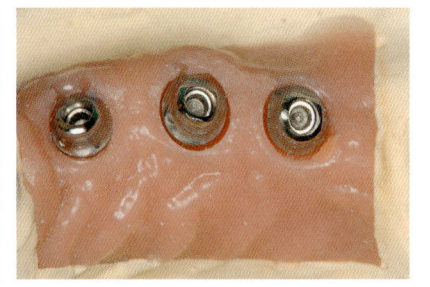

図3-5-4n，o　側切歯を抜歯後に即時インプラントを埋入．

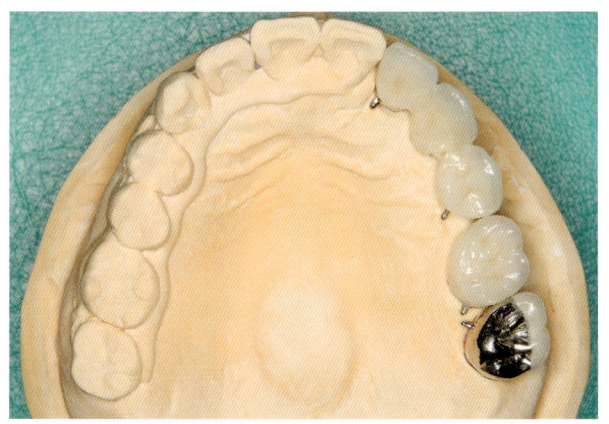

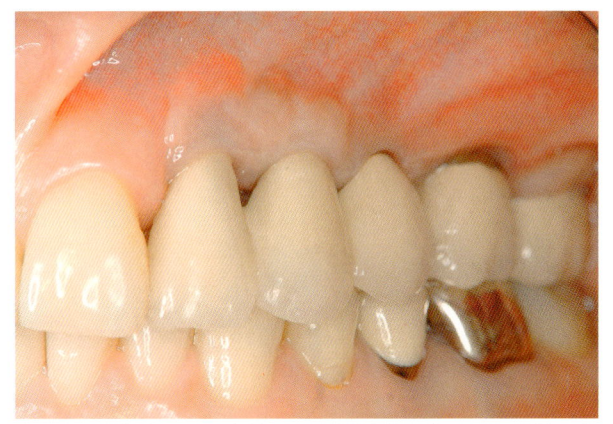

図3-5-4p　アバットメント試適．

図3-5-4q，r　側切歯，犬歯および第一小臼歯部に埋入したインプラントを支台にして連結した上部構造．第一および第二大臼歯には単冠のメタルボンドを装着した．

装着されていました（図3-5-4a）．咬合性外傷がかかわる歯周病により，側切歯が上行性歯髄炎（診断編16：図1-16-1参照）に罹患し，自発痛を主訴に来院しました（図3-5-4b）．

そこで，側切歯の抜髄後，第一大臼歯の再生療法（図3-5-4c〜e）と犬歯および第一小臼歯部にインプラント埋入しました．

β-TCPは単体では操作性は良くありませんが，PRP（図3-5-4f）と混和すると（図3-5-4g），餅状になり操作性が良くなる（図3-5-4h）ので，骨欠損部とインプラント周囲に設置し（図3-5-4i），縫合しました．なお，術直後のX線写真（図3-5-4j）から，第一大臼歯の近心骨欠損部に人工骨が添入されていることがわかります．

側切歯，第一大臼歯，第二大臼歯支台のテンポラリーブリッジを装着後，約半年後（図3-5-4k〜m）に，側切歯の抜歯後に即時インプラントの埋入（図3-5-4n，o）と犬歯および第一小臼歯部の二次手術を行い，咬合の安定化を図りました．

最終的に，側切歯，犬歯，第一小臼歯を連結した上部構造を装着し，第一，第二大臼歯は単冠のメタルボンドにて修復しました（図3-5-4p〜r）．

第3部　外科的歯内療法編

Surgical Edition 6

骨膜の損傷した根尖病変への遮蔽膜の適応

I 遮蔽膜を併用した歯根端切除術

　歯槽膿瘍を起こした歯や感染根管治療を繰り返しても瘻孔の消失しない歯では，骨膜が損傷して歯肉弁と根尖病変の肉芽が癒着していることが多くあります．

　この場合には，歯肉弁を戻して縫合する前に，骨膜の再生を促進して病変部への軟組織の侵入を防ぐために遮蔽膜を使用しています．

II 歯槽膿瘍を起こした症例

　図3-6-1の患者は49歳の男性．上顎前歯部歯肉の腫脹と自発痛を主訴として来院しました[1]．

●歯槽膿瘍を起こした症例

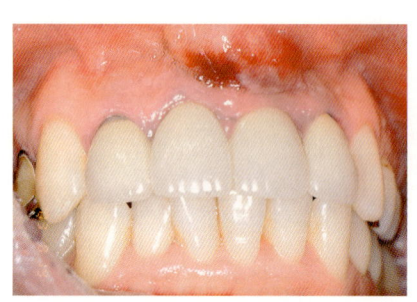

図3-6-1a 当院来院2週間前に上顎前歯部歯肉が腫脹し，上口唇まで腫れていた．

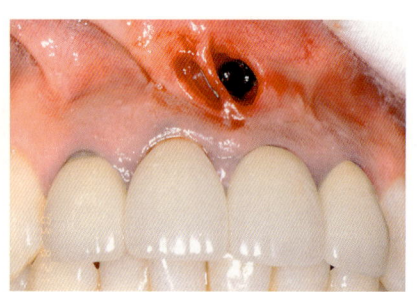

図3-6-1b 切開，排膿後の所見．病変上の骨膜の損傷が予測された．

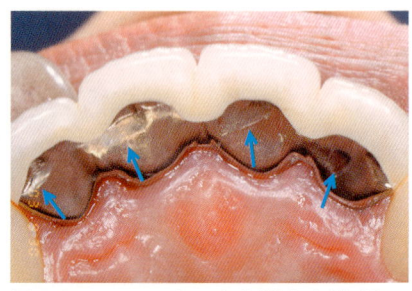

図3-6-1c ファセットを認める（矢印）．咬合病の関与が疑われる．

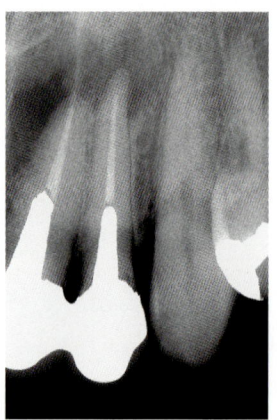

図3-6-1d, e 連続した不定形の20 mm大のX線透過像を認めた．

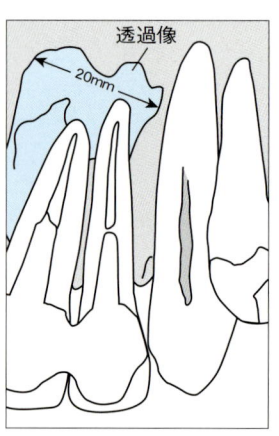

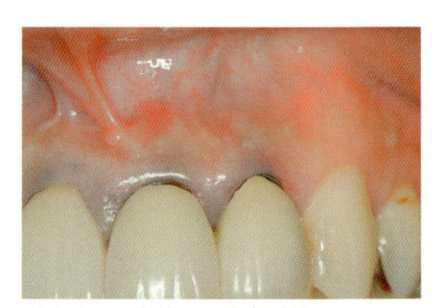

図3-6-1f 術前の口腔内所見．

骨膜の損傷した根尖病変への遮蔽膜の適応

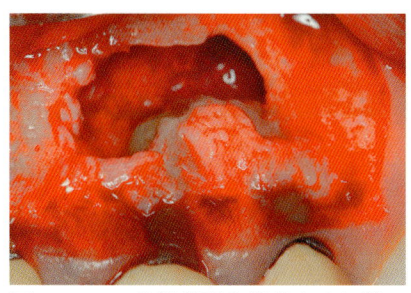

図 3-6-1g　歯間乳頭を保存する切開で歯肉弁を剥離・翻転し, 肉芽を除去した.

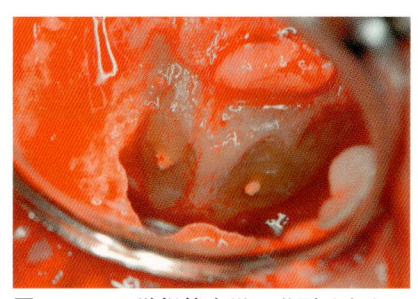

図 3-6-1h　逆根管充填の必要はなかった.

図 3-6-1i　スポンゼルを添入.

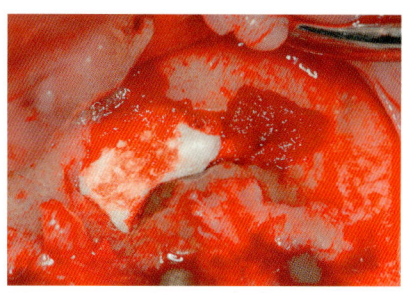

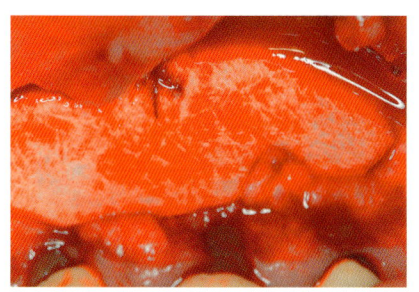

図 3-6-1j　吸収性膜を設置.

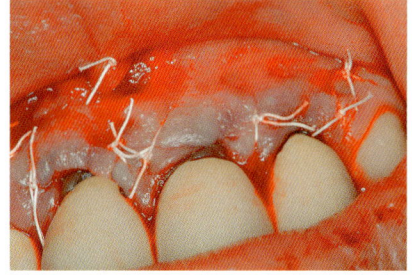

図 3-6-1k　縫合.

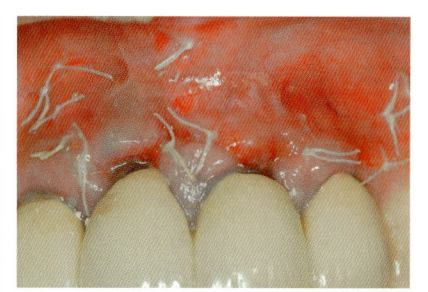

図 3-6-1l　術後 1 週間の所見.

　既往歴の特記すべき事項はなく, 現病歴は数年前にう蝕のために, 上顎左側中切歯および側切歯の抜髄および修復治療を受け, その後良好に経過していましたが, 2 週間前に同部歯肉が腫脹し, 上口唇まで腫れたとのことです (図 3-6-1a).

　消炎処置 (切開, 排膿) 後の口腔内所見 (図 3-6-1b) から, 病変上の骨膜の損傷が予測され, また補綴物の口蓋側にファセットがみられました (図 3-6-1c).

　X 線所見から上顎左側中側切歯の根尖周囲に, 連続した不定形の 20 mm 大の X 線透過像を認めましたが (図 3-6-1d, e), 根管充填に明瞭な不備は認められませんでした.

　臨床診断は咬合病 (問診およびファセットなどから判断した) がリスク因子と考えられる根尖性歯周炎としました.

　治療方針は, ①患者教育 (噛み癖や体癖の矯正, 口腔清掃指導), ②バイトプレートの使用による患歯に対して加わる病的な咬合力の抑制, ③歯根端切除による感染源の除去, ④遮蔽膜の併用による根尖周囲組織の再生を試みました.

　図 3-6-1f は術前の口腔内所見です. 歯間乳頭を保存する切開で歯肉弁を剥離・翻転し, 肉芽を除去したところ (図 3-6-1g), 広範囲の骨欠損を認めました.

　歯根端切除は, 骨面と平行になるまで行いましたが, ガッタパーチャは緊密に充填されていたため, 逆根管充填は行いませんでした (図 3-6-1h).

　スポンゼルを添入 (図 3-6-1i), 吸収性膜を設置して (図 3-6-1j), 縫合を行いました (図 3-6-1k).

　図 3-6-1l～n は, それぞれ術後 1 週間の所見, 術直後の X 線写真, 術後 1 年半後の所見です. 歯間乳頭は保存されていますが, 唇側中央の歯肉がわずかに退縮しています.

　術後には臨床症状は完全に消失しました. 図 3-6-1o に術後 1 年半の X 線写真 (図 3-6-1p 参照) を示しますが, 骨の再生を認めます.

　また図 3-6-1q は術後 4 年の口腔内所見, 図 3-6-1r は同 X 線写真 (図 3-6-1s 参照) ですが, 術後 1 年半の状態と比べても, さらに広範囲にわたる骨再生が認められます.

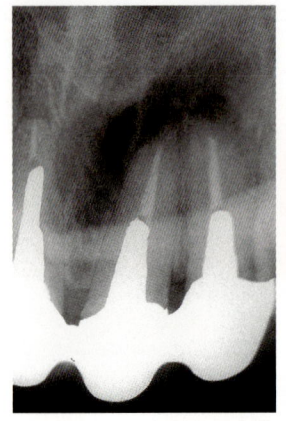

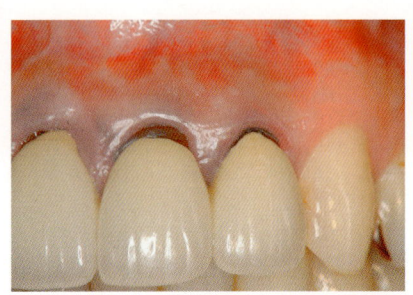

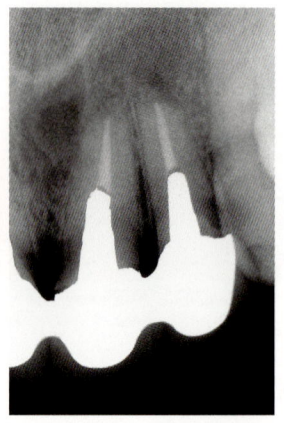

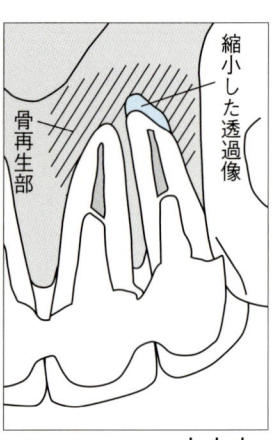

第3部　外科的歯内療法編

図3-6-1m〜p　m：術直後のX線写真．n〜p：術後1年半の口腔内所見とX線写真．骨の再生を認める．

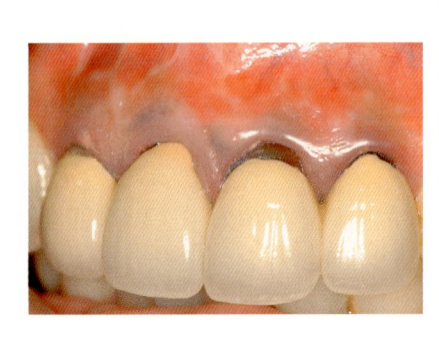

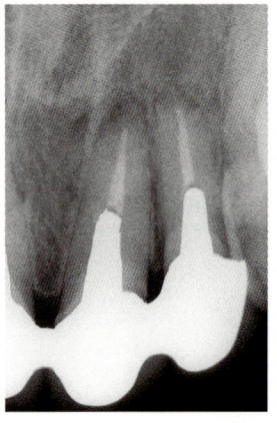

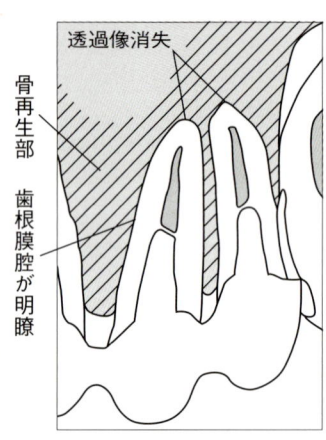

図3-6-1q〜s　q：術後4年の口腔内所見．r, s：同X線写真．広範囲な骨の再生を認める．

● 根管治療を繰り返しても瘻孔が消失しなかった症例

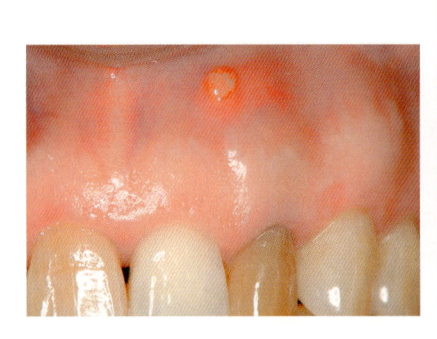

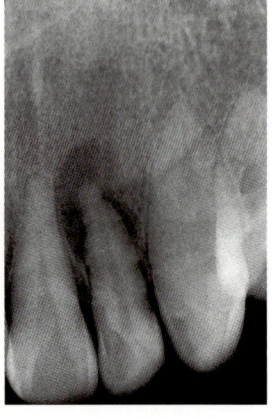

図3-6-2a　1年間根管治療が繰り返されたが瘻孔が消失しない．患歯は変色している．
図3-6-2b　1年前のX線写真．根尖周囲の骨欠損は歯冠側に拡大している．

III 根管治療を繰り返しても瘻孔が消失しなかった症例

　図3-6-2の患者は55歳の男性．患歯は上顎左側側切歯です．他の歯科医師によって1年間根管治療が繰り返されましたが，瘻孔が消失しないので紹介，来院しました（図3-6-2a）．

　1年前のX線写真では根尖周囲の骨欠損は歯冠側に拡大しています（図3-6-2b）．筆者の初診時のX線写真からは（図3-6-2c, d），根管充填がなされていますが，透過像の縮小は認められず，根管治療が奏功していないことがわかりました．

　外科的歯内療法を行い，歯間乳頭を保存する

194

骨膜の損傷した根尖病変への遮蔽膜の適応

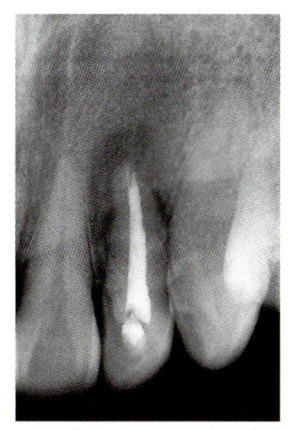

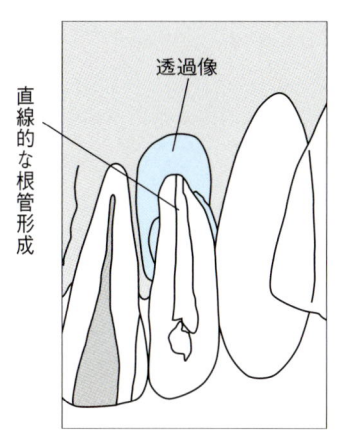

図3-6-2c, d　初診時のX線写真．根管充填されているが，根管治療が奏功していない．

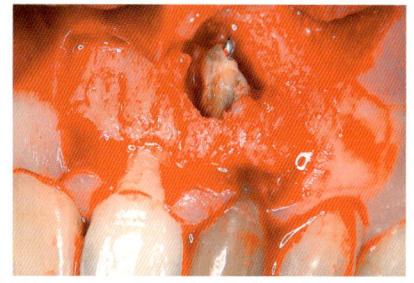

図3-6-2e　根尖孔が大きく破壊されている．

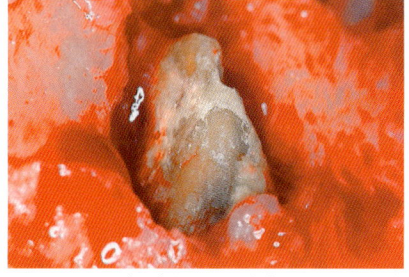

図3-6-2f　根尖周囲の歯根にビタペックスを疑う沈着物．

図3-6-2g　光硬化型グラスアイオノマーセメントで根管充填．

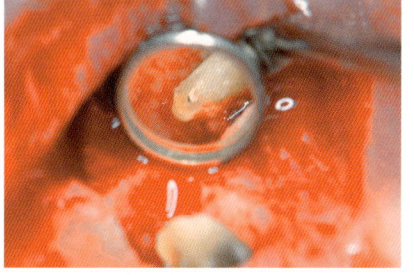

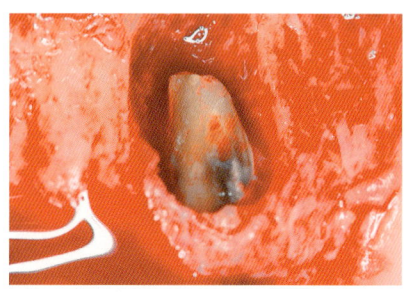

図3-6-2h　ペリオ・プレーニング・バー®で根面を清掃．

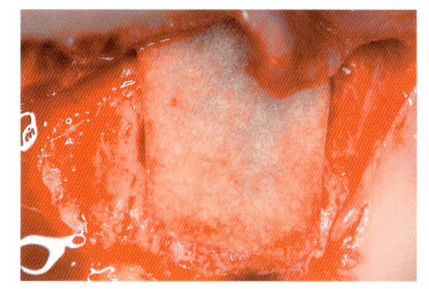

図3-6-2i　吸収性膜を設置．

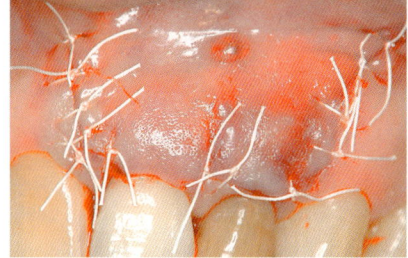

図3-6-2j　縫合．

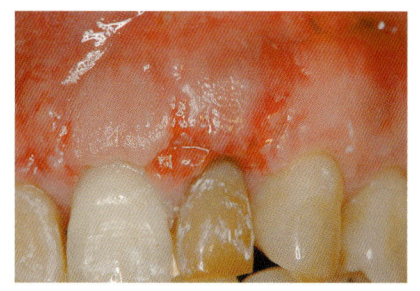

図3-6-2k　2週間後に抜糸．

切開で歯肉弁を剥離・翻転したところ，根尖孔が大きく破壊されており(図3-6-2e)，根尖付近の歯根にビタペックスと思われる沈着物を認めました(図3-6-2f)．瘻孔が消失しないので，前医が何度も根管外にビタペックスを注入していたとのことです．

根管からアプローチ可能だったため，光硬化型グラスアイオノマーセメントで根管充填し(図3-6-2g)，根面をペリオ・プレーニング・バー®(日向和田精密製作所)で清掃しました(図3-6-2h)．また，セメント質と多少の象牙質も切削しました．病変部にスポンゼルを添入し，吸収性膜を設置後(図3-6-2i)，縫合しました(図3-6-2j)．

2週間後に抜糸し(図3-6-2k)，1ヵ月後にホワイトニングを行いました(図3-6-2l：術前，図3-6-2m：術後)．歯質を削らないのでMIコンセプトに合致していると思います．図3-6-2nに示す術後半年のX線写真では，骨再生の傾向がみられます(図3-6-2o参照)．

第3部　外科的歯内療法編

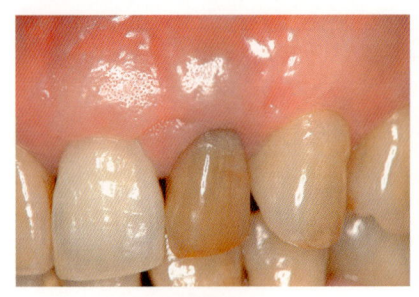

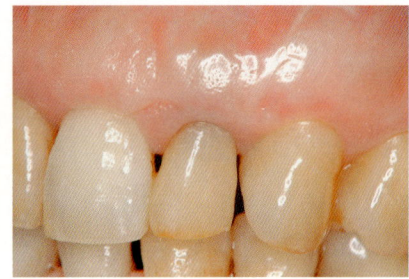

第3部　外科的歯内療法編

図 3-6-2l　ホワイトニング（術前）.
図 3-6-2m　（術後）.

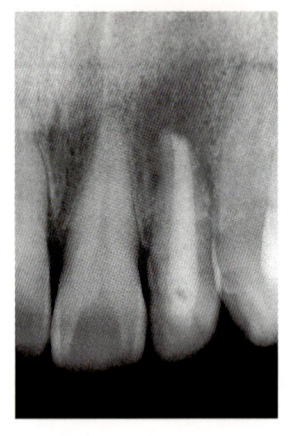

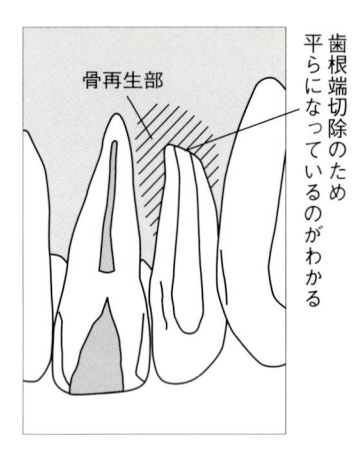

図 3-6-2n, o　骨再生の傾向がみられる術後半年のX線写真.

● 歯根の外部吸収から腫脹および疼痛を起こした症例

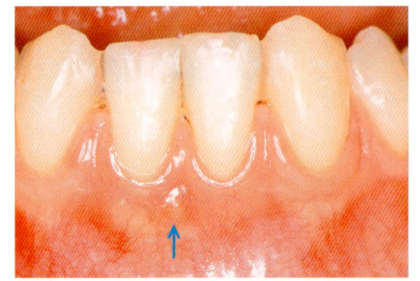

図 3-6-3a　下顎中切歯歯間部歯肉に瘻孔を認めた．患歯の診査から，自発痛（−），垂直打診痛（＋）および歯髄電気診（−）であった（図中矢印は瘻孔を示す）.

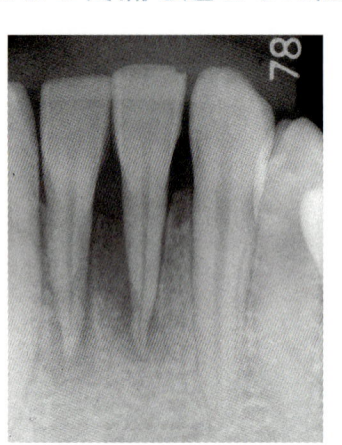

図 3-6-3b　下顎両側中切歯根尖部周囲のX線透過像を認めた.

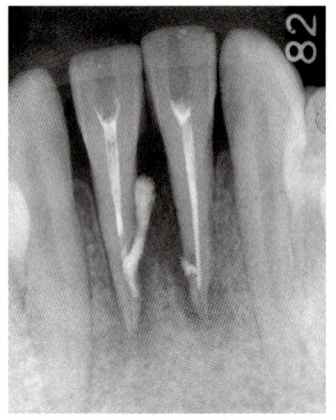

図 3-6-3c　2歯とも外部吸収していることが判明.

IV　歯根の外部吸収から腫脹および疼痛を起こした症例

　図3-6-3の患者は20歳の女性．下顎両側中切歯部歯肉の腫脹および違和感を主訴として来院しました．既往歴の特記すべき事項はなく，現病歴としては，約半年前，貧血のため昏倒した際に下顎を強打し，下顎両側中切歯が完全脱臼したため，救急車で某大学附属病院に搬送され，約2時間後に再植および固定処置を受けたそうです．脱落した患歯はハンカチで包まれており，半乾燥状態とのことでした．

　治療後は経過観察のみで，根管治療は行われませんでしたが，筆者のところに来院する約2

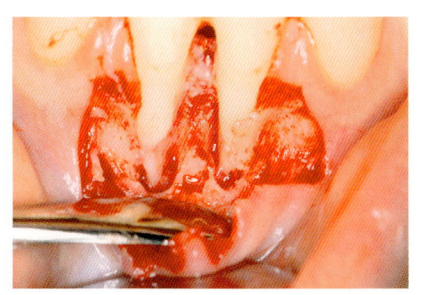

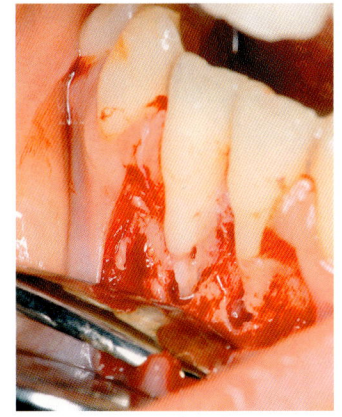

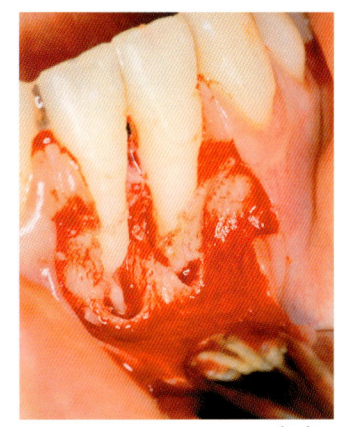

骨膜の損傷した根尖病変への遮蔽膜の適応

図 3-6-3d〜f　歯間乳頭を保存する切開で歯肉弁を剥離・翻転し，患部を明示．

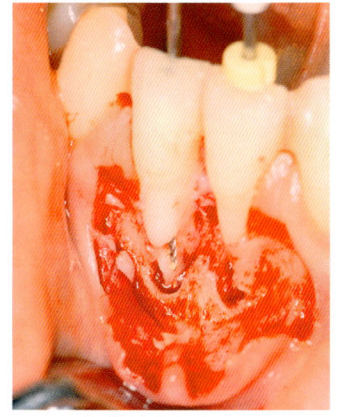

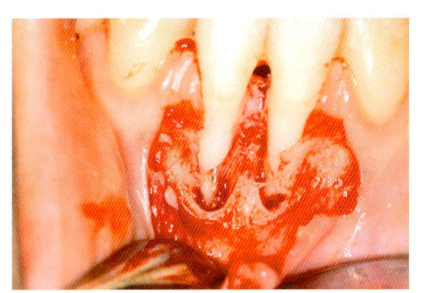

図 3-6-3g, h　根管拡大と充填．

図 3-6-3i　外部吸収を起こした部位は切除

週間前に下顎前歯部歯肉に腫脹および軽い疼痛を覚えたとのことです．そこで先の附属病院を訪れ，X線写真を撮影し，その際，歯根の外部吸収を生じているため抜歯後にインプラント治療を勧められましたが，歯の保存を強く希望し著者のところを受診しました．

現症は初診時の口腔内所見から，下顎中切歯間歯肉に瘻孔を認め（図 3-6-3a），また患歯の診査の結果は自発痛（−），垂直打診痛（＋）および歯髄電気診（−）でした．

X線所見からは下顎両側中切歯に外部吸収を疑うX線透過像および根尖周囲のX線透過像を認めました（図 3-6-3b）．臨床診断は外傷後の再植の結果生じた外部吸収とし，歯髄が失活して細菌感染を生じているのに根管治療が行われていないことがリスク因子として働いたと思われます．また脱臼後の患歯の保存状態が悪く，歯根膜の損傷が大きかったとも思われます．

治療方針としては，①感染根管治療，②暫間固定と咬合調整，③外部吸収の生じた部位の切除および根尖周囲歯周組織の再生を挙げました．

実際の治療では，根管拡大時に歯根の外部吸収を疑い，水酸化カルシウム製剤を注入してX線写真を撮影したところ，2歯とも外部吸収していることが判明しました（図 3-6-3c）．

歯間乳頭を保存する切開で歯肉弁を剥離・翻転し，患部を明示したうえで（図 3-6-3d〜f）根管拡大と充填を行いました（図 3-6-3g, h）．なお，外部吸収を起こした部位は切除しました（図 3-6-3i）．

外傷によるセメント質および歯根膜の損傷が大きいと考え，皮質骨穿孔し，骨髄の未分化間葉系細胞の遊走を期待しつつ，エムドゲインを塗布し（図 3-6-3j），スポンゼルを歯根表面に設

第3部　外科的歯内療法編

197

第3部　外科的歯内療法編

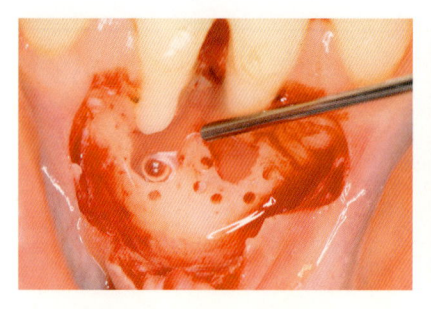

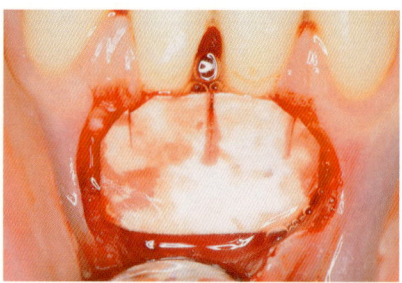

図3-6-3j　皮質骨穿孔後にエムドゲインを塗布.
図3-6-3k　吸収性膜を設置し，唇側の骨再生を促す.

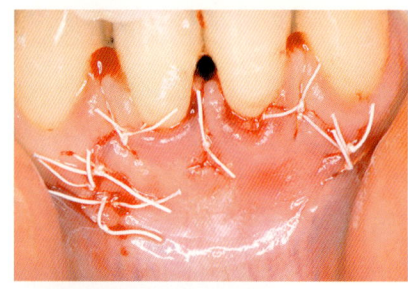

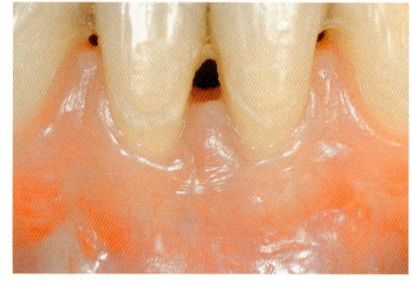

図3-6-3l　縫合.
図3-6-3m　術後1年8ヵ月の口腔内所見.

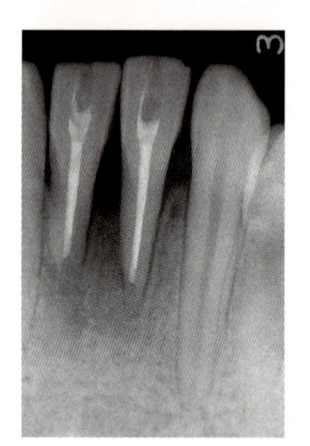

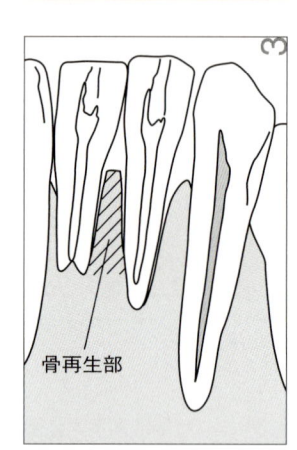

図3-6-3n, o　同X線写真.

置した上部に吸収性膜を設置し，唇側の骨再生を促し（図3-6-3k），縫合しました（図3-6-3l）．図3-6-3mは術後1年8ヵ月後の口腔内所見，図3-6-3nは同X線写真ですが，予後は良好です（図3-6-3o参照）．

V　上顎犬歯の根管治療を4年間受けた症例

　図3-6-4の患者は43歳の男性．4年前に上顎左側犬歯の抜髄を受けて以来，不快症状が消失しないため4年間根管治療を受けていました．歯質も変色しています（図3-6-4a）．
　初診時のX線写真（図3-6-4b，c）より，根管からのアプローチが可能でしたので，まずは感染根管治療を行いましたが，症状の改善を認めないので，診断と根尖周囲の掻爬を兼ねて歯根端切除術を行いました．
　歯間乳頭を保存する切開で歯肉弁を剥離・翻転したところ，Fenestrationを認め（図3-6-4d），さらに根尖孔も破壊されており，120号のファイルが入る状態でした（図3-6-4e）．図3-6-4fは歯根端切除後の根尖部の状況です．根管充填後（図3-6-4g），テトラサイクリンによる根面の酸処理を行い（図3-6-4h），骨欠損部にスポンゼルを添入し（図3-6-4i），Fenestration部の骨再生も期待して遮蔽膜を設置し（図3-6-4j），縫合しました（図3-6-4k）．
　術後にX線写真で根管充填の確認を行い（図3-6-4l），半年後に，最終補綴を行いました（図

骨膜の損傷した根尖病変への遮蔽膜の適応

● 上顎犬歯の根管治療を4年間受けた症例

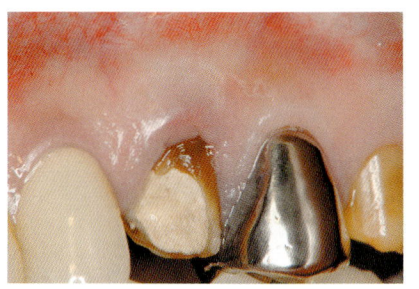

図3-6-4a 患者は4年間，不快症状が消失しない．歯質は変色している．

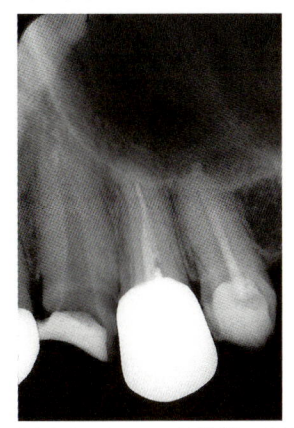

図3-6-4b，c 初診時のX線写真．

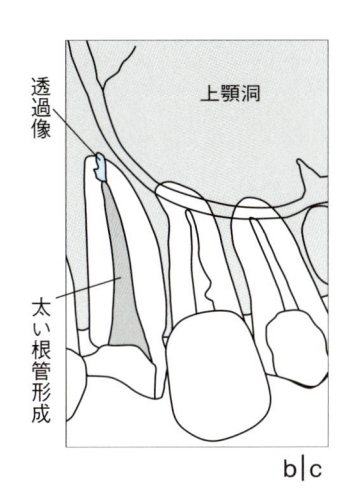

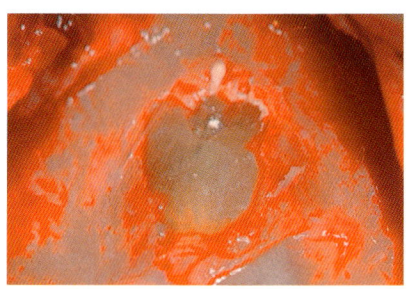

b|c

図3-6-4d 歯肉弁を剥離・翻転したところFenestrationを認めた．水酸化カルシウム製剤が残留していた．

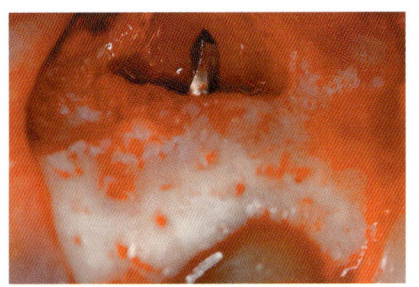

図3-6-4e 120号のファイルが入るほど破壊された根尖孔．

図3-6-4f 歯根端切除後の根尖部．

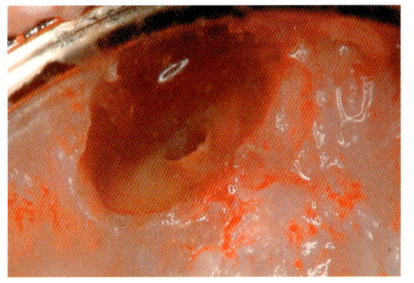

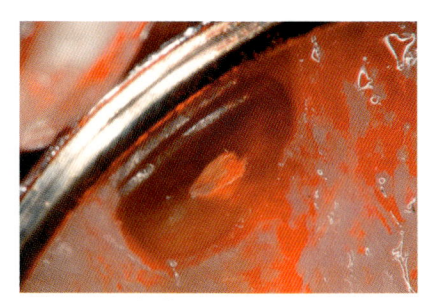

図3-6-4g 根管充填．

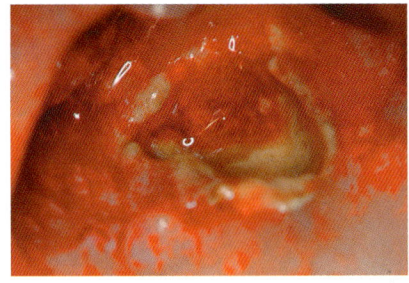

図3-6-4h テトラサイクリンによる根面の酸処理．

図3-6-4i スポンゼルを添入．

j|k

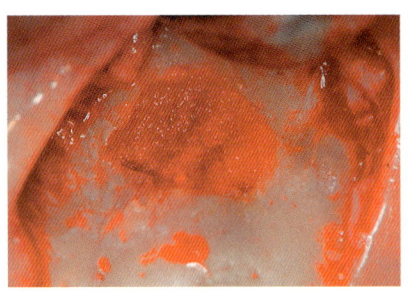

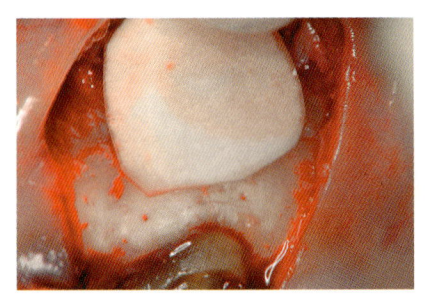

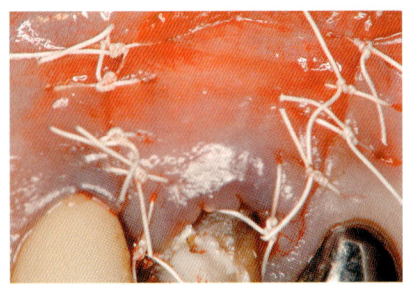

図3-6-4j Fenestration部の骨再生も期待して遮蔽膜を設置．
図3-6-4k 縫合．

第3部 外科的歯内療法編

199

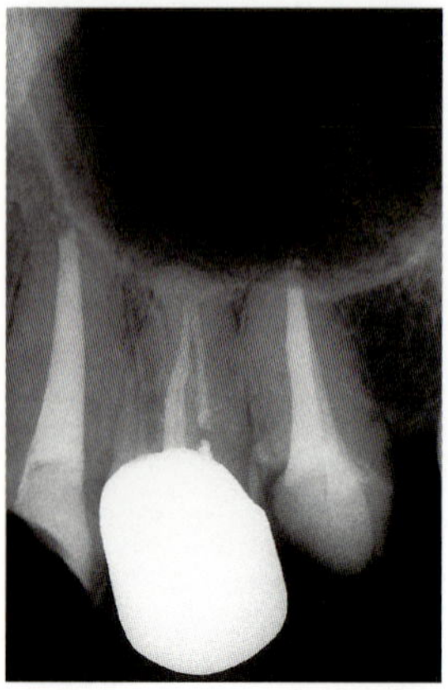

第3部　外科的歯内療法編

図3-6-4l　術後の根管充填の確認．
図3-6-4m，n　最終補綴．

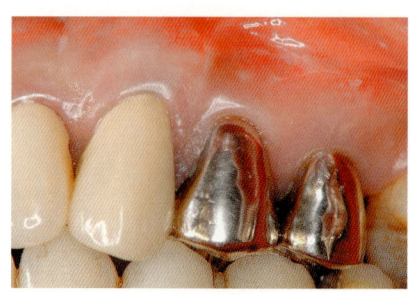

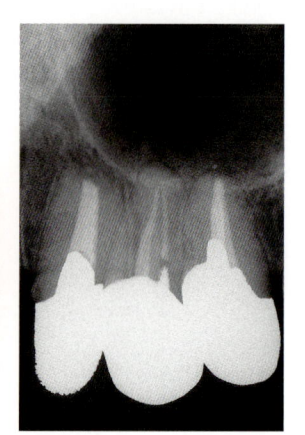

●根管治療後も瘻孔が消失しない症例

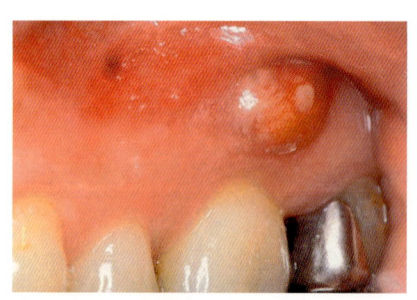

図3-6-5a　上顎左側第一大臼歯が失活し，膿瘍を形成．
図3-6-5b　X線写真からは，どの根管が失活したのか判断できない． 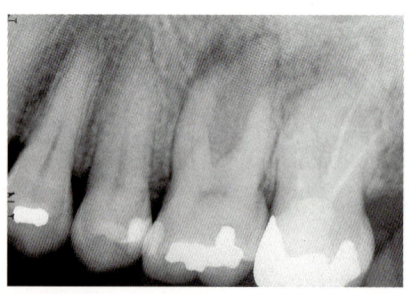
図3-6-5c　ガッタパーチャを挿入して撮影． 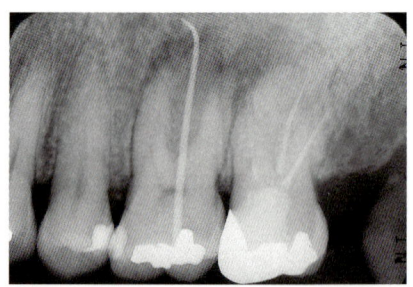
図3-6-5d　感染根管治療（側方加圧根管充填）を行う． 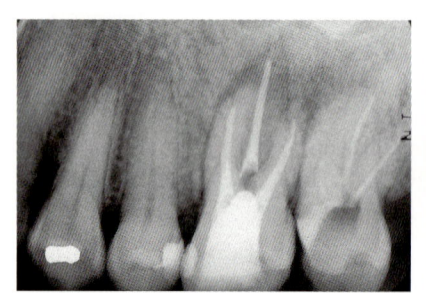
図3-6-5e，f　ガッタパーチャを挿入してX線写真を撮影．頬側遠心根と口蓋根の間にまでガッタパーチャが到達． 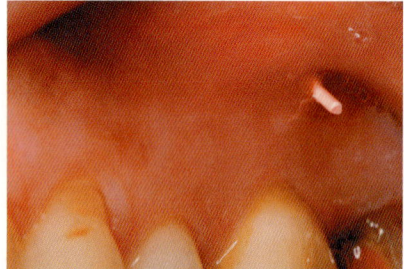 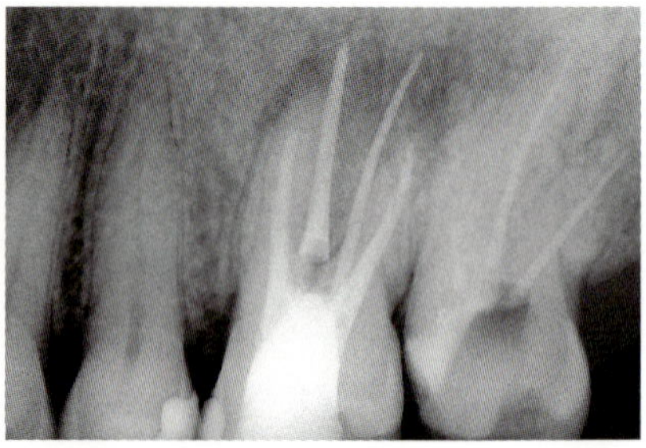

3-6-4m，n）．

VI　根管治療後も瘻孔が消失しない症例

　図3-6-5の患者は46歳の女性．上顎左側臼歯部歯肉の腫脹を覚え来院しました．上顎左側第一大臼歯が失活しており，膿瘍形成を認めました（図3-6-5a）．
　X線写真からは，どの根管が失活したのか判断できないので（図3-6-5b）．ガッタパーチャを挿入してX線写真を撮影すると，口蓋根の根尖付近まで達しました（図3-6-5c）．
　感染根管治療と側方加圧根管充填後（図3-6-5d），膿瘍は縮小しましたが，完全には消失しませんでした．
　根管充填半年後に瘻孔からガッタパーチャを挿入してX線写真を撮影したところ（図3-6-5e）．今度は頬側遠心根と口蓋根の間にまで到達しました（図3-6-5f）．

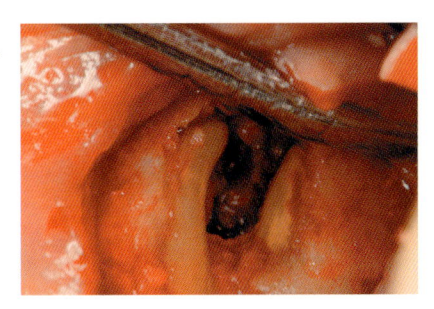

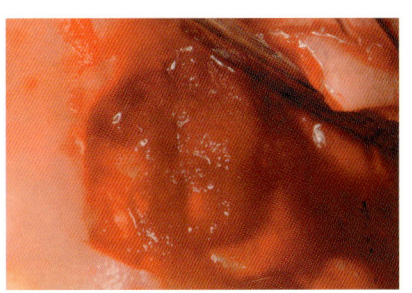

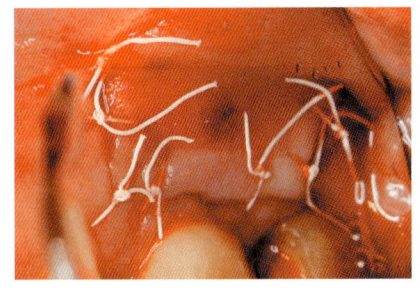

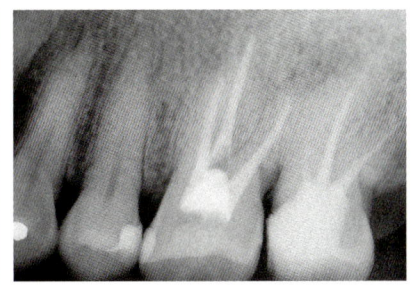

骨膜の損傷した根尖病変への遮蔽膜の適応

図 3-6-5g　歯肉弁を翻転し分岐部の肉芽を除去．根面を可及的に清掃．
図 3-6-5h　スポンゼル添入．
図 3-6-5i　遮蔽膜を設置して縫合．
図 3-6-5j　術後3年，骨は再生した．

● 歯肉の腫れ，瘻孔の出現を繰り返した症例

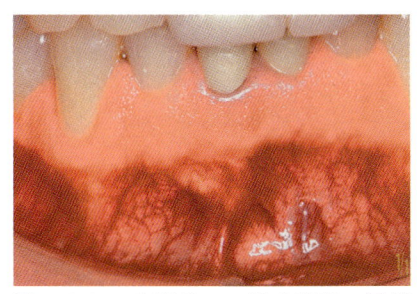

図 3-6-6a　初診時の口腔内所見．唇側根尖部に瘻孔を認める．

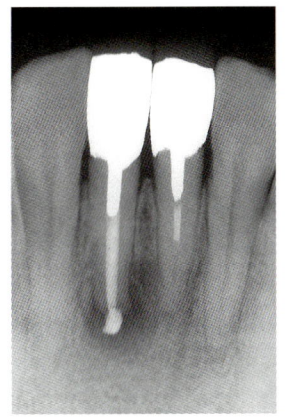

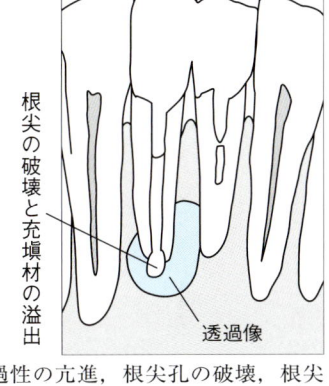

図 3-6-6b, c　根尖周囲にX線透過性の亢進，根尖孔の破壊，根尖孔から根管充填材の溢出が疑われた．

分岐部周辺の広範囲な骨欠損を予想したので，歯肉弁を翻転して分岐部の肉芽を除去し，根面を可及的に清掃し（図 3-6-5g），スポンゼルを添入（図 3-6-5h），遮蔽膜を設置して縫合しました（図 3-6-5i）．

術後3年，骨は再生し（図 3-6-5j），予後は良好です（図 3-6-5k 参照）．

もしも，非外科的に根尖外のバイオフィルムの殺菌ができていれば，手術の必要はなかったかもしれない症例でした．

VII 歯肉の腫れ，瘻孔の出現を繰り返した症例

図 3-6-6 の患者は50歳の男性．下顎前歯部の歯肉の腫脹を主訴として来院しました．全身既往歴の特記すべき事項はなく，下顎右側中切歯の慢性根尖性歯周炎と診断しました．

現病歴は，30年以上前に下顎右側中切歯を外傷により破折し，これまで数回にわたり根管治療を受け，いったんは症状が改善するものの，同部歯肉の腫れおよび瘻孔の出現を繰り返すため来院したとのことです．

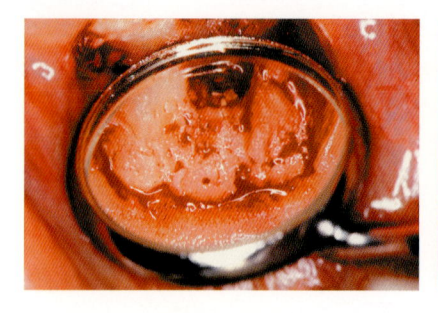

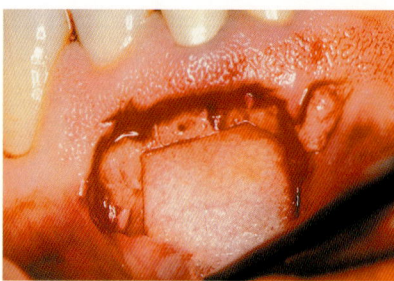

第3部　外科的歯内療法編

d|e

図3-6-6d　肉芽組織を除去し，根尖病変部の掻爬，歯根端切除を行った．
図3-6-6e　タイプIコラーゲン主体の吸収性膜を設置した．

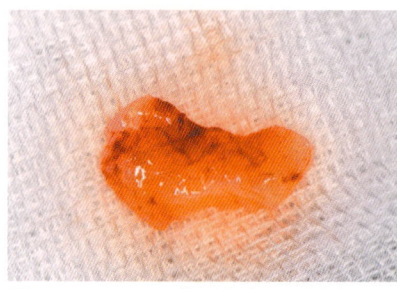

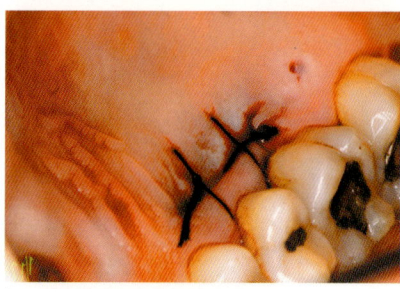

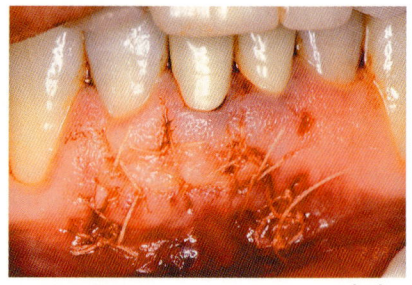

図3-6-6f～h　口蓋側歯肉から採取した上皮下結合組織を膜の上部に被せ，結合組織と歯肉弁を縫合． f|g|h

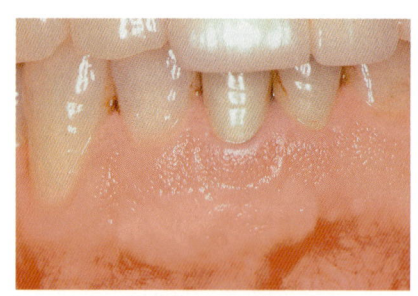

j|k

図3-6-6i　角化歯肉が獲得できた．　図3-6-6j, k　根尖周囲のX線透過像が縮小している．

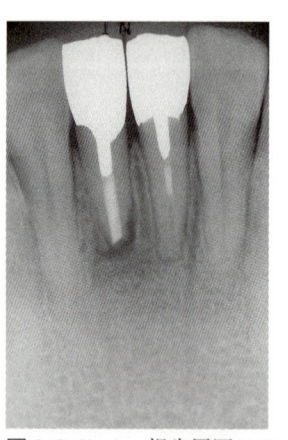

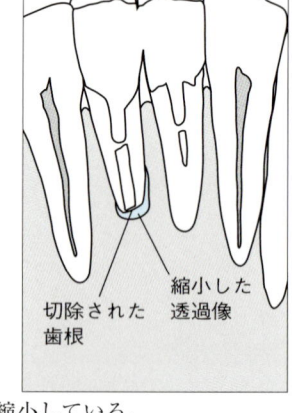

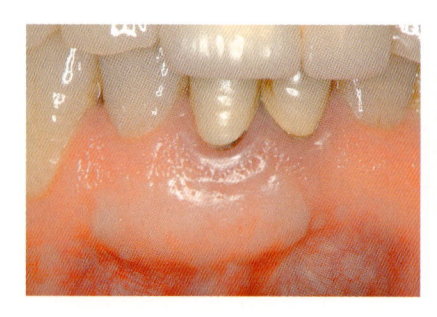

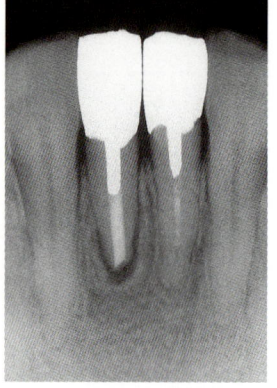

l|m

図3-6-6l　術後5年の経過観察時の所見．臨床的に症状はない．歯頸部歯肉がやや退縮している．
図3-6-6m　同X線写真．歯根膜腔の拡大を認める．咬合性外傷が生じている可能性がある．

初診時の口腔内所見から，唇側根尖部に瘻孔を認め（図3-6-6a），同部のX線写真から，根尖周囲にX線透過性の亢進，根尖孔の破壊，および根尖孔から根管充塡材が溢出していることが疑われました（図3-6-6b，c）．歯周ポケットは2mm以下でした．

骨膜の損傷した根尖病変への遮蔽膜の適応

●根尖が口腔内に露出した症例

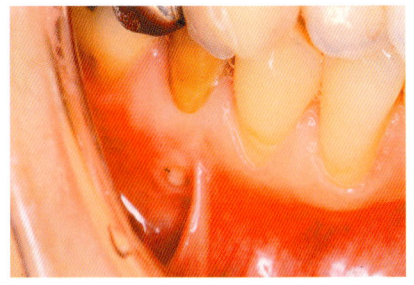

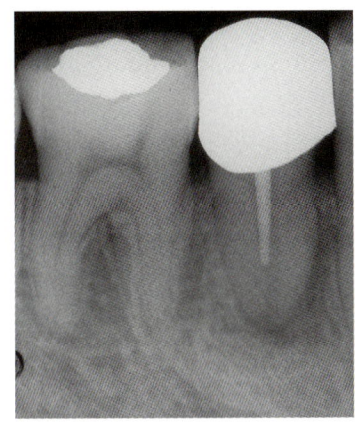

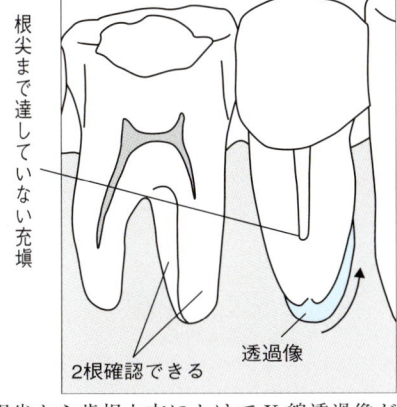

図3-6-7a　患歯の根尖相当部歯肉は裂開し，根尖部が口腔内に露出.

図3-6-7b, c　根管充填は不十分で，歯根尖から歯根上方にかけてX線透過像が認められた.

（図中）根尖まで達していない充填／2根確認できる／透過像

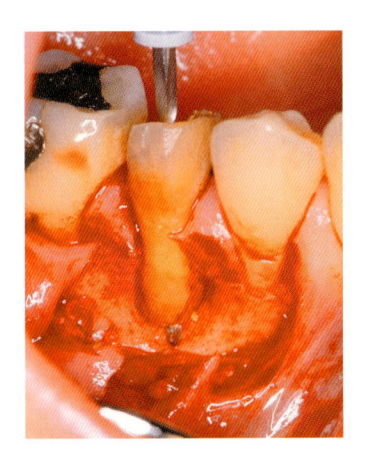

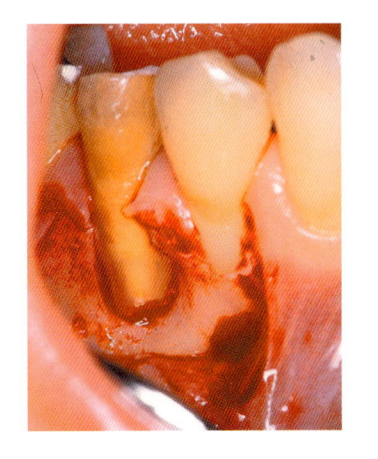

図3-6-7d　根尖孔は外部吸収により#70まで開拡されていたため，#90まで根管形成を施した.
図3-6-7e　歯軸に対して垂直に歯根端切除を行った.

　患者は装着した前装冠をはずされたくないという希望が強かったため，外科的歯内療法を第一選択としました．外科的に全層歯肉弁を剥離・翻転して肉芽組織を除去し，根尖病変部の掻爬および歯根端切除を行いました（図3-6-6d）．皮質骨穿孔を行った後，骨欠損部にスペース・メイキングのためにスポンゼルを添入し，欠損部を覆うようにタイプIコラーゲン主体の吸収性膜（バイオメンド®）を設置しました（図3-6-6e）．
　そして，口蓋側歯肉から上皮下結合組織を採取して膜の上部に被せ，結合組織と歯肉弁を縫合しました（図3-6-6f〜h）．結合組織移植を行った部位には，角化歯肉が獲得でき（図3-6-6i），同部の瘻孔と違和感は消失しました．
　図3-6-6jに示した同部のX線写真から，根尖周囲のX線透過像が縮小していることがわかります（図3-6-6k参照）．図3-6-6lに術後5年の経過観察時の所見，図3-6-6mにX線写真を示します．

VIII 根尖が口腔内に露出した症例

　図3-6-7の患者は34歳の女性．下顎右側第二小臼歯根尖相当部歯肉の違和感を主訴として来院しました．既往歴および家族歴の特記事項はありません[2]．現病歴は，10数年前に近くの歯科医院にて抜髄処置のうえ，金属冠を施された後は，無症状に経過していたが，最近，同歯の根尖部に違和感を認めるようになったため来院したとのことです．
　初診時の口腔内所見では，患歯の根尖相当部

第3部　外科的歯内療法編

203

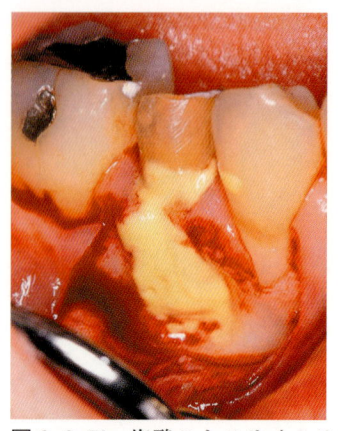

第 3 部　外科的歯内療法編

図 3-6-7f　塩酸テトラサイクリンを用いて根面処理を行う．

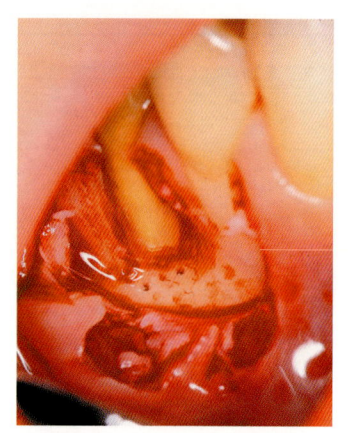

図 3-6-7g　エンジン用ラウンドバーで皮質骨穿孔を行う．

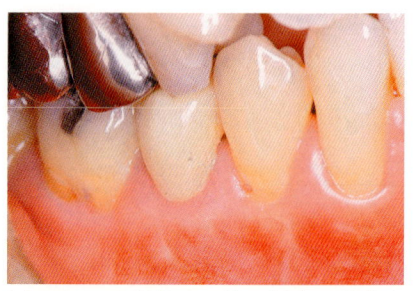

図 3-6-7h　術後 6 ヵ月．歯肉に炎症症状はみられなかった．

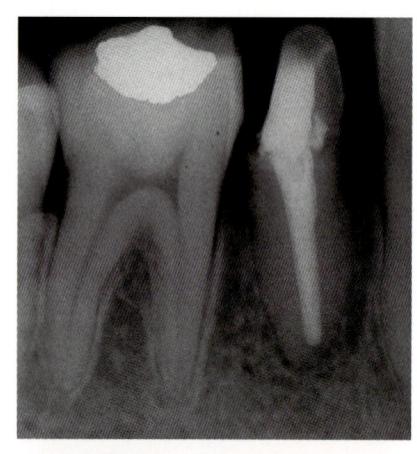

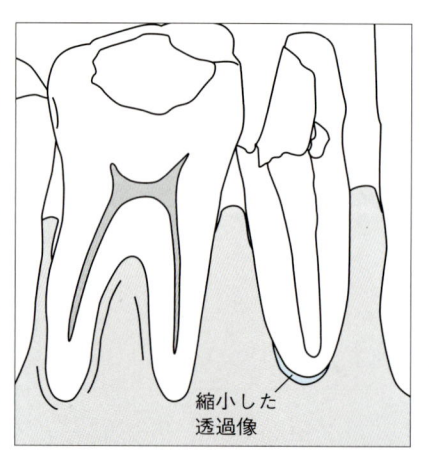

j | k

縮小した透過像

図 3-6-7i, j　X 線写真から根尖部に歯根膜腔を確認．歯槽骨の再生を推測できる．

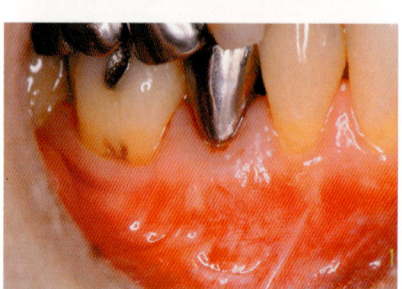

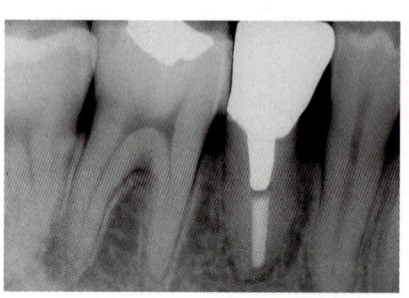

図 3-6-7k, l　咬頭嵌合位のみの接触．側方力が加わらないように咬頭内斜面の傾斜を緩やかにした．

k | l

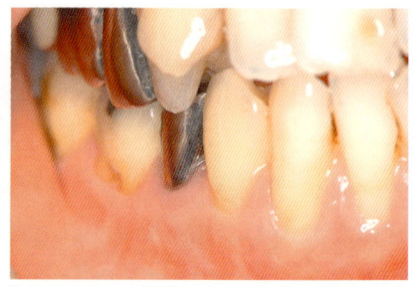

図 3-6-7m　術後 4 年．臨床症状はなく良好に経過している．

歯肉は裂開し，根尖部が口腔内に露出していました（図 3-6-7a）．また患歯の近心には頰小帯が高位に付着しており，患歯周囲の歯周ポケットは全周 3 mm 以下でした．

　X 線写真では，患歯に装着されていた金属冠の適合状態は不良であり，根管充填は不十分で，歯根尖から歯根上方にかけて X 線透過像が認められました（図 3-6-7b, c）．

　歯間乳頭を保存する切開で歯肉弁を剝離・翻転し，根尖病変部を搔爬しました．根管内の感染源を可及的に除去するために，感染根管治療を行いましたが，根尖孔は前医による治療と外部吸収により ＃70 まで開拡されていたため，＃90 まで根管形成を施しました（図 3-6-7d）．ガッタパーチャポイントおよびキャナルス N を用いて根管口から根管充填し，根尖部から 3

204

表 3-6-1　遮蔽膜使用の判断基準

骨膜（＋）	遮蔽膜を使用しない
骨膜（一）	遮蔽膜を使用する
骨膜（一）かつ歯肉の裂開（＋）	遮蔽膜および上皮下結合組織を使用

mm の位置で歯軸に対して垂直に歯根端切除を行いました（図 3-6-7e）．

その後，ペリオ・プレーニング・バーを用いて露出している根面を清掃し，スミアー層の除去および歯根膜細胞の根面上の遊走促進を期待し，塩酸テトラサイクリンを用いて根面を処理し（図 3-6-7f），次に患歯の周囲骨骨髄からの未分化間葉系細胞の遊走を期待して，エンジン用ラウンドバーで皮質骨穿孔を行いました（図 3-6-7g）．

骨欠損部にはスペース・メーキングのためにスポンゼルを挿入し，欠損部を覆うように吸収性膜（バイオメンド®）を設置後，口蓋歯肉から上皮下結合組織を採取して膜の上部に被せ，歯肉弁裂開部を被覆して縫合し，同時に頰小帯を切除しました．

術後，患者に注意事項を説明し，抗菌剤，消炎鎮痛剤および含嗽剤を 3 日間処方しました．

その後の経過は，2 週間後にプロビジョナルレストレーションを装着し，経過観察を行いました．術後 6 ヵ月では，歯肉に炎症症状は起こらず（図 3-6-7h），X 線写真から，根尖部に歯根膜腔が確認でき，歯槽骨の再生を予測できたので（図 3-6-7i, j），最終補綴物を装着しました．

その際，咬頭嵌合位のみで接触させ，咬頭内斜面の傾斜を緩やかにして側方力が加わらないように配慮しました（図 3-6-7k, l）．術後 4 年経過時のメインテナンスを行った際も，不快症状はありません（図 3-6-7m）．

IX 遮蔽膜使用の判断基準

遮蔽膜を使用する際の判断基準を表 3-6-1 に示します．遮蔽膜は骨膜がある場合には必要ありません．骨膜が損傷している場合や組織再生を考える場合に使用します．図 3-6-7 に示したような難治症例では上皮下結合組織移植を併用します．

参考文献

1. 高橋慶壮ほか：リスク評価および組織再生を考慮した外科的歯内療法．日本歯科保存学会会誌．2005；48：637-647．
2. 内田暁子，高橋慶壮ほか：根尖部が口腔内に露出した下顎第二小臼歯に対してGTRを応用した外科的歯内療法を行った症例．日本歯内療法学会雑誌．2004；25：20-26．

Surgical Edition 7

ヘミセクションや意図的再植などを用いた感染源除去

I ヘミセクション

　下顎複根歯で，歯根を1本抜歯することをヘミセクションと呼び，上顎大臼歯の場合には，トライセクションと呼びます．

　歯周疾患，破折，穿孔，根尖病変が原因となり感染源除去のために，抜根が必要な症例で適応されます．

II 根尖病変が理由でヘミセクションを行った症例

　図3-7-1は下顎左側第二大臼歯の近心根根尖部の歯根嚢胞が下歯槽管付近にまで拡大していた症例です（図3-7-1a）．十年前の根管治療が不適切であったことが原因と考えられます（図3-7-1b）．口腔外科では，全身麻酔下で嚢胞を摘出し，3日間入院という計画でしたが，患者が外来での治療を強く希望したため，浸潤麻酔下

●根尖病変が理由でヘミセクションを行った症例

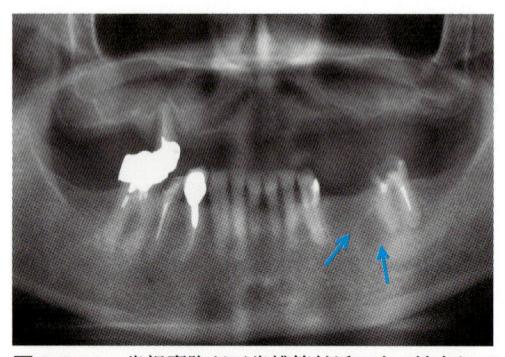

図3-7-1a　歯根嚢胞が下歯槽管付近にまで拡大していた（矢印）．

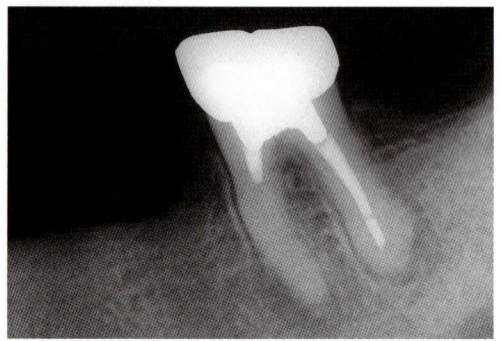

図3-7-1b　以前の不適切な根管治療が原因と考えられる．

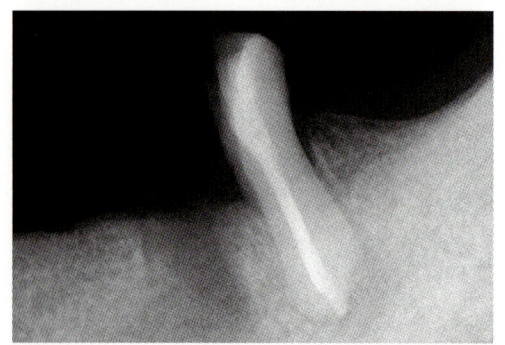

図3-7-1c　ヘミセクションを行い，嚢胞壁を掻爬して除去して，遠心根のみを保存．

図3-7-1d　術後3年．骨が再生し，経過は良好である．

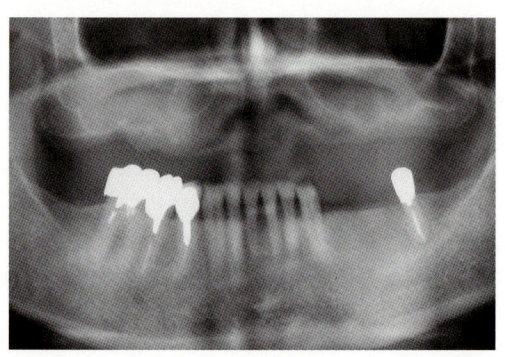

ヘミセクションや意図的再植などを用いた感染源除去

●意図的再植

図 3-7-2a 咬合痛および歯肉の違和感を主訴に来院.
図 3-7-2b 樋状根の分岐部付近に穿孔を認める.

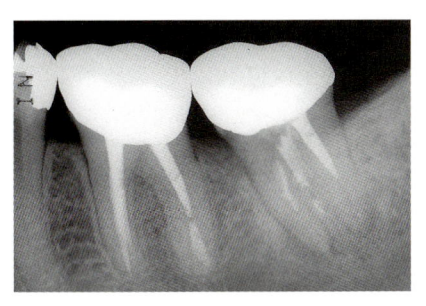

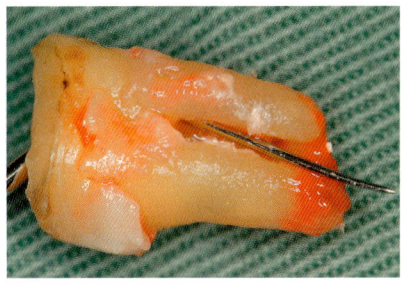

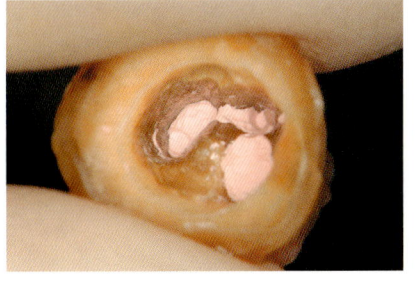

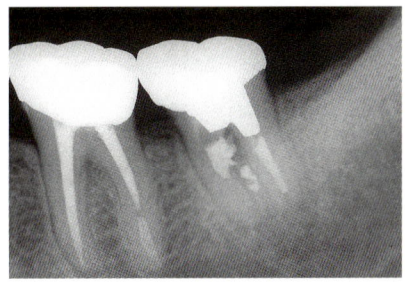

図 3-7-2c 意図的再植.
図 3-7-2d 術後1年のX線写真.

●歯冠破折した患歯に意図的再植した症例

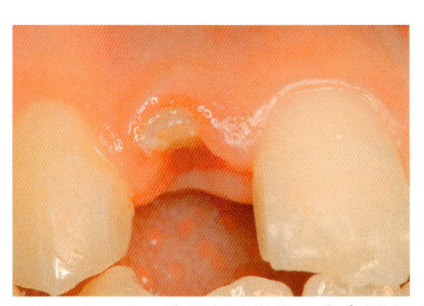

図 3-7-3a，b 破折面は患歯の歯肉縁下に及んでいた.

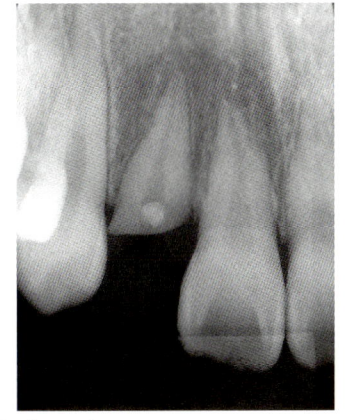

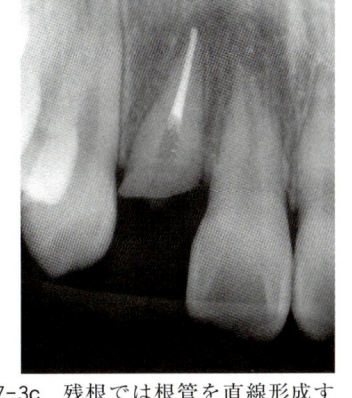

図 3-7-3c 残根では根管を直線形成する傾向がある.

でヘミセクション後，囊胞壁を注意深く掻爬して除去し，遠心根のみ保存しました（図3-7-1c）.
術後3年の時点では，骨が再生し，良好に経過しています（図3-7-1d）.この症例では，エビデンスの不足により診療科間で治療方針が異なったと思われます.

III 意図的再植

単根管あるいは歯根が癒合している第二大臼歯の穿孔や根尖病変あるいは根尖部付近に折れ込んだファイルの除去へのアプローチとして，意図的再植を併用することがあります.

外傷やう蝕により歯冠部歯質が崩壊していると，補綴的要求から抜髄を選択せざるを得ない症例もあります.

IV 意図的再植で穿孔部の封鎖を行った症例

図 3-7-2 の患者は55歳の女性.下顎左側第二大臼歯の咬合痛および歯肉の違和感を主訴に来院しました.樋状根の分岐部付近に穿孔して

第3部　外科的歯内療法編

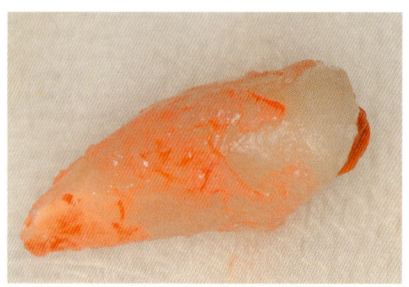

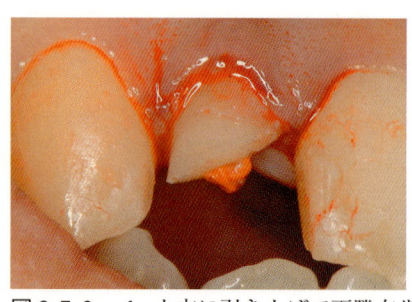

図3-7-3d　根管口をグラスアイオノマーセメントで封鎖して抜歯.

図3-7-3e，f　上方に引き上げて両隣在歯に固定.

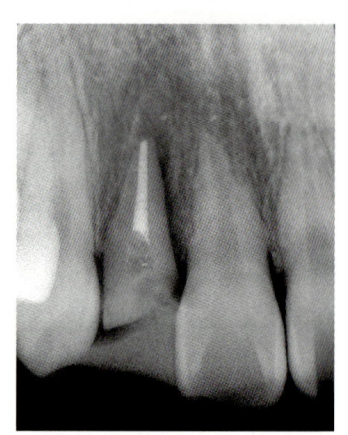

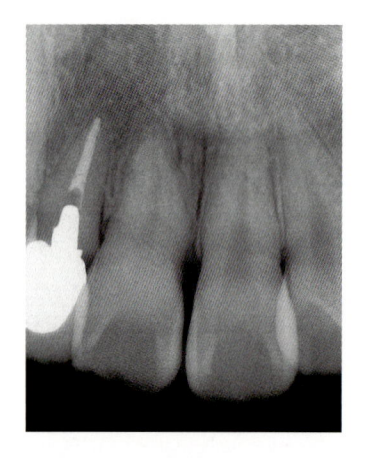

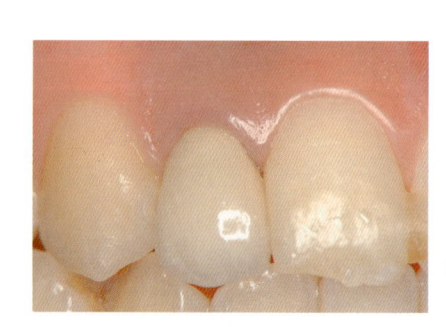

図3-7-3g，h　術後2年．経過は良好である．

● 意図的再植後に再感染した症例

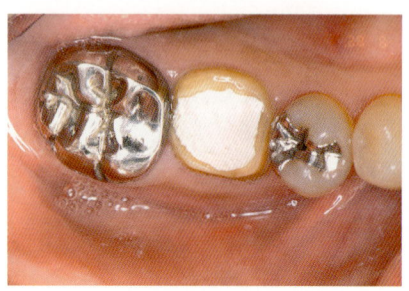

図3-7-4a～c　根尖性歯周炎に加え，遠心根根尖部にファイルが折れ込んでいる．

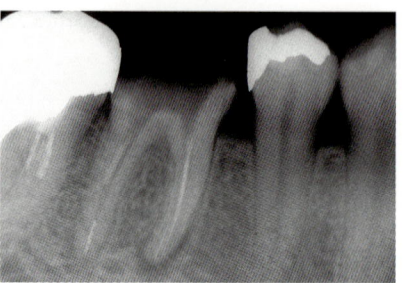

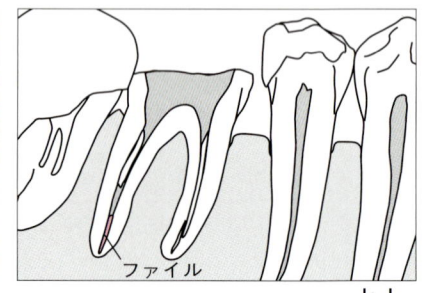

います(図3-7-2a)．

　マイクロスコープを使用したInternal Matrix Techniqueを応用できなかったので，抜歯し，明視下で穿孔部の清掃と封鎖を行い(図3-7-2b，c)，意図的再植を行いました．図3-7-2dは1年後のX線写真です．

V　歯冠破折した患歯に意図的再植した症例

　図3-7-3の患者は18歳の女性．外傷により上顎右側側切歯を歯冠破折し，破折面は患歯の歯肉縁下に及んでいました(図3-7-3a，b)．

　露髄していたため，抜髄後に即日根管充填を行いました．このような残根の根管治療では，

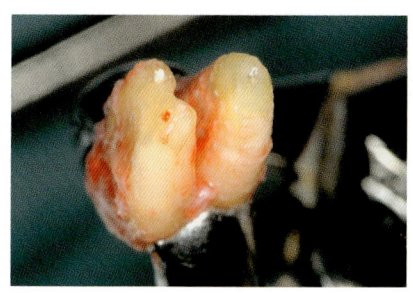

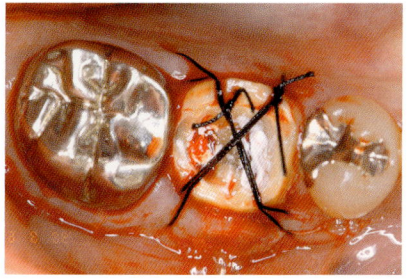

ヘミセクションや意図的再植などを用いた感染源除去

図3-7-4d, e　ファイルの除去をするとともに近心根の根管治療を行った．

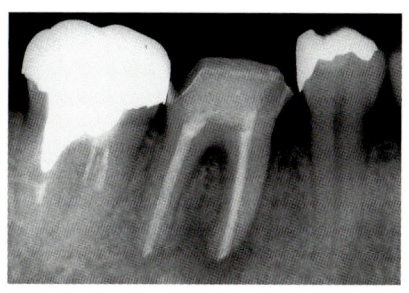

図3-7-4f　数ヵ月後に，近心根根尖周囲に透過像．

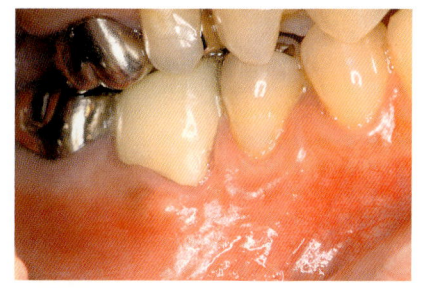

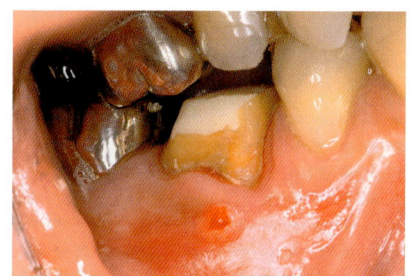

図3-7-4g, h　歯槽膿瘍が形成されていた．

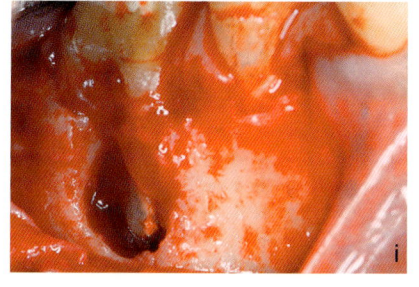

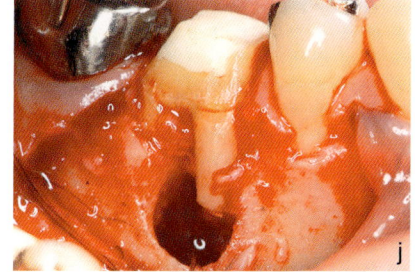

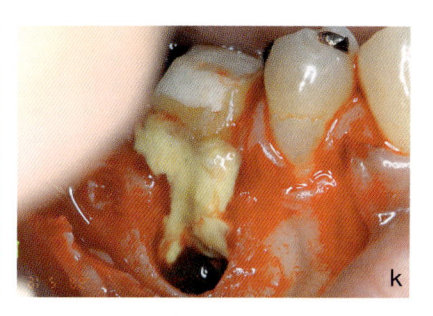

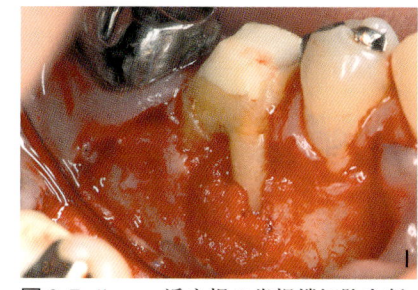

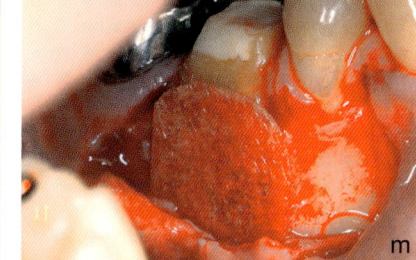

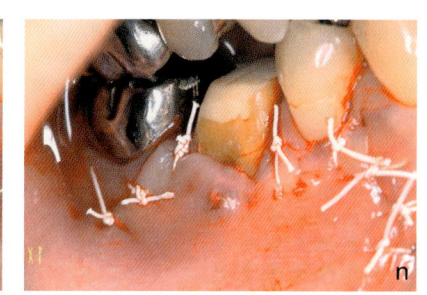

図3-7-4i〜n　近心根の歯根端切除を行った．

ファイルのしなりを利用しにくいので，直線形成になりやすい傾向があります（図3-7-3c）．

根管口をグラスアイオノマーセメントで封鎖して抜歯し（図3-7-3d），4mm上方に引き上げて両隣在歯に固定しました（図3-7-3e, f）．2年後の経過観察時には経過良好です（図3-7-3g, h）．

VI 意図的再植後に再感染した症例

図3-7-4の患者は35歳の男性．下顎右側第一大臼歯の根尖性歯周炎で，遠心根根尖部にファイルが折れ込んでいます（図3-7-4a〜c）．

また近心根根尖部に透過像を認めます．感染根管治療を行いましたが，打診痛が消失せず，

209

第3部 外科的歯内療法編

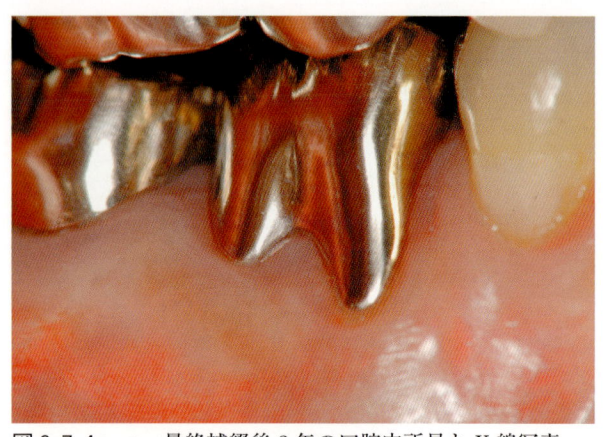

図3-7-4o, p　最終補綴後2年の口腔内所見とX線写真. o|p

● 第三大臼歯を第一大臼歯部へ移植した症例

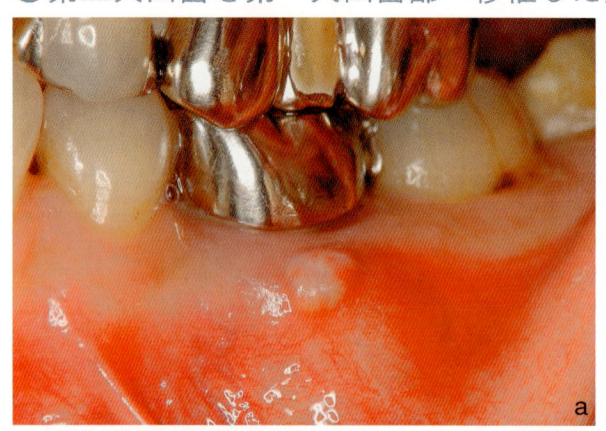

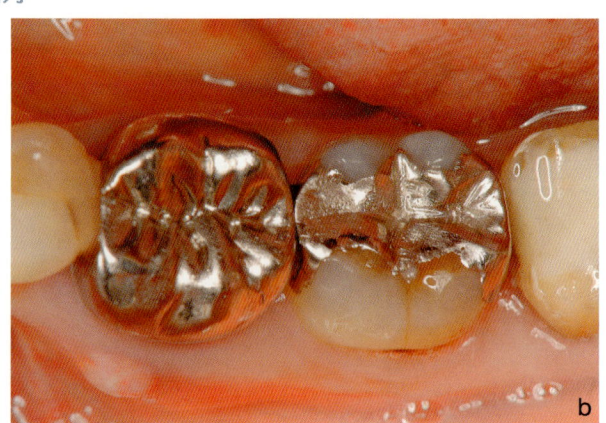

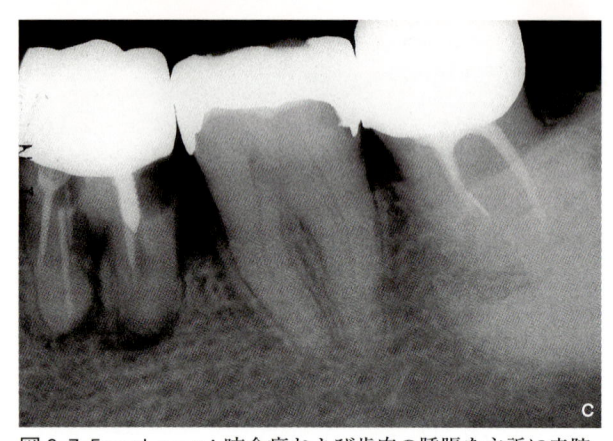

図3-7-5a～d　a～c：咬合痛および歯肉の腫脹を主訴に来院. d：歯根破折と根尖性歯周炎が合併しているため抜歯を選択した.

原因が特定できないので，抜歯後に，遠心根根尖部を切除してファイルを除去し，近心根の根管治療を同時に行いました（図3-7-4d, e）.

数ヵ月後に，近心根根尖周囲に透過像を認め（図3-7-4f），歯槽膿瘍が形成されました（図3-7-4g, h）. 近心根周辺の再感染が生じた可能性が高いため，近心根の歯根端切除を行いました（図3-7-4i～n）.

側枝が感染したのか，根尖外のバイオフィルムが十分に取り除けていなかったのかもしれません. 近心根の頬側には骨がなく，解剖学的にも感染を受けやすい環境であったとも考えられます. 図3-7-4o, pに最終補綴後2年の口腔内所見とX線写真を示します.

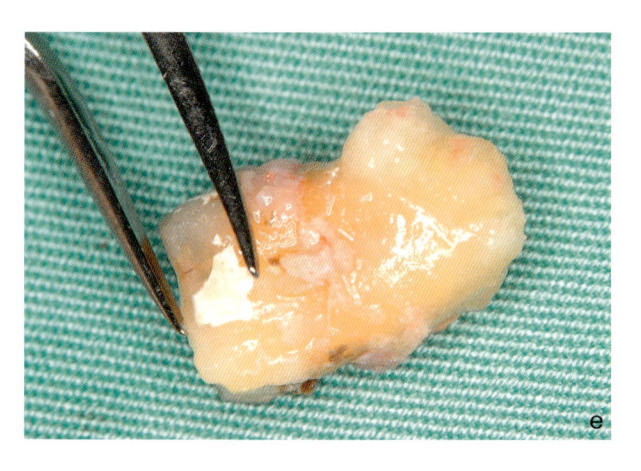

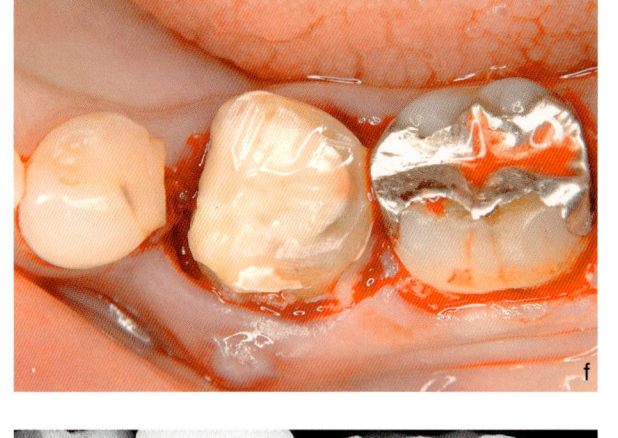

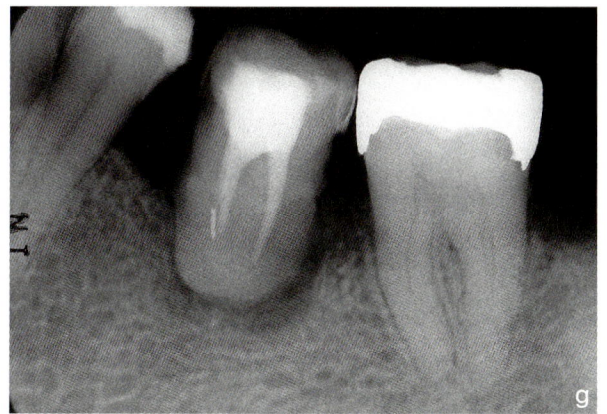

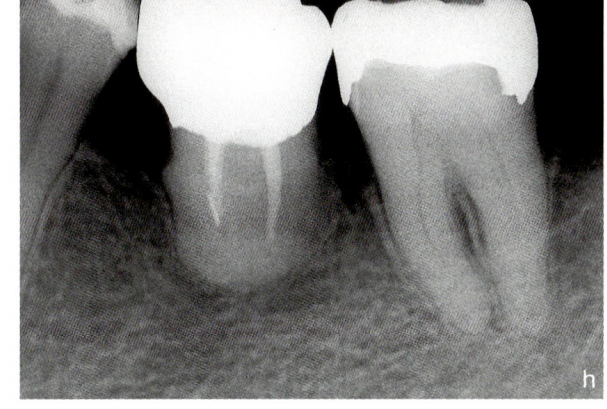

ヘミセクションや意図的再植などを用いた感染源除去

図 3-7-5e〜h　第三大臼歯を移植.

VII　第三大臼歯を第一大臼歯部へ移植した症例

　図 3-7-5 の症例のように第三大臼歯がある場合，第一大臼歯の欠損部に移植することが可能です．インプラントの前処置という位置づけもありますが，患者が同意し，解剖学的リスクがなければ，積極的に行うべき治療法でしょう．

　患者は 57 歳の女性．下顎左側第一大臼歯の咬合痛および歯肉の腫脹を主訴に来院しました（図 3-7-5a〜c）．歯根破折および根尖性歯周炎を理由に，抜歯を行い（図 3-7-5d），第三大臼歯を移植しました（図 3-7-5e〜g）．移植後 1 年経過した時点の X 線写真からは経過は良好です（図 3-7-5h）．

第 3 部　外科的歯内療法編

第3部　外科的歯内療法編

Surgical Edition 8

抜歯即時インプラント埋入法

I 抜歯即時インプラント埋入の適応症

　垂直破折や歯肉縁下う蝕が原因で咬合力に耐えられる健康歯質が得られないと判断されるHopeless Teethに対して，抜歯即時インプラント埋入を選択することがあります．このようなインプラント治療を外科的歯内療法の1オプションとして捉えることも可能でしょう[1]．

　歯周病が原因で抜歯する患歯に比較して，歯槽骨の状態が良好な場合には，抜歯窩が4壁性骨欠損形態をしているため，骨再生の環境は良好で，骨補填材を併用した抜歯即時インプラント埋入を行うことにより，骨幅と高さが維持できて審美的に優れ，また治療期間も短縮できます．

● 抜歯即時インプラント埋入を行った症例

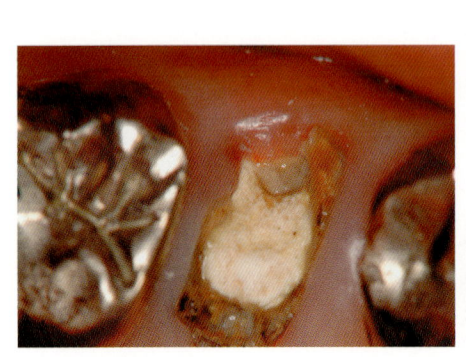

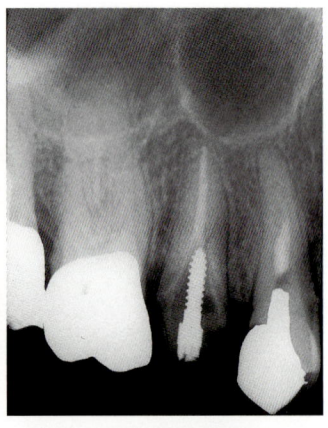

a|b

図3-8-1a，b　垂直破折と診断．

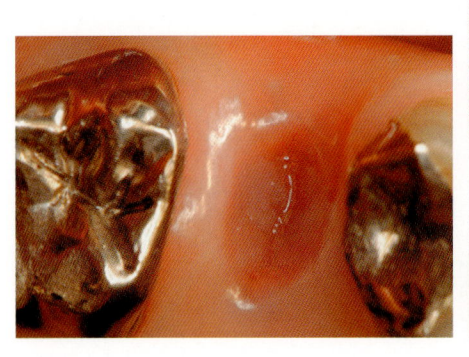

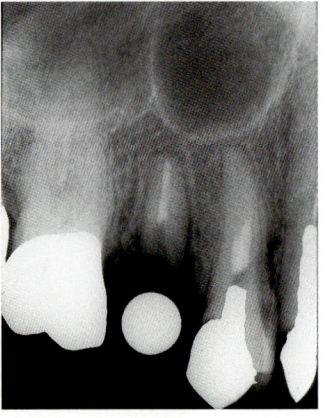

c|d

図3-8-1c　歯肉が歯根を完全に覆うように歯質を骨縁まで削除した．
図3-8-1d　インプラントの診査．ステントに直径5mmの鉄球を付けてX線写真を撮った．

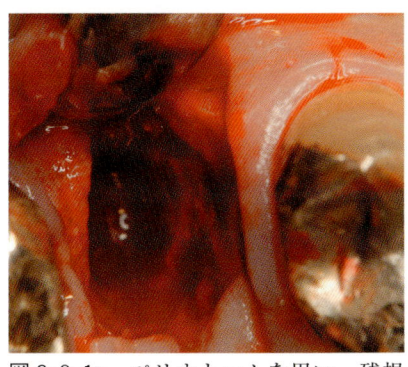

抜歯即時インプラント埋入法

図 3-8-1e　ペリオトームを用い，残根を低侵襲下で抜歯.

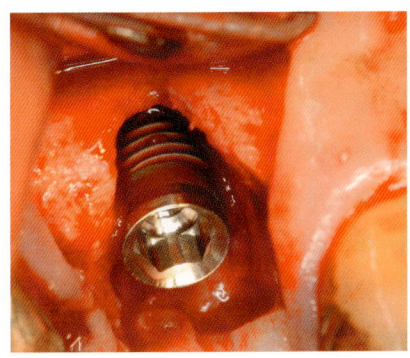

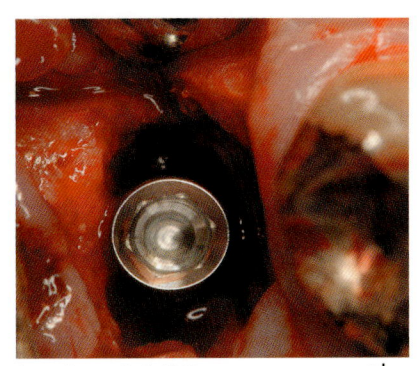

図 3-8-1f, g　ソケットリフトを併用し，インプラントを埋入.

f|g

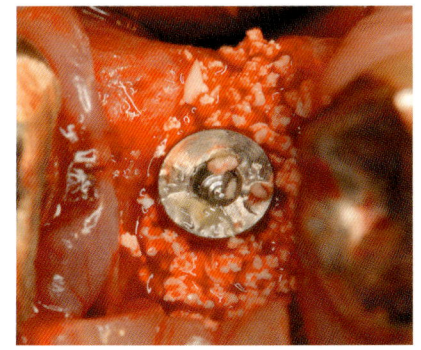

図 3-8-1h　β-TCP系骨補塡材を抜歯窩とインプラント体の隙間および頬側骨頂の高さまで添入.

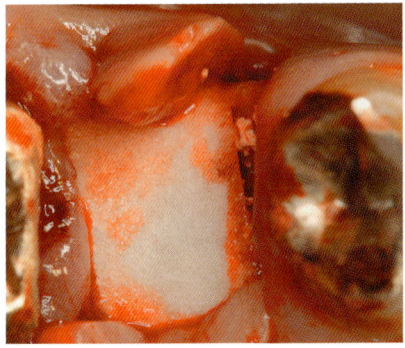

図 3-8-1i　吸収性遮蔽膜を設置.

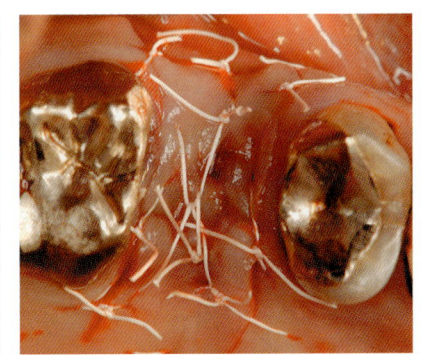

図 3-8-1j　歯肉弁を縫合.

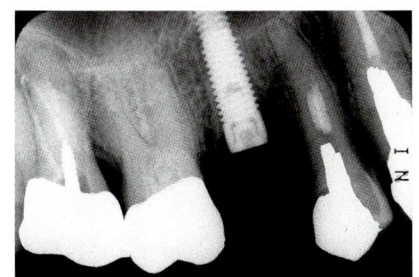

図 3-8-1k　術直後のX線写真.

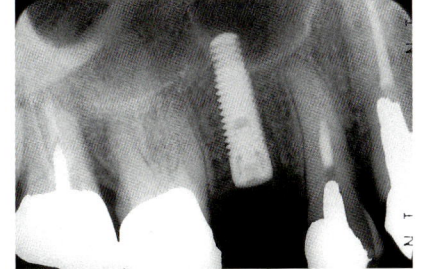

図 3-8-1l　6ヵ月後の二次手術前のX線写真.

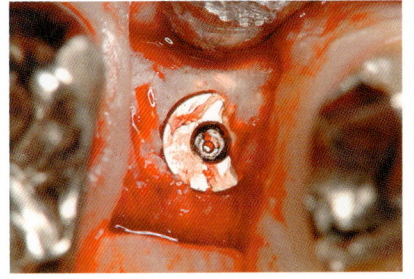

図 3-8-1m　人工骨は完全には骨に置換されていない.

II 抜歯即時インプラント埋入を行った症例

患者は59歳の男性．上顎右側第二小臼歯の垂直破折と診断しました（図 3-8-1a, b）．

歯質を骨縁まで削除して歯肉が歯根を完全に覆った後に（図 3-8-1c, d），全層歯肉弁を剝離して，頬側の骨を損傷しないようにペリオトームを用い，残根を抜歯しました（図 3-8-1e）．その後，ソケットリフトを併用してインプラントを埋入しました（図 3-8-1f, g）．

頬側の骨欠損が認められたため，β-TCP系骨補塡材を抜歯窩とインプラント体の隙間および頬側骨頂の高さまで添入し（図 3-8-1h），吸収性遮蔽膜を設置して（図 3-8-1i），歯肉弁を縫合しました（図 3-8-1j）．

手術直後のX線写真と6ヵ月後の二次手術前のX線写真を図 3-8-1k, lに示します．二次手術で歯肉弁を剝離・翻転すると，インプラント体周辺には骨再生が認められましたが，人工

第3部　外科的歯内療法編

213

第3部　外科的歯内療法編

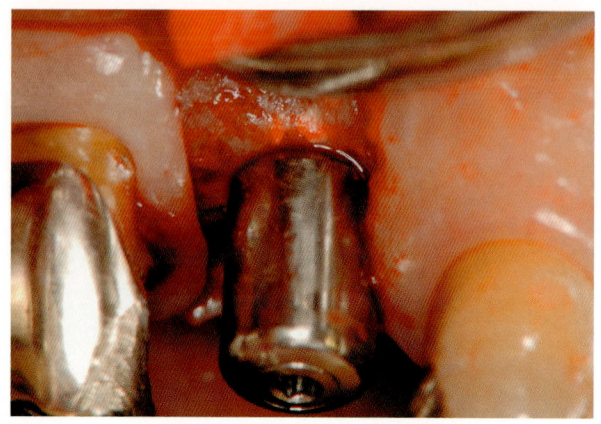

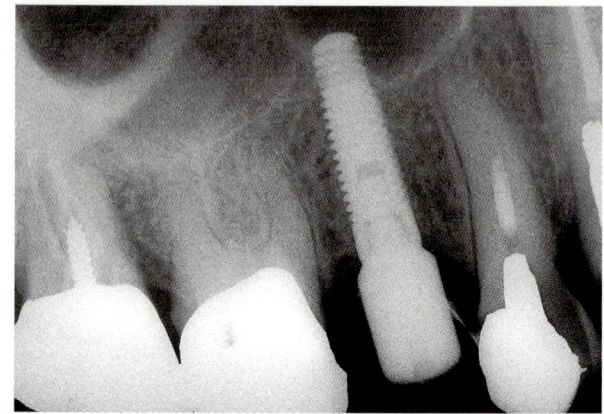

図3-8-1n, o　n：ヒーリングカラーを装着し，プロビジョナルレストレーション装着．o：5ヵ月後のX線写真．

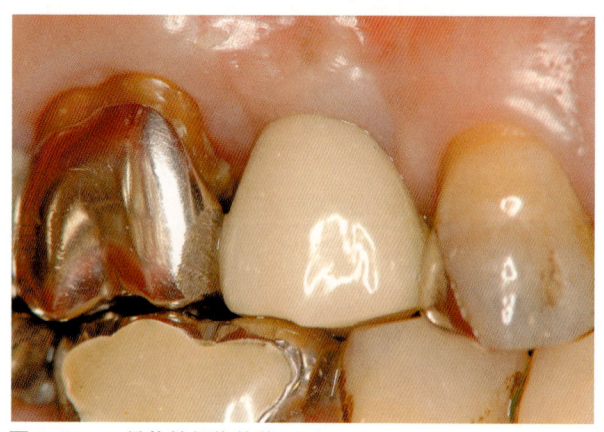

図3-8-1p　最終補綴物装着．

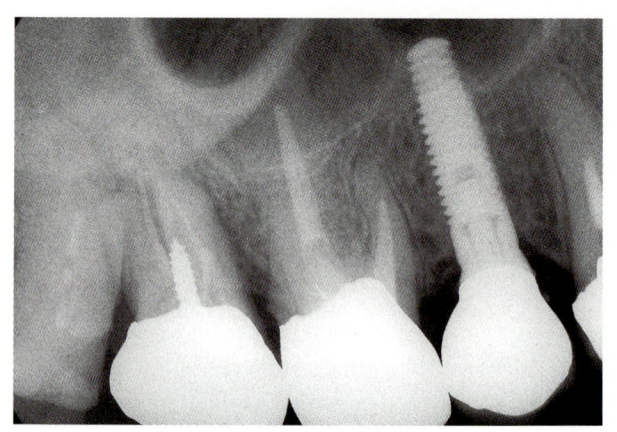

図3-8-1q　最終補綴物を装着して10ヵ月後のX線写真．

骨は完全には骨に置換されていませんでした(図3-8-1m)．

ヒーリングカラーを装着し(図3-8-1n, o)，プロビジョナルレストレーションを装着した3ヵ月後に最終補綴を行いました(図3-8-1p)．図3-8-1qは，最終補綴物装着後10ヵ月後のX線写真です．

参考文献

1. Pecora G, et al. : New directions in surgical endodontics ; immediate implantation into an extraction site. J Endod. 1996 : 22 : 135-9.

索引

INDEX

索引

(五十音順)

あ

アーチファクト ……………………………… 51
亜音波振動装置 ……………………………… 128
アピカルシート ………………………… 118, 121
アピカルシートの位置 ……………………… 151
アンテリアガイド …………………………… 75

い

医原性の問題 ………………………………… 83
移植 ……………………………………… 168, 210
痛みの記憶 …………………………………… 73
一口腔単位の治療方針 ……………………… 22
1回法 …………………………………… 130, 132
意図的再植 …………………………… 168, 207, 208

う

ウインクル …………………………………… 74
ウォームガッタパーチャ法 ………………… 137

え

エキスカベーター …………………………… 100
壊死セメント質 ……………………………… 94
エムドゲイン ………………………………… 24

円周ファイリング ……………………………… 118

お

オーバー・インスツルメンテーション ……… 151
オリジナルの根管形態を保持した根管形成 … 116
オルバンナイフ ……………………………… 180

か

改造ファイル ………………………………… 147
外部吸収 ……………………………………… 196
海綿骨 ………………………………………… 49
化学物質過敏症 ……………………………… 131
可逆性歯髄炎 …………………………… 68, 96
拡大鏡 ………………………………………… 54
カップ状骨吸収 ……………………………… 46
感覚 …………………………………………… 29
観察視軸 ……………………………………… 55
患歯の解剖学的問題 ………………………… 83
患者教育 ……………………………………… 20
患者ごとの価値観 …………………………… 20
患者に寄り添う医療 ………………………… 21
患者力 …………………………………… 20, 33
感染源の除去 ………………………………… 20

感度 …………………………………………57

き

器械域 …………………………………………125
喫煙 ……………………………………………158
機能回復 ………………………………………20
亀裂（クラック） ……………………………70
亀裂歯 …………………………………………154
逆根管充填 ……………………………………183
救急治療 ………………………………………96
吸収性遮蔽膜 …………………………………187
急性膿瘍 ………………………………………96
境界性人格障害 ………………………………111
狭窄 ……………………………………………161
狭窄根管の穿通 ………………………………161
菌血症 …………………………………………83

く

くさび効果 ……………………………………136
クロス表 ………………………………………59

け

外科的歯内療法 ………………………………168
ケミカルサージェリー ………………………100
言語 ……………………………………………29

こ

口腔の健康に対する価値観 …………………28
咬合 ……………………………………………33
咬合性の歯痛 …………………………………71
咬合の回復 ……………………………………20
咬合のかかわる歯髄炎様疼痛 ………………60
咬耗 ……………………………………………75
高齢者の歯内療法 ……………………………160
骨接合型インプラント治療 …………………24
骨整形 …………………………………………38
骨頂の白線 ……………………………………45
骨頂の白線の消失 ……………………………47
骨内注射 ………………………………………109
骨膜 ……………………………………………192
根管開放 ………………………………………97
根管形成の効率化 ……………………………16
根管形成法 ……………………………………117
根管口 …………………………………………113
根管長の測定 …………………………………114
根管貼薬 ………………………………………130
根管治療のパラダイム・シフト ……………92
根管の乾燥 ……………………………………127
根管の直線化 …………………………………16, 142
根管の無菌化 …………………………………18, 92
根管用探針 ……………………………………152
根尖性歯周炎 …………………………………96, 158
根尖病変のある再根管治療歯 ………………35

217

索引

さ

項目	ページ
再帰ファイリング	116
細菌検査	18
細菌検査システム	133
殺菌作用	126
三次元画像診断	48

し

項目	ページ
次亜塩素酸ナトリウム	126
歯科恐怖症	110
歯科用小照射野コーンビームCT装置（歯科用CT）	48
歯間乳頭を保存した切開法	174
歯根端切除術	168
歯根膜内注射	109
歯髄壊死	96
歯性上顎洞炎	97
歯槽硬線（白線）	45
歯槽骨頂の白線の出現	44
シックハウス症候群	131
実効線量当量（ミリシーベルト：mSv）	49
ジップ	147
歯内−歯周複合病変	78
歯内療法学のドグマ	16
歯肉縁下う蝕	38
歯肉炎指数	57
手用域	125

項目	ページ
上行性歯髄炎（逆行性歯髄炎）	78
小児の歯内療法	159
上皮下結合組織移植	24
照明視軸	55
触覚	29
侵襲性歯周炎	23
審美性の改善	20

す

項目	ページ
髄腔内注射	109
水酸化カルシウム	130
髄床底	113
垂直加圧充塡法	134
睡眠時ブラキシズム	74
ストッパー	114
ストリップ・パーフォレーション	142
ストローク	142

せ

項目	ページ
生活習慣病	20
正方線投影	43

そ

項目	ページ
側枝	125
即日根管充塡法	132
側方加圧充塡法	134
組織再建	20

INDEX

組織再生誘導法……………………………186

た

帯状疱疹(Herpes Zoster)………………73
タグバック…………………………………134
打診……………………………………………60
脱ホルマリン………………………………131

ち

中心位病……………………………………60, 70
超音波振動装置……………………………128
超音波レトロチップ………………………182
直接覆髄……………………………………100
治療計画………………………………………20

て

デンタル I.Q. ………………………………22

と

特異性…………………………………………57
特異的細菌説………………………………18
ドライコットン(綿栓)……………………130
トルクコントロール………………16, 116, 145

な

難治性根尖性歯周炎………………………38, 83

に

2回法………………………………………130, 133
二等分法………………………………………40
妊婦の歯内療法……………………………159

ね

ねじれとかき上げ運動……………………119

は

バイオフィルム感染症……………17, 18, 133
バイト・プレート……………………………76
ハイリスク症例………………………………37
破折歯症候群…………………………………70
抜根…………………………………………168
抜歯即時インプラント埋入……………168, 212
パラダイム・シフト…………………………17

ひ

ピーソリーマー……………………………124
非機能的運動…………………………………74
非吸収性遮蔽膜……………………………189
非歯原性疼痛…………………………………72
皮質骨の内面…………………………………41
微小漏洩……………………………………130
非特異的細菌説………………………………18
被曝線量………………………………………49
微分の概念……………………………93, 94, 116

索引

病巣感染説 …………………………………16

ふ

ファイリング（上下）運動 ……………118, 120
ファイル操作 ……………………………118, 142
ファイルのしなり ……………………………112
ファイルのしなり度 …………………………16
ファイル破折 …………………………………156
ファセット ……………………………………71
不可逆性歯髄炎 …………………49, 68, 96
プラーク Index ………………………………57
ブラキサー ……………………………………75
フレアー形成 ………………………………116
フレア・アップ ………………………………157
プレカーブの付与 …………………………145

へ

平行法 …………………………………………40
ペッキング運動 ……………………………113
ヘミセクション ……………………………206
偏近心投影 …………………………………43

ほ

ボーンサウンディング ……………………168

ま

マイクロスコープ …………………………54

麻酔薬 ………………………………………108

み

ミラーテクニック ……………………………55

む

無機質溶解作用 ……………………………128
無貼薬 ………………………………………130

め

メインテナンス ………………………………20

や

夜間のブラキシズム …………………………71
やってはいけない TBI ………………………30

ゆ

有機質溶解作用 ……………………………126
豊かさの医療 …………………………………21
指先の感覚（触覚） …………………………93

ら

ラスピング運動 ……………………………120
ラバーダム防湿 ……………………………104

り

リーミング運動 ……………………………120

INDEX

リスク	34
リスク因子	23
リスク指標(Risk Indicator)	38
リスク評価	34

る

ルート・プレーニング …… 93

れ

レッジ …… 146

ろ

ロート状拡大 …… 124
瘻孔 …… 38, 194

わ

弯曲根管 …… 123

(英字)

A
Apical Patency …… 121

B
BOP(Bleeding on Probing) …… 57, 58

C
Cleaning and Shaping …… 134

D
Dehiscence …… 177
Doctor／Disease Oriented System(DOS) …… 20

E
Evidence-Based Medicine(EBM) …… 32

F
FC(FG) …… 130, 131
Fenestration …… 49, 175
Franklin Weine(人名) …… 134

G
GORE-TEX® SUTURE …… 184
Grossman(人名) …… 126
GTR …… 24

I
Internal Matrix Technique …… 54, 148

J
JHエンドシステム …… 42, 119, 126, 151

索引

J オープン ……………………………… 97

K
K ファイル ……………………………… 117

M
Minimal Intervention …………………… 92
MI コンセプト ………………………… 16, 92

N
Narrative-Based Medicine (NBM) ……… 32

O
Ochsenbein - Luebke 法 ……………… 174
OFP (口腔顔面痛) ……………………… 72
Open Bite ……………………………… 75

P
Patients／Problem Oriented System (POS) …… 20

PRP ……………………………………… 190

R
Recapitulation ………………………… 121

S
Schei の骨吸収指数 …………………… 44, 45
Schilder (人名) ………………………… 134
Simon の分類 …………………………… 78, 79
Supportive Periodontal Therapy (SPT) …… 24

T
TBI (Tooth Brushing Instruction) ……… 24
Triangular Incision …………………… 174

W
Wassumund 法 ………………………… 174
Watch Winding 運動 …………………… 120

（その他）
β-TCP ……………………………… 190

クインテッセンス出版の書籍・雑誌は、歯学書専用
通販サイト『歯学書.COM』にてご購入いただけます。

PCからのアクセスは…
歯学書 　検索

携帯電話からのアクセスは…
QRコードからモバイルサイトへ

歯内療法失敗回避のためのポイント47
―なぜ痛がるのか，なぜ治らないのか―

2008年 3 月 10 日　　第 1 版第 1 刷発行
2009年 3 月 10 日　　第 1 版第 2 刷発行
2010年 9 月 17 日　　第 1 版第 3 刷発行
2014年 10 月 10 日　　第 1 版第 4 刷発行

著　者　　高橋　慶壯
　　　　　　　たかはし　けいそう

発 行 人　　佐々木　一高

発 行 所　　クインテッセンス出版株式会社
　　　　　東京都文京区本郷3丁目2番6号　〒113-0033
　　　　　クイントハウスビル　電話（03）5842-2270（代表）
　　　　　　　　　　　　　　　　　（03）5842-2272（営業部）
　　　　　　　　　　　　　　　　　（03）5842-2279（書籍編集部）
　　　　　web page address　http://www.quint-j.co.jp/

印刷・製本　　横山印刷株式会社

©2008　クインテッセンス出版株式会社　　　　　　　　禁無断転載・複写
Printed in Japan　　　　　　　　　　　　　　　　落丁本・乱丁本はお取り替えします
　　　　　　　　　　　　　　　　　　　　　　　　ISBN978-4-7812-0004-0 C3047

定価は表紙に表示してあります

●さらなるスキル・アップに最適●

歯内療法に必要とされる広範囲な情報を展開！

臨床歯内療法学
◀ JHエンドシステムを用いて ▶

平井 順／高橋慶壮 著

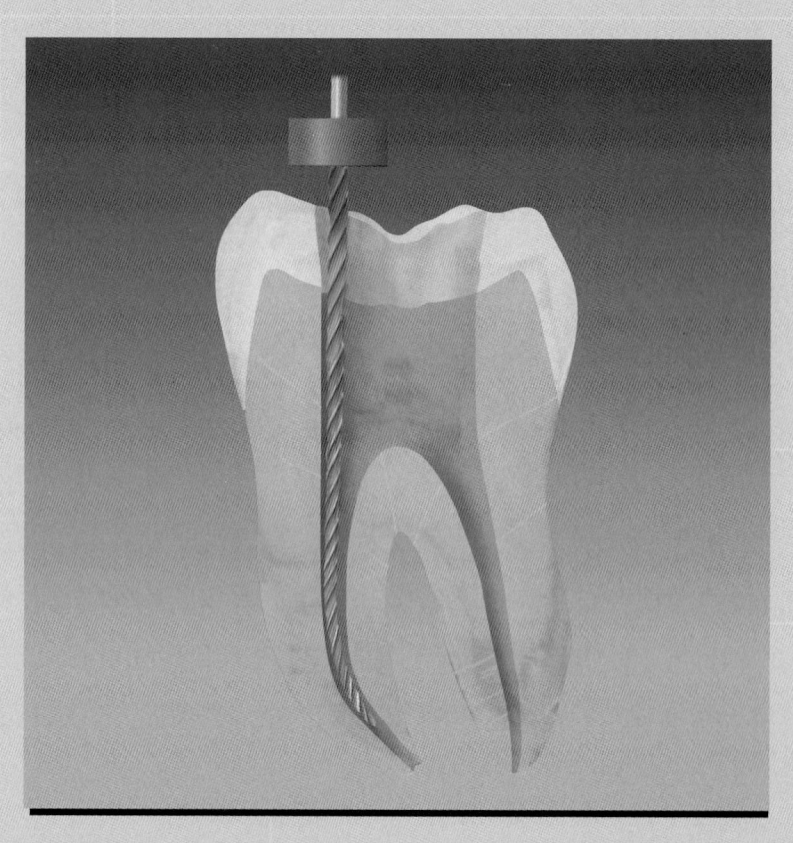

CONTENTS

序 章　歯内疾患における咬合の関与

第1章　歯内療法学総論

第2章　歯内疾患の細菌検査

第3章　齲蝕と歯髄炎

第4章　根尖病変の病態
　　　　―病理学，炎症学，免疫学および
　　　　　分子生物学的側面―

第5章　根尖性歯周炎の診断と
　　　　感染根管治療の予後

第6章　JHエンドシステムによる
　　　　根管形成法

第7章　JHエンドシステムによる
　　　　根管充填法

第8章　外科的歯内療法3

第9章　歯内―歯周複合疾患

第10章　歯内疾患と全身とのかかわり

本書は、著者らが日常臨床において用いている根管形成法「JHエンドシステム」について、その理論と実践法を詳細に解説し、口腔、咀嚼機能の健全な回復と全身との調和を目指したものである。また、歯内療法についての基本的な考え方、テクニックに加えて、細菌学、免疫学を考慮して根尖病巣ばかりでなくう蝕、歯周病、咬合などの診断・治療も言及している。

●サイズ：A4判変型　●184ページ　●定価　本体13,000円（税別）

クインテッセンス出版株式会社
〒113-0033　東京都文京区本郷3丁目2番6号　クイントハウスビル
TEL. 03-5842-2272(営業)　FAX. 03-5800-7592　http://www.quint-j.co.jp/　e-mail mb@quint-j.co.jp